New Wun Ching Developmental Publishing Co., Ltd.

New Age · New Choice · The Best Selected Educational Publications—NEW WCDP

Medical Series

全方位護理
應考e寶典

書中QR碼
下載試題

2024

必勝秘笈　考前衝刺

微生物學與免疫學

賴志河　王政光　王欣凱　李英中　張芸潔
張琇蘭　陳佳禧　陳冠豪　楊舒如　蕭欣杰
洪小芳　朱旆億　余秉弘　◎編著

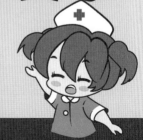

 收錄　護理師國考試題│助產師國考試題

★ 護理、助產相關科系升學及執照考試專用

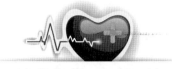

完勝國考三步驟

　　按照下面三個步驟練習，《全方位護理應考e寶典》就能幫你在考前完整複習，戰勝國考！挑戰國考最高分！

✔ Step 1　了解重點

　　詳讀「重點彙整」**黑體字國考重點**，學會重要概念。♥標示點出命題比例，考前先知得分區。

✔ Step 2　訓練答題技巧

　　讓專家為你解析考題，藉由「題庫練習」歷屆考題，複習考試重點，找到自己的弱點。

✔ Step 3　模擬試題

　　考前的實戰練習，讓你應考更得心應手。

　　覺得練習不足嗎？《全方位護理應考e寶典》還**收錄歷屆考題QR code**，不管是「升學、考照、期中期末考」，《全方位護理應考e寶典》永遠能幫你在最短時間內，做好最佳的準備！

　　考選部於2022年啟動國家考試數位轉型發展及推動計畫，將國家考試擴大為電腦化測驗，以順應數位化趨勢。有關國家考試測驗式試題採行電腦化測驗及各項應考注意事項請至考選部應考人專區查詢。

　　應考人專區　QR code

♥ **新文京編輯部祝你金榜題名** ♥

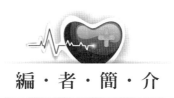

編・者・簡・介

| 賴志河 |

學歷　國立清華大學生命科學系博士

現職　長庚大學生物醫學研究所教授

| 王政光 |

學歷　國立臺灣師範大學生命科學系博士

現職　仁德醫護管理專科學校醫事檢驗科專任
　　　助理教授

| 王欣凱 |

學歷　國立清華大學生命科學系博士班

現職　仁德醫護管理專科學校兼任講師

| 李英中 |

學歷　國立陽明大學醫學院生理學博士

現職　中臺科技大學兒童教育暨事業經營系副教授

| 張芸潔 |

學歷　國立清華大學分子醫學研究所博士

曾任　元培醫事科技大學視光系助理教授

| 張琇蘭 |

學歷　國立臺灣大學農業化學所應用微生物學組博士

現職　仁德醫護管理專科學校醫事檢驗科專任助理教授

｜陳佳禧｜

學歷　美國多益州立大學科學教育碩士

曾任　仁德醫護管理專科學校講師

｜陳冠豪｜

學歷　國立中山大學生物科學系博士

現職　仁德醫護管理專科學校醫事檢驗科專任講師

｜楊舒如｜

學歷　國立臺灣師範大學生命科學系博士

現職　仁德醫護管理專科學校護理科專任助理教授

｜蕭欣杰｜

學歷　國立臺灣師範大學生命科學系博士班

曾任　仁德醫護管理專科學校講師

｜洪小芳｜

學歷　國立清華大學分子與細胞生物研究所博士

現職　仁德醫護管理專科學校醫事檢驗科專任助理教授

| 朱旆億 |

學歷　國立臺灣大學獸醫學博士
　　　國立臺灣大學醫學系醫學士

現職　秀傳紀念醫院教學研究副院長
　　　秀傳紀念醫院病理科主任
　　　國立中興大學學士後醫學系副系主任／病理學副
　　　教授
　　　國家衛生研究院癌症研究所兼任主治醫師

| 余秉弘 |

學歷　國立臺灣大學醫學院微生物學研究所博士

現職　元培醫事科技大學護理系助理教授

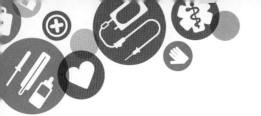

CONTENTS 目錄

Unit 01 微生物學總論

Unit 02　免疫學

Unit 03　細菌學

Unit 04　病毒學

Unit 05 黴　菌

Unit 06　寄生蟲學

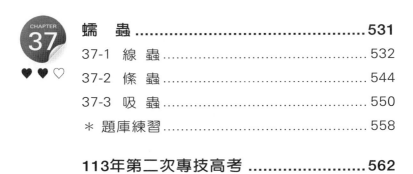

掃描QR code

或至reurl.cc/MOAgyX下載題庫

緒　論

出題率：♥ ♥ ♡

微生物學的發展史

微生物的分類 ─┬─ 原核細胞生物 ─┬─ 藍細菌類
　　　　　　　│　　　　　　　　├─ 太古細菌類
　　　　　　　│　　　　　　　　└─ 真細菌類
　　　　　　　│
　　　　　　　├─ 真核細胞生物 ─┬─ 原生動物門
　　　　　　　│　　　　　　　　└─ 真菌界
　　　　　　　│
　　　　　　　└─ 其他微生物 ─┬─ 病　毒
　　　　　　　　　　　　　　　├─ 噬菌體
　　　　　　　　　　　　　　　├─ 類病毒
　　　　　　　　　　　　　　　└─ 感染性蛋白(Prion)

微生物的致病原理 ─┬─ 傳　播
　　　　　　　　　├─ 黏附因子
　　　　　　　　　├─ 侵襲力
　　　　　　　　　├─ 細胞內致病性
　　　　　　　　　├─ 抗吞噬因子
　　　　　　　　　└─ 毒素的產生

Microbiology and Immunology

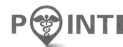　　　　　　　　　　　　重｜點｜彙｜整

1-1　微生物學的發展史

1. 1674 年：雷文霍克(Leeuwenhoek)，以簡單的顯微鏡發現了微小動物(animalcules)。

2. 1850 年：巴斯德(Pasteur)以 65°C、30 分鐘的低溫消毒法(Pasteurization)消毒葡萄酒及牛奶。

3. 1861 年：巴斯德以 S 形長頸玻璃瓶，推翻自然發生學說(spontaneous generation)。

4. 1870 年：李斯特(Lister)以 1%石炭酸(phenol)消毒手術部位，可減少傷口感染，被尊稱為「外科之父」。

5. 1880 年：**巴斯德**發展出**狂犬病疫苗**，被尊稱為「**微生物學之父**」。

6. 1881 年：**柯霍**(Koch)提出柯霍假說(Koch's postulates)，如下所述，亦**發明固體培養基**，而得到細菌的純培養：
   (1) 必須能從病人身上分離出該微生物，但此微生物不存在於健康個體中。
   (2) 此微生物能在試管內生長並純化分離出來。
   (3) 將純化的培養物接種於具感受性的健康動物宿主身上，可引起相同的疾病。
   (4) 可由發病宿主身上再次分離出相同的微生物。

7. 1875~1900 年：由於微生物及免疫學發展極為迅速，因此稱為「微生物學的黃金時期」。

1-2 微生物的分類

微生物種類可分為高等原生物、低等原生物、病毒及感染性蛋白四種（表 1-1）。

表 1-1 微生物種類			
高等原生物	低等微生物	病 毒 (Virus)	感染性蛋白 (Prion)
真核細胞	原核細胞	絕對細胞內寄生體	感染性蛋白
黴菌、寄生蟲	一般細菌、藍綠細菌、古細菌	DNA 病毒、RNA 病毒	蛋白質

一、原核細胞生物(Prokaryotes)

不具核膜、有細胞壁、無粒線體的微生物（表 1-2）。

1. 藍細菌類(cyanobacteria)：如藍綠藻。

2. 太古細菌類(archaebacteria)：如三甲烷產生細菌類、嗜鹼細菌類。

3. 真細菌類(eubacteria)：包括細菌及一些細胞內寄生的細菌，如披衣菌 (*Chlamydiae*)、立克次體 (*Rickettsiae*) 及黴漿菌 (*Mycoplasma*)等。

二、真核細胞生物(Eukaryotes)

具有核膜構造的微生物（表 1-2）。

(一) 原生動物門(Phylum Protozoa)

1. 鞭毛蟲類綱(class Mastigophora)。

2. 偽足蟲類綱(class Sarcodina)。

3. 孢子蟲類綱(class Sporozoa)。

4. 纖毛蟲類綱(class Cilophora)。

(二) 真菌界(Kingdom Fungi)

　　真菌界是真核生物中的一大類群，包含酵母、黴菌之類的微生物。**真菌具有以幾丁質為主要成分的細胞壁**，與動物同為化合異營生物(chemoheterotroph)，**且不含葉綠素**。

1. 黏菌門(phylum Gymnomycota)。

2. 鞭毛菌門(phylum Mastigomycota)。

3. 無鞭毛菌門(phylum Amastigomycota)。
　　(1) 接合菌亞門(subphylum Zygomycotina)。
　　(2) 子囊菌亞門(subphylum Ascomycotina)。
　　(3) 擔子菌亞門(subphylum Basidiomycotina)。
　　(4) 不完全真菌亞門(subphylum Deuteromycotina)。

表 1-2　原核生物與真核生物的比較

特　性	原核細胞	真核細胞
1. **核膜**	－	＋
2. 染色體	1 條	多條
3. 組織蛋白	－	＋
4. 分裂	二分裂法	有絲分裂
5. **粒線體**	－	＋
6. 葉綠體	－	＋
7. **溶小體**	－	＋
8. 高基氏體	－	＋
9. 內質網	－	＋
10. **核糖體**	70S =30S(16S)+50S(23S+5S)	80S =40S(18S)+60S(28S+5.8S)

表 1-2	原核生物與真核生物的比較（續）	
特　　性	原核細胞	真核細胞
11. **細胞膜**	不含固醇 （但黴漿菌除外）	＋
12. 細胞膜結構	間質	內質網
13. **細胞壁**	胜肽聚醣	幾丁質或纖維素
14. 內孢子	＋	－
15. 細胞分化	－	＋

三、其他微生物

(一) 病毒(Virus)

1. 其病毒顆粒包括核酸（DNA 或 RNA）、保護性的蛋白外衣 (capsid)，而有些病毒是有外套膜(envelope)。

2. 是絕對細胞內寄生物。

(二) 噬菌體(Bacteriophage)

1. 構造與病毒相似或更簡單（圖 1-1）。

2. 其宿主是細菌，是一種絕對細菌內寄生物，**是感染細菌的病毒**。

3. 對人類不會造成疾病。

4. 可藉「**形質導入**」在細菌間傳遞基因。

5. **感染細菌**的 DNA 病毒稱為噬菌體，為簡單的 DNA 病毒。噬菌體感染的路徑可區分為溶解性與潛溶性感染（圖 1-2）。

⇨ 溶解性感染(Lytic or virulent infection)

　　噬菌體先吸附到細菌表面後，將 DNA 釋放於寄主內，並開始製造噬菌體蛋白質及 DNA。之後再包裝新噬菌體、造成細菌溶解，新噬菌體被釋放出菌體外。

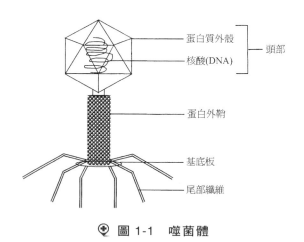

✤ 圖 1-1　噬菌體

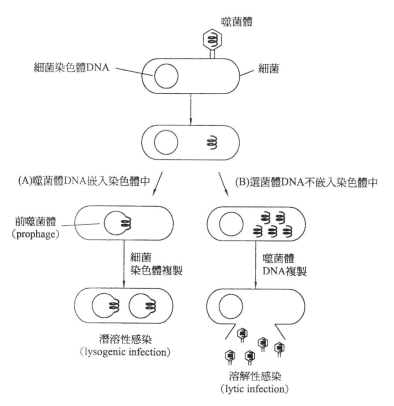

✤ 圖 1-2　噬菌體感染的路徑

⇨ 潛溶性感染(Lysogenic or temperate infection)

(1) 噬菌體的 DNA 可插入細菌的染色體，形成前噬菌體 (prophage)。

(2) 此時並不會使細菌溶解，而呈潛溶狀態。

(3) 如果受到誘導，則可使噬菌體再走回溶解性的感染。

(4) 通常細菌產生外毒素或黏附因子(adhesin)，大多與噬菌體的潛溶性感染有關，如金黃色葡萄球菌(*Staphylococcus aureus*)的腸毒素與 A 群鏈球菌(group A *Streptococcus*)的化膿性外毒素都因噬菌體潛溶性感染細菌，而使細菌分泌毒素。

(三) 類病毒(Viroid)

1. 僅具單股環形(single strand circular)的 RNA 分子，而且不具蛋白外衣。

2. 是目前已知傳染病中結構最小者，其 RNA 具感染力，常引起植物的疾病。

(四) 感染性蛋白(Prion)

1. 特性：

(1) 為可濾過性、不具核酸，僅有蛋白質，其蛋白質具有感染性，感染後需很長潛伏期才發病，不會刺激寄主產生干擾素。

(2) 感染無季節性差別，可藉由侵入性醫療裝置傳染。目前無藥可用。

2. 疾病：

(1) 人類：慢性腦病變，如**庫魯症**（Kuru disease，又稱顫抖症）、**庫賈氏病**(Creutzfeldt-Jakob disease, CJD)、**致命性家族性失眠症**(fetal familial insonia, FFI)及古氏曼症(Gerstmann-Straussler, GSS)（表 1-3）。

(2) 綿羊：退化性中樞神經系統病變，如**羊搔癢症**(scrapies)。

(3) 牛隻：**海綿狀腦病變**(bovine spongiform encephalopathy, BSE)，會在牛隻間相互傳染，**以酒精、UV 或 X 光照射及煮沸加熱都無法消滅病原的感染性**，俗稱**狂牛病**(mad cow disease)，患者對於該病原不產生發炎或免疫反應。

(4) 其他：傳播性貂腦病變(transmissible mink encephalopathy)，慢性消耗性疾病（騾、鹿、麋鹿）。

3. Prions protein (PrP)有兩種結構形式（表 1-4）：

(1) 正常的稱為 PrP^C (cellular PrP)。

(2) 不正常的 PrP 則稱為 PrP^{Sc} (PrP scrapie)。

4. Prions protein (PrP)對核酸酶有抗性，但對蛋白酶有高度感受性。**對熱及福馬林等消毒劑極具抗性**（表 1-5）。

5. 人類的庫賈氏病：

(1) **因食入病牛內臟，尤其是腦組織所致。**

(2) **目前無特殊療法可以延緩疾病的進程，以支持性治療為主。**

(3) **無法利用血液檢驗**(serologic tests)**檢出。**

(4) 新型庫賈氏病(new variant CJD, v-CJD)：1996 年首次由英國報告發生於年輕人之庫賈氏病，其潛伏期較短，一般認為是因食入牛海綿狀腦病變（狂牛症）之牛隻產品而感染。

表 1-3　感染性蛋白引起人類的疾病

庫魯症(Kuru)
庫賈氏症(Creutzfeldt-Jakob disease, CJD)
變種 CJD (vCJD)
古曼氏症(Gerstmann-Straussler-Scheinker, GSS)症候群
致命的家族性失眠症(Fatal familial insomnia, FFI)
偶發的致命性失眠症(Sporadic fatal insomnia)

表 1-4	PrP 兩種結構形式的比較	
比較項目	PrP^C	PrP^{Sc}
構造	球狀	長狀
蛋白酶抵抗力	有	無
出現於細胞的位置	細胞質	細胞膜

表 1-5	典型病毒與感染性蛋白的比較	
比較項目	病 毒	感染性蛋白
具過濾性、傳染性因子	是	是
具有核酸	是	否
具有確定的形態 （電子式顯微鏡）	是	否
具有蛋白質	是	是
消毒方式 甲醛	是	否
蛋白酶	有些	否
加熱(80°C)	大多數	否
電離及紫外線輻射	是	否
細胞病變效應	是	否
潛伏期	依病毒而異	長
免疫反應	是	否
產生干擾素	是	否
發炎反應	是	否

1-3　微生物的致病原理

一、傳播(Transmission)

1. 空氣飛沫傳播：呼吸道。

2. 水及食物的傳播：胃腸道。

3. 皮膚接觸：皮膚。

4. 性接觸、尿液：生殖道。

5. 血液的傳播：輸血、汙染的針頭或昆蟲叮咬。

6. 由呼吸道進入的常見的病原體：
   (1) 肺炎鏈球菌(*Streptococcus pneumoniae*)：引起肺炎。
   (2) 奈瑟氏腦膜炎雙球菌(*Neisseria meningitidis*)：引起腦膜炎。
   (3) 流行性嗜血桿菌(*Haemophilus influenzae*)：引起腦膜炎。
   (4) 結核分枝桿菌(*Mycobacteria tuberculosis*)：引起肺結核。
   (5) 流行性感冒病毒(Influenza virus)：引起流行性感冒。
   (6) 鼻病毒(Rhinivirus)：引起普通感冒。
   (7) Epstein-Barr virus：引起傳染性單核球增多症。
   (8) 莢膜組織胞漿菌(*Histoplasma capsulatum*)：引起組織胞漿菌病(Histoplasmosis)。

7. 由腸胃道進入的常見病原體：
   (1) 志賀氏痢疾桿菌(*Shigella dysenterie*)：引起痢疾。
   (2) 沙門氏傷寒桿菌(*Salmonella typhi*)：引起傷寒。
   (3) 霍亂弧菌(*Vibrio cholerae*)：引起霍亂。
   (4) A型肝炎病毒(Hepatitis A virus)：引起急性肝炎。
   (5) 小兒麻痺病毒(Poliovirus)：引起小兒麻痺。
   (6) 旋毛蟲(*Trichinella spiralis*)：引起旋毛蟲症。

8. 由皮膚進入的常見病原體：

(1) 破傷風梭狀芽孢桿菌(*Clostridium tetani*)：引起破傷風。

(2) 立克次氏立克次菌(*Reckettsiae rickettsii*)：引起落磯山斑疹熱。

(3) B 型肝炎病毒(Hepatitis B virus)：引起 B 型肝炎。

(4) 狂犬病病毒(Rabies virus)：引起狂犬病。

(5) 紅色髮癬菌(*Trichophyton rubrum*)：引起香港腳。

(6) 間日瘧原蟲(*Plasmodium vivax*)：引起瘧疾。

9. 由生殖道進入的常見病原體：

(1) 奈瑟氏**淋病雙球菌**(*Neisseria gonoerrhoeae*)：**引起淋病**。

(2) 梅毒螺旋體(*Treponema pallidum*)：引起梅毒。

(3) **砂眼披衣菌**(*Chlamydia trachomatis*)：**引起淋菌性尿道炎**。

(4) 白色念珠菌(*Candida albicns*)：引起陰道炎。

二、黏附因子(Adherence Factors)

黏附至細胞表面的能力，例如：大腸桿菌與奈瑟氏淋病雙球菌的線毛。

三、侵襲力(Invasiveness)

是指微生物宿主體內並於組織中增殖散布的能力，例如：鼠疫桿菌、炭疽菌、肺炎雙球菌等皆有強的侵襲力。

四、細胞內致病性(Intracellular Pathogenicity)

1. 細胞內致病性細菌有分枝桿菌、布魯氏桿菌、李斯特單核球菌桿菌等。

2. 能在白血球內生長的機制：

(1) 在吞噬細胞的細胞質生存，避免進入吞噬溶小體 (phagolysosome)。

(2) 在吞噬細胞的吞噬小體中生存，可避免吞噬小體與溶小體的融合。

(3) 對溶小體的酵素有抵抗力，因而能在吞噬溶小體生存。

五、抗吞噬因子(Antiphagocytic Factors)

不同的細菌會產生不同抗吞噬作用因子來抑制宿主吞噬細胞的作用，如：金黃色葡萄球菌的蛋白質 A、化膿性鏈球菌的 M 蛋白，其他相關毒力因子如表 1-6 所示。

表 1-6　常見微生物的表面毒力因子

分　類	菌　名	毒力因子
革蘭氏陽性球菌	肺炎雙球菌	多醣類莢膜
	化膿性鏈球菌	M 蛋白
	金黃色葡萄球菌	蛋白質 A
革蘭氏陰性球菌	奈瑟氏腦膜炎雙球菌	多醣類莢膜
革蘭氏陽性桿菌	炭疽桿菌	多胜肽莢膜
革蘭氏陰性桿菌	流行性感冒嗜血桿菌	多醣類莢膜
	克雷白氏肺炎桿菌	多醣類莢膜
	沙門氏傷寒桿菌	多醣類莢膜

六、毒素的產生(Toxigenicity)

1. 細菌的毒素分為內毒素與外毒素兩種：
   (1) 內毒素：成分為脂多醣體，存於 G(-)細菌之細胞壁，**可活化補體、引發宿主的發炎反應、引起高燒**，其致病機制如圖 1-3。
   (2) 外毒素：成分為多胜肽類（如表 1-7）。
2. 內毒素與外毒素的比較如表 1-8 所示。

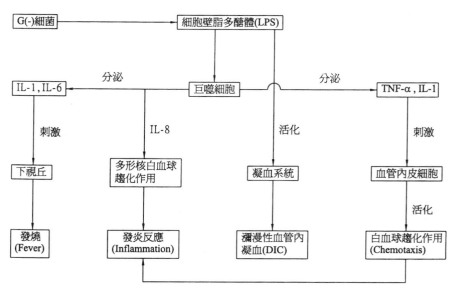

⊕ 圖 1-3 內毒素的致病機制

表 1-7　常見細菌的外毒素

細 菌	毒 素	毒素基因	作用及症狀
金黃色葡萄球菌 (Sta. aureus)	1. 腸毒素(Enterotoxin) 2. 剝落毒素(Exfoliatin) 3. 毒素休克症候群毒素(TSST)	潛溶性噬菌體	嘔吐 表皮剝落 休克
化膿性鏈球菌 (Strep. pyogenes)	化膿性外毒素 (Pyogenic exotoxin)	潛溶性噬菌體	猩紅熱 休克症候群
百日咳桿菌 (B. pertusis)	百日咳毒素 (Pertusis toxin)	染色體	持續咳嗽
白喉棒狀桿菌 (C. diphtheria)	白喉毒素 (Diphtheria toxin)	潛溶性噬菌體	抑制蛋白質合成
大腸桿菌 (E. coli)	1. 腸毒素(ST, LT) 2. Verotoxin	質體 噬菌體或質體	下痢 出血性腸炎、溶血性尿毒症候群
志賀氏桿菌 (S. dysenteriae)	志賀毒素 (Shiga toxin)	染色體	桿菌性痢疾
霍亂弧菌 (V. cholerae)	霍亂毒素 (Cholera toxin)	染色體	水瀉
肉毒桿菌 (Clo. botulinum)	肉毒毒素 (Botulinum toxin)	潛溶性噬菌體	肌肉麻痺、呼吸困難（神經毒素）
破傷風桿菌 (Clo. tetani)	破傷風毒素 (Tetanospasmin)	質體	牙關緊閉、角弓反張（神經毒素）
炭疽桿菌 (B. anthracis)	炭疽毒素 (Anthrax toxin)	質體	細胞壞死、水腫

表 1-8	外毒素與內毒素的比較

	外毒素	內毒素
製造	G(+)或 G(–)活細菌所分泌	G(–)細胞壁，**在細菌死時所釋放出來**
組成	多胜肽(Polypeptide)	脂多醣體（脂質 A）
穩定性	差，60°C 即可破壞	高，對熱安定
製造成類毒素	可	不可
毒性	較高	較低
導致疾病	不會發燒，但通常較嚴重	會造成體溫上升、發燒
基因來源	非體染色體本身製造（如質體或噬菌體）	由體染色體所製造

QUESTI❓N　題｜庫｜練｜習

1. 有關變性蛋白質(prion)之敘述，下列何者錯誤？(A)只具有蛋白不含核酸之傳染病原　(B)會被蛋白酵素分解，因此不會經口傳染　(C)感染後往往要經過很長的潛伏期才發病　(D)不會刺激寄主產生干擾素　　　　　　　　　　　　　　　　　　（98專高一）

2. 狂牛症之病原是屬於下列何者？(A)變性蛋白(prion)　(B)病毒　(C)細菌　(D)黴漿菌　　　　　　　　　　　　　　　　　（98專高二）

3. 會感染人的何種病原，具有變性蛋白(prion)的構造特性？(A)庫茲德－賈克氏症(CJD)之病原體　(B) C型肝炎病毒　(C) D型肝炎病毒　(D)立克次體　　　　　　　　　　　　　　　　　（98專普二）

   解析 變性蛋白即不具核酸，僅有蛋白質，其蛋白質具有感染性，會造成人類慢性腦病變。

4. 有關變性蛋白(prion)之敘述，下列何者錯誤？(A)健康人的每個細胞中均帶有可製造prion的基因　(B) prion對熱、UV、酸的抗性甚強　(C) prion是一種只具有蛋白，不含核酸之傳染原　(D) prion傳染途徑為食入，再隨患者糞便汙染環境　　　（99專普一）

   解析 可因基因突變、遺傳、食用受感染食物、移植或注射而感染。

5. 狂牛病的致病原具有下列何種特性？(A)只有DNA片段，該DNA不被轉錄成RNA　(B)只有雙股RNA片段，RNA上沒有蛋白質保護　(C)具有帶核糖酵素(ribozyme)活性的RNA　(D)只有蛋白質，不含DNA或RNA　　　　　　　　　　　　（99專普二）

   解析 致病原是變性蛋白，不具有核酸，本身只有蛋白質且具感染性。

6. 狂牛症的致病原和下列何種疾病的致病原具有相同構造特性？(A) 狂犬病　(B) 亞急性硬化泛腦炎 (subacute sclerosing panencephalitis)　(C)羊的刮騷症(scrapie)　(D)痲瘋病（99專高二）

   解析 狂牛症的致病原與羊的刮騷症相同，皆為傳染性蛋白(prion)；亞急性硬化泛腦炎是由麻疹病毒引起；痲瘋病由痲瘋分枝桿菌引起。

解答：　　1.B　　2.A　　3.A　　4.D　　5.D　　6.C

7. 有關變性蛋白(prion)之敘述，下列何者錯誤？(A)每個人的細胞中均帶有可製造變性蛋白的基因 (B)感染變性蛋白後往往要經過很長的潛伏期才發病 (C)變性蛋白不是病毒，不會刺激宿主產生干擾素 (D)主要傳染途徑為食入，再隨患者糞便排出，造成傳染 （100專高二）

解析 經遺傳、食入受感染的牛肉或乳製品、醫療行為而感染，不會隨患者糞便排出、傳染給他人。

8. 關於可能造成狂牛症的感染性蛋白(prion)之敘述，下列何者錯誤？(A)感染後，潛伏期長 (B)對熱安定，不易破壞 (C)能引起發炎反應 (D)其對放射線的抵抗相對強而不易去活化

解析 prion能引起腦部海綿狀病變。 （100專普二）

9. 對於可能是造成人類恐慌的狂牛症病原的感染性蛋白(prion)之敘述，何者正確？(A)是一含RNA的病毒 (B)對熱及福馬林等消毒劑極具抗性 (C)可引起干擾素的反應 (D)潛伏期短 （101專高二）

10. 對於可能造成狂牛症的感染性蛋白(prion)的敘述，何者錯誤？(A)感染後，潛伏期極長 (B)對熱安定，不易破壞 (C)不會引起發炎反應 (D)對放射線非常敏感 （102專高二）

11. 立克次體菌(*Rickettsia* spp.)、歐立區菌(*Ehrlichia* spp.)和科克斯菌(*Coxiella* spp.)只能在真核細胞的何處中生長？(A)細胞質 (B)細胞核 (C)細胞膜 (D)細胞壁 （104專高一）

解析 立克次體菌、歐立區菌和科克斯菌為細胞內寄生的細菌，且因屬原核細胞生物，不具核膜，故應於細胞質中生長。

12. 淋病後尿道炎(postgonococcal urethritis)是由淋病雙球菌與下列何者共同感染所引起？(A)傷寒沙門氏桿菌(*Salmonella typhi*) (B)空腸曲狀桿菌(*Campylobacter jejuni*) (C)幽門螺旋桿菌(*Helicobacter* spp.) (D)沙眼披衣菌(*Chlamydia trachomatis*)

解析 淋病雙球菌(*Neisseria gonoerrhoeae*)引起淋病，而砂眼披衣菌引起淋菌性尿道炎。 （104專高二）

解答： 7.D 8.C 9.B 10.D 11.A 12.D

13. prion是一種非典型的慢性病毒，主要引發人體哪一部位發生海綿狀病變？(A)腦部　(B)心臟　(C)肝臟　(D)肺臟　　（104專高二）

　　解析) Prion感染後會引發慢性腦病變，如庫魯症、庫賈氏病、致命性家族性失眠症及古氏曼症等。

14. 下列何種疾病不是經由prion所導致？(A)狂牛症　(B)羊搔癢症(C)人類顫抖症(Kuru disease)　(D)結膜炎　　（106專高二補）

　　解析) 結膜炎是透過細菌或病毒感染造成。

15. 有關細菌與黴菌之比較，下列何者錯誤？(A)細菌為原核細胞，黴菌為真核細胞　(B)細菌皆單一細胞，黴菌皆多細胞　(C)細菌為無性生殖，黴菌可有性生殖　(D)細菌細胞壁含肽聚醣，黴菌細胞壁含葡聚醣和幾丁質　　（107專高一）

16. 蛋白質感染原(prion)是非微生物性的病原體，下列敘述何者正確？(A)患者腦部成海綿狀空泡化　(B)患者有強烈的發炎反應，會有發燒現象　(C)致病原可用一般消毒滅菌方法將之殺死　(D)患者會產生抗體等免疫反應　　（108專高一）

　　解析) Prion以酒精、UV或X光照射及煮沸加熱都無法消滅病原的感染性，患者對於該病原不產生發炎或免疫反應。

17. 微生物學家科霍(Robert Koch)提出特定疾病病原的判斷原則，稱之為科霍假說(Koch's postulate)。基於現代科技的進展，在應用的過程，科霍假說不適用於下列哪一種疾病？(A)麻疹(Measles)(B)傷寒(Typhoid Fever)　(C)蜂窩性組織炎(Cellulitis)　(D)帕金森氏症(Parkinson's Disease)　　（109專高一）

　　解析) 科霍假說是由四項標準組成的疾病和微生物之間的因果關係。帕金森氏症是一種影響中樞神經系統的慢性神經退化疾病，並非微生物傳染所導致。

18. 下列何者存在於動物細胞，而不存在於細菌？(A)核糖體(ribosome)　(B)細胞壁(cell wall)　(C)質體(plasmid)　(D)溶酶體(lysosome)。　　（110專高一）

解答：　13.A　14.D　15.B　16.A　17.D　18.D

19. 下列何者不是prion的主要特性？(A)可濾過性，具傳染性 (B)具有蛋白質 (C)不具有核酸 (D)可引起免疫反應 （110專高一）

解析 prion的特性包含不具核酸，僅有蛋白質，其蛋白質具有感染性，感染後往往要經過很長的潛伏期才發病，不會刺激免疫細胞產生干擾素，亦不會刺激發炎反應生成。

20. 有關真菌的敘述，下列何者錯誤？(A)化合異營生物(chemoheterotroph)，且不含葉綠素 (B)單細胞或多細胞生物 (C)可行無性或有性生殖 (D)沒細胞核，但有細胞壁 （110專高二）

解析 真菌屬於真核細胞生物，具有細胞核與幾丁質或纖維素的細胞壁。

21. 有關庫賈氏病(Creutzfeldt-Jakob disease, CJD)的敘述，下列何者錯誤？(A)大部分患者曾暴露到牛海綿狀腦病(bovin spongiform encephalopathy)致病原 (B)為prion蛋白所引起 (C)目前並無特殊療法可以延緩疾病的進程，以支持性治療為主 (D)無法利用血液檢驗(serologic tests)檢出 （110專高二）

解析 庫賈氏症是因食入病牛內臟，尤其是腦組織所致。

22. 有關細菌內毒素(endotoxin)的敘述，下列何者錯誤？(A)可活化補體 (B)可抑制宿主的發炎反應 (C)可引起高燒 (D)由死細菌分解而釋放出來 （112專高一）

解析 內毒素會引發宿主的發炎反應。

23. 下列對於變性普利昂蛋白(prion)之敘述，何者錯誤？(A)潛伏期短，感染數週即可發病 (B)其感染無季節性差別 (C)可藉由侵入性醫療裝置傳染 (D)目前無藥可用 （112專高一）

解析 prion感染後往往要經過很長的潛伏期才發病。

解答： 19.D 20.D 21.A 22.B 23.A

MEMO

細菌概論

出題率：♥ ♡ ♡

Microbiology and Immunology

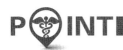
重｜點｜彙｜整

2-1　細菌的結構

一、細菌的大小與形狀

1. 大多數致病菌其直徑約 0.25~3.0 µm，長度約 1~20 µm。

2. 可在體外培養的最小細菌為黴漿菌。

3. 依細菌的外觀可分為三大類：
    (1) 球形→球菌(coccus)。
    (2) 桿狀→桿菌(bacillus)。
    (3) 螺旋狀→螺旋菌(spirillum)。

二、DNA 結構

1. 細菌的遺傳物質為單套雙股螺旋環形(double strand circular)的 DNA，其分子量約 $2~3 \times 10^9$ Da。

2. 缺乏細胞核、中心體、粒線體；因無細胞核，因此細菌的 DNA 會附著在細胞膜往內的間體(mesosome)上，形成類核體(nucleoid)。

3. 紫外線(UV)之殺菌可使細菌 DNA 構造改變，而達殺菌效果。

三、細胞質(Cytoplasm)

(一) 核糖體(Ribosome)

1. 由 30S 次單位(subunit)與 50S 次單位所組成 70S 的核糖體。

2. 由核糖體 RNA (rRNA)、轉移 RNA (tRNA)及訊息 RNA (mRNA)共同參與蛋白質的合成。

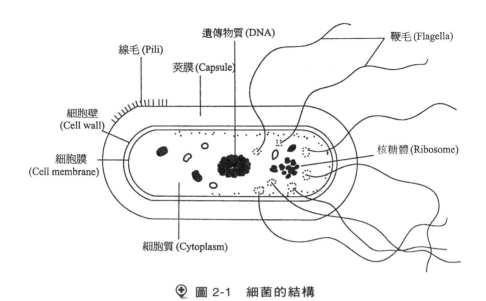

線毛 (Pili)

遺傳物質 (DNA)

莢膜 (Capsule)

鞭毛 (Flagella)

細胞壁
(Cell wall)

細胞膜
(Cell membrane)

核糖體 (Ribosome)

細胞質 (Cytoplasm)

⊕ 圖 2-1 細菌的結構

(二) 包涵體(Inclusions)

1. 為一群具儲存性及功能性顆粒的通稱，只存在某些特別細菌。

2. 異染顆粒(metachromatic granules)：磷酸鹽類所聚集而成，又稱為迂迴體(volutin)，如白喉棒狀桿菌(*Corynebacterium diphtheria*)。

3. 多醣顆粒(polysaccharide granules)：肝醣或澱粉所形成的顆粒。

4. 脂肪包涵體(lipid inclusion)：由脂質所形成的顆粒。

5. 硫顆粒(sulfur granules)：由硫化物聚集而成。

(三) 內孢子(Endospore)

1. 當營養不良或惡劣環境之下，梭狀芽孢桿菌屬(*Clostridium* spp.)及**需氧性桿菌屬**(*Bacillus* spp.)，此兩類革蘭氏陽性桿菌會產生內孢子，稱為芽孢化作用(sporulation)。

2. 內孢子中含細菌整套的染色體糖解酵素，緻密的外被及特殊有機酸分子，但因其中不含水分，所以內孢子無法進行代謝反應。

3. 內孢子可經萌發作用而生長成營養體細胞。

四、細胞膜(Cell Membrane)

1. 是由**雙層磷脂質**所組成的，並鑲嵌著蛋白質，稱之為流體鑲嵌模型(fluid mosaic model)。

2. 細菌的細胞膜成分**不含固醇**，但黴漿菌例外，黴漿菌的細胞膜含有很豐富的固醇。

3. **青黴素結合蛋白**(penicillin binding proteins)位於細菌的**細胞膜**上。

4. 功能：
   (1) 對溶質具有選擇性的通透及運輸功能。
   (2) 具電子傳遞及氧化磷酸化以產生能量。
   (3) 可分泌水解酶及毒素。
   (4) 幫助合成 DNA、細胞壁及細胞膜。
   (5) 具有趨化性的接受器及感覺的傳導系統。
   (6) **主動吸收養分。**

五、細胞壁(Cell Wall)

(一) 胜肽聚醣(Peptidoglycan)

1. 由乙醯葡萄糖胺(N-acetylglucosamine, NAG)及乙醯壁酸(N-acetyl muramic acid, NAM)以 β-1,4 鍵結而成；溶菌酶(lysozyme)可將兩者中間的醣基鍵結水解而破壞。

2. 側鏈有四個胺基酸，L-alanine、D-glutamic acid、L-lysine、D-alanine (AEKA)會互相形成胜肽鏈鍵結。

3. **是使細胞壁變堅硬的主要成分。**

4. β內醯胺類(β-lactams)、萬古黴素(Vancomycin)和枯草桿菌素(Bacitracin)可抑制細菌細胞壁的合成。

(二) 革蘭氏陽性細菌的細胞壁（圖 2-2）

1. **胜肽聚醣：較厚。**

2. 台口酸(teichoic acid)：亦稱磷壁酸。

　(1) 由核醣醇或甘油以磷酸二酯鍵結所形成。

　(2) 為 G(+)細菌所特有的構造。

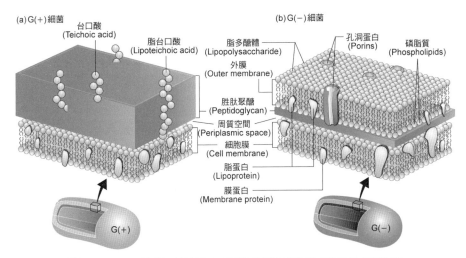

❖ 圖 2-2　革蘭氏陽性細菌與革蘭氏陰性細菌的細胞壁

(三) 革蘭氏陰性細菌的細胞壁（圖 2-2）

1. **胜肽聚醣：含量少，且不含台口酸。**

2. 脂蛋白(lipoprotein)：

　(1) 連接外膜與胜肽聚醣。

　(2) 為 G(−)所特有的結構。

3. 外膜(outer membrane)：

　(1) 為典型磷脂雙層結構所組成。

　(2) 其外層多半接有**脂多醣體**，是 G(−)**內毒素**的成分。

　(3) 可抵抗外界物質，如青黴素等，因此被認為與細菌的抗藥性有關。

(4) 孔洞蛋白(porins)位於外膜上，具運輸離子及水溶性物質的功能。

4. **脂多醣體**(lipopolysaccharide, LPS)：

(1) 由脂質 A (lipid A)、多醣類核心(polysaccharide core)及多醣類重複單位(polysaccharide repeat unit)三者所構成。

(2) 脂質 A 對熱穩定，為**內毒素**(endotoxin)的主要成分。

(3) 多醣類即為細菌的 O-抗原(O-antigen)。

(4) 類鐸受體(toll-like receptor, TLR)是一類先天性免疫受體，**能辨識病菌特定分子型態而活化人體的免疫反應**；TLR4 是主要辨識革蘭氏陰性菌脂多醣的細胞受體。不同的 TLR 表現在細胞中不同的位置，**可表現在細胞膜或是胞內體**(endosome)**膜上**，例如 TLR9 表現在細胞內的內質網，TLR4 表現在細胞膜上。

表 2-1　G(+)與 G(−)細菌的基本構造

構　造	重　要　組　成	
細胞壁	G(+)	G(−)
胜肽聚醣	許多層（占 60~90％）	單層（占 5~20％）
台口酸（磷壁酸）	**有**	無
外膜	無	有
脂多醣體	無	**有**
脂蛋白	無	有
革蘭氏染色	藍色	紅色
細胞膜	雙層磷脂質及穿插其間的蛋白質；不含固醇，黴漿菌例外	
間體	細胞膜向內凹陷所摺疊而成	
核糖體	由 rRNA 及蛋白質組成，含 50S 及 30S 兩個次單位所組成的 70S 核糖體	
類核體	雙股 DNA 所構成的單一環形染色體	

(四) 移除細胞壁

1. 當溶菌酶作用到細菌時，會造成細菌細胞壁的破壞。
   (1) G(+)細菌：細胞壁被破壞後，形成無細胞壁的結構，稱為原生質體(protoplast)。
   (2) G(−)細菌：細胞壁被破壞後仍保有外膜與細胞膜，稱為球形質體(spheroplast)。
2. L-型細菌(L-form)：是指細菌受抗生素作用，造成細胞壁無法合成，但細菌仍然存活，只是缺乏細胞壁。

六、莢膜(Capsule)

1. 包裹在細胞壁外的一層緻密聚合物。
2. 大多數細菌的莢膜由多醣體所組成，但並非所有細菌皆有莢膜。
3. 唯炭疽桿菌(*Bacillus anthracis*)的莢膜例外，不是由多醣體所組成，而是由多胜肽(polypeptide)-D-麩胺酸(glutamine)所構成。
4. 為細菌的毒力因子，**可使細菌抵抗吞噬細胞的吞噬作用**。
5. 可幫助細菌附著於宿主細胞，並且可抵抗宿主的吞噬作用。

七、醣盞(Glycocalyx)

1. 由細胞壁延伸的疏鬆網狀纖維所組成。
2. 可與宿主的表面組織黏附，如鏈球菌(*Streptococcus mutans*)可黏附至牙齒而造成蛀牙。

八、鞭毛(Flagella)

1. 由鞭毛素(flagellin)所構成，由細胞質長出延伸出細胞壁外，為細菌的運動器官。

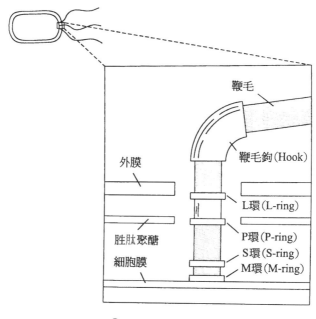

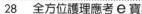

⊕ 圖 2-3　鞭毛

2. 依其分布的位置可區分為下列三種型態：
   (1) 單鞭毛(monotrichous)：僅一端具有一條鞭毛，如霍亂弧菌。
   (2) 端叢鞭毛(lophotrichous)：一端到二端有多條鞭毛，如綠膿桿菌。
   (3) 周鞭毛(peritrichous)：環繞於菌體周邊的多鞭毛，如腸內桿菌。
3. 由鞭毛、鞭毛鉤與 L 環、P 環、S 環與 M 環所構成的（圖 2-3）。

九、線毛(Pili or Fimbriae)

1. 由線毛素(pilin)所組成，多出現於 G(–)細菌，較鞭毛短且細，可分為一般線毛及性線毛。

2. **一般線毛(ordinary pili)：主要是幫助細菌附著到宿主細胞，造成感染。**

3. **性線毛**(sex pili)：可藉由性線毛的**接合作用**(conjugation)，在細菌之間傳遞遺傳物質。

表 2-2	細菌細胞表面的重要構造與功能	
構　　造	功　　能	結構組成成分
1. 鞭毛	運動	蛋白質
2. 線毛	細菌的附著與傳遞遺傳物質	蛋白質
3. 莢膜	毒力因子與抗吞噬作用	多醣類或多胜肽
4. 細胞壁	保護作用	胜肽聚醣、多醣類、台口酸或脂蛋白
5. 間體	染色體複製細菌分裂	脂質與蛋白質
6. 細胞膜	選擇性通透	脂質與蛋白質

2-2 細菌的培養與鑑別

一、細菌培養

　　可採**三區劃線法**(plating method)而得到確實的純培養物。

二、細菌的鑑別

　　革蘭氏染色法(gram stain)為最常用且最重要的鑑別染色法，可將細菌依**細胞壁**結構的不同，分為革蘭氏陽性菌 G(+)及革蘭氏陰性菌 G(−)。

1. 使用目的：觀察細菌形態。

2. **使用試劑**：95%**酒精**、**結晶紫**(crystal violet)、**碘劑**(iodine)、**番紅**(safranin)。

3. 使用步驟：

(1) 將細菌塗片，以熱固定。

(2) 用結晶紫染色。

(3) 以碘劑固定染上的染料。

(4) 以 95%**酒精**脫色；因細胞壁構造不同，G(−)會脫色，G(+)則不會。

(5) 染上番紅作為結晶紫的對比染劑，G(−)呈紅色，G(+)呈藍紫色。

4. 使用原理：利用細胞壁成分不同，造成不同的染色結果。

5. 結果：G(+)菌呈藍色，G(−)菌呈紅色。

2-3 正常菌叢與院內感染

一、正常菌叢(Normal Flora)

1. 正常菌叢的定義：

(1) 是指人體內許多部位和組織常居留著一些無害的微生物，稱為內生性正常菌叢(endogenous normal flora)。

(2) 包括細菌、原蟲及黴菌；一般以細菌為代表。

(3) 寄生蟲及病毒不是人體的正常菌群。

(4) 人體沒有暴露於外的部分部位如心臟、**下呼吸道**、肺臟、腦脊髓、體腔與**尿道的前段**等，在健康人體中通常是**無菌**的。

2. 正常菌叢的功能：

(1) 可幫助消化食物。

(2) 合成維生素 K 和 B 群。

(3) 正常菌叢可利用細菌間的干擾作用來幫助宿主抵抗外來細菌的侵襲，其機轉有：

A. 競爭宿主細胞的接受器。

B. 營養的競爭。

　　　C. 代謝產物或毒性產物的互相抑制，如**陰道**中的**乳酸桿菌**生
　　　　 長時產生乳酸，使陰道 pH 維持在 4~5，不適合其他入侵
　　　　 微生物的生長。此種關係屬於**互利共生**。

3. 體內存有正常菌叢的危險性：

　(1) 引發內生性感染(endogenous infection)

　　　A. 服用廣效性抗生素→大量正常菌群被殺死→少量存在的菌
　　　　 群過度繁殖而引起感染，如困難梭狀芽孢桿菌。

　　　B. 過度疲勞導致個體抵抗力減低。

　　　C. 外科器具如導管使用於體內或手術後虛弱也較易感染。

　　　D. 病人。

　　　E. 服用免疫抑制性藥物、類固醇藥物、大量酒精等。

　(2) 引發**伺機性感染**(opportunistic infection)。

　(3) 體表有傷口或黏膜受損時，正常菌叢引起感染。

　(4) 由原來存在位置移入另一組織位置或血流而引起感染。

4. 伺機性病原菌(opportunistic pathogens)：

　(1) 正常人伺機性病原菌不會引起疾病，但在免疫力有缺陷的人
　　　 會引發嚴重的感染，如：AIDS 病人。

　(2) 伺機性病原菌通常由正常菌叢所導致。

二、院內感染(Nosocomial Infection)

(一) 院內感染的定義

1. 在醫院內或其他類的醫療機構內所發生的感染，或是病人停留
　 在醫院期間，被感染性微生物所感染，院內感染通常以臨床證
　 據來判斷。

2. 院內感染的影響範圍：病人、護理師、醫師、訪客及任何與醫
　 院有接觸的人。

3. 大多數的院內感染出現臨床症狀，通常是在病人仍住院；然而病人出院後仍有機會出現院內感染的臨床症狀。

4. 病原可以是細菌、病毒、黴菌或原蟲。

(二) 院內感染的來源

1. 內生性來源(endogenous source)：病人自己的微生物造成的感染，無論微生物是病人個體上原有的或是住院後才感染的微生物；如微生物進入病人身體另一部分或病人抵抗力下降，所引起的自體感染。

2. 外生性來源(exogenous source)：來自病人以外的微生物造成院內感染，如：醫院的醫護人員、其他病人及訪客的微生物，可以經食物、導尿管、血管內注射器、呼吸治療器與水等而感染，**醫護人員照護病人前後洗手不徹底為最常見原因**。

(三) 院內感染的型式

1. 菌血症(bacteremia)：新生兒及老人最常見，以金黃色葡萄球菌、大腸桿菌與克雷白氏桿菌是最主要的致病原。

2. 泌尿道感染(urinary tract infection)：最常見的院內感染型式，以大腸桿菌、D 群鏈球菌與綠膿桿菌是最主要的致病原。

3. 呼吸道感染(respiratory tract infection)：排名第二的院內感染型式，最常致死，以克雷白氏桿菌、金黃色葡萄球菌及綠膿桿菌為最主要的致病菌。

4. 燒傷傷口感染：以綠膿桿菌、金黃色葡萄球菌及革蘭氏陰性桿菌是最主要的感染病原體。

5. 外科傷口感染：排名第三的院內感染型式，金黃色葡萄球菌與大腸桿菌為主要的感染病原體。

QUESTI❓N 　　　　　　　　題｜庫｜練｜習

1. 下列何屬之細菌，能形成內孢子(endospore)？(A)葡萄球菌　(B)嗜血桿菌　(C)大腸桿菌　(D)需氧性桿菌(*Bacillus*)　（99專普二）

2. 乳酸桿菌常見於女性的陰道中，其和女性宿主之間存在著下列哪一種關係？(A)互利共生　(B)片利共生　(C)互害寄生　(D)片害寄生　（101專普一）

   解析 (A)乳酸菌為陰道的正常菌種，陰道提供乳酸菌生長地方，而乳酸菌可製造酸、維持陰道偏酸的環境；(B)片利共生指兩者之間，一方有利，另一方雖無得到利益卻也無損失；(C)互害寄生是寄生菌與宿主兩者間是互害的，也會危害宿主的生存；(D)片害寄生是寄生菌與宿主兩者間有一方受害，另一方卻無影響。

3. 革蘭氏染色法(Gram stain)呈現陽性的原理是什麼？(A)外膜(outer membrane)吸收染劑　(B)活細菌吸入染劑　(C)加熱固定時暴露出可染色蛋白　(D)細菌細胞壁嵌入染劑　（101專普二）

4. 以革蘭氏染色(Gram staining)來區分細菌，下列敘述何者錯誤？(A)革蘭氏陰性菌(Gram-negative bacteria)含有lipopolysaccharides　(B)革蘭氏陰性菌細胞壁較厚　(C)革蘭氏陽性菌(Gram-positive bacteria)含有peptidoglycan　(D)革蘭氏陽性菌細胞壁含teichoic acids

   解析 胜肽聚醣是使細胞壁變堅硬的主要成分，革蘭氏陽性菌細胞壁含量較厚，革蘭氏陰性菌細胞壁含量少且不含台口酸；故應是革蘭氏陽性菌細胞壁較厚。　（103專高一）

5. 在健康的人身上，哪個部位無法培養出細菌？(A)口腔　(B)脾臟　(C)腸道　(D)皮膚　（104專高二）

   解析 人體存在許多正常菌叢，健康人體中沒有暴露在外的部分通常是無菌的。

6. 下列何種結構存於細菌之細胞質內？(A)粒線體　(B)中心體　(C)葉綠體　(D)核糖體　（106專高一）

   解析 細菌為原核生物，無粒線體、中心體及葉綠體等構造。

解答：　1.D　　2.A　　3.D　　4.B　　5.B　　6.D

7. 主要辨識革蘭氏陰性菌的脂多醣(lipopolysaccharide)的細胞受體是哪一種？(A) Fc受體　(B) T細胞受體　(C) Toll-like receptor 4 (TLR4)　(D)抗體(Antibody)　　　　　　　　（106專高二）

解析) Toll-like receptor是一類先天性免疫受體，又簡稱為TLR，其能辨識病菌特定分子型態而活化人體的免疫反應。

8. 在醫院群聚型院內細菌感染傳播中，下列哪一種疏失是最常見的原因？(A)病人的食物供應不足　(B)病人的訪客太多　(C)醫護人員於照護病人時洗手不徹底　(D)病人醫囑不服從　（107專高一）

解析) 院內感染是指在醫院內或其他類的醫療機構內所發生的感染，或是病人停留在醫院期間，被感染性微生物所感染，而最常見的原因是由於醫護人員照護病人前後洗手不徹底所致。

9. 下列對革蘭氏陽性細菌的描述，何者錯誤？(A)在革蘭氏染色之下呈現藍紫色　(B)富含脂多醣(lipopolysaccharide)　(C)細胞壁較厚　(D)葡萄球菌屬(Staphylococcus)是革蘭氏陽性菌

解析) (A)革蘭氏陰性細菌在革蘭氏染色下呈現紅色；(B)富含脂多醣的是革蘭氏陰性細菌；(C)革蘭氏陽性細菌因比革蘭氏陰性細菌含有較多的胜肽聚醣，故細胞壁較厚；(D)葡萄球菌屬和鏈球菌屬均屬於革蘭氏陽性細菌。　　　　　　　（107專高一）

10. 下列何者為革蘭氏陽性桿菌？(A)腸炎弧菌(Vibrio parahaemolyticus)　(B)白喉桿菌(Corynebacterium diphtheriae)　(C)綠膿桿菌(Pseudomonas aerugenosa)　(D)腦膜炎雙球菌(Neisseriae menigitidis)　　　　　　　　（108專高一）

11. 關於類鐸受體(toll-like receptor, TLR)的敘述，下列何者正確？(A)只有樹突細胞表現TLR　(B)必須有病原體的刺激下，TLR才能表現在細胞表面　(C) TLR主要表現在細胞核　(D) TLR可表現在細胞膜或是胞內體(endosome)膜上　（108專高一）

解析) 不同的TLR表現在細胞中不同的位置，例如TLR9表現在細胞內的內質網，TLR4表現在細胞膜上。

解答：　　7.C　　8.C　　9.B　　10.B　　11.D

12. 下列何種構造通常是由多醣組成，對於幫助細菌抵抗免疫細胞的吞噬作用(phagocytosis)極為重要？ (A)莢膜(capsule)　(B)鞭毛(flagellum)　(C)線毛(pilus)　(D)芽孢(spore)　　　（113專高一）

解析 (B)鞭毛主要成分是蛋白質，功能以運動為主；(C)線毛主要成分是蛋白質，功能幫助細菌附著到宿主細胞，造成感染；(D)芽孢又稱內孢子，含細菌整套的染色體糖解酵素，可經萌發作用而生長成營養體細胞。

MEMO

細菌的生長

CHAPTER
03

出題率：♥ ♡ ♡

Microbiology and Immunology

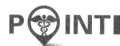

重 | 點 | 彙 | 整

3-1　細菌的增殖方式

1. 細菌增殖的方法有二分裂法、有性生殖、出芽生殖、絲狀生殖等。
   (1) 大多數細菌採二分裂法繁殖。
   (2) 少數細菌採斷裂生殖法(fragmentation)，如鏈絲菌屬 (*Streptomyces* spp.)。

2. 增殖速率：
   (1) 有些分裂快，如大腸桿菌(*E. coli*)分裂一次僅約需 20~30 分鐘，稱之為世代時間(generation time)。
   (2) 有些細菌生長較慢，如梅毒螺旋體(*Treponema pallidum*)，其世代時間約 30 小時以上。

3-2　細菌的生長曲線

　　細菌的生長可分成四個階段：

1. 遲滯期(lag phase)：
   (1) 將細菌剛接種於富含養分的培養基上，剛開始時細菌並不會快速分裂。
   (2) 此時期細菌總數緩慢增加。

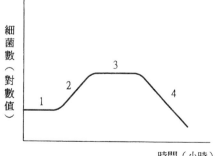

⊕ 圖 3-1　細菌的生長曲線

2. **對數期**(log phase, or exponential phase)：
　(1) 細菌分裂生殖快速，呈對數增加，又稱為快速生長期。
　(2) 此時期細菌的化學組成、形態及生理特性皆較一致，常用此時期細菌來做實驗。
　(3) 此期菌體的代謝作用最旺盛，對殺菌劑與抗生素的感受性最強。

3. 平衡期或靜止期(stationary phase)：
　(1) 養分逐漸減少，妨礙生長的代謝物增加，細菌生長漸趨減緩。
　(2) 分裂數目與死亡數目相同，故細菌總數不變。

4. 衰退期或死亡期(decline or death phase)：
　(1) 養分不足，生長有害的代謝物漸增而加速細菌死亡。
　(2) 細菌總數下降。

3-3　細菌的計數法

1. 直接鏡檢法(direct microscopic count)：取待測培養菌液稀釋後加至 Petroff-Hausser chamber，在顯微鏡下計算細菌數目。

2. 標準平板計數法(standard plate count)：待測菌液經系列稀釋後，均勻塗抹於平板培養基上，再計算長出的菌落，估計原來菌液中的細菌數。

3. 混濁度計數法(turbidity)：以固定波長照射細菌懸浮液，利用透光率而計算出細菌數。

4. 乾重法(dry weight)：將過濾出的菌體乾燥後稱重，由重量推算菌體數目。

3-4　影響細菌的生長條件

一、溫　度

不同細菌其適合生長的溫度不同，可分為三大類：

1. 嗜熱菌(thermophiles)：喜好溫度較高的細菌，其適合的溫度為 40~100°C。

2. 常溫菌(mesophiles)：細菌適合生長的溫度為 20~40°C，人類常見的致病菌即為此類。

3. 嗜冷菌(psychrophiles)：細菌較適合低溫的環境生長，約在 -10~20°C。

4. 熱休克反應：將細菌突然置於較高的溫度，會使細菌產生熱休克蛋白(heat-shock protein)，以穩定細胞內對熱不穩定的蛋白質。

5. 冷休克：細菌由 37°C 突然降至 5°C 時，會使得 90%細菌被殺死，因此可以加入甘油(glycerol)或 dimethysulfoxide (DMSO)等抗凍劑，以避免冷休克的現象發生。

6. **長期保存菌株**，除加入抗凍劑在低於**-70°C** 以下儲存外，另可乾燥菌株保存於室溫。

二、酸鹼值(pH)

1. 一般細菌生長最適合的 pH 值為 6.5~7.5 之間。

2. 嗜酸性菌(acidophils)：pH 1.0~5.0，如乳酸桿菌。

3. 嗜中性菌(neutrophils)：pH 5.5~8.0，如大腸桿菌。

4. 嗜鹼性菌(alkalophils)：pH 9.0~11.0，如霍亂弧菌。

三、氧 氣

1. 絕對需氧菌(obligate aerobes)：
   (1) 須有充分的氧氣才能生長，其電子傳遞鏈中 O_2 為最終電子接受者。
   (2) 如綠膿桿菌(*Pseudomonas aeruginosa*)、分枝桿菌屬(*Mycobocteria* spp.)。

2. **兼性厭氧菌**(facultative anaerobes)：
   (1) 在有氧存在時生長良好，無氧時也可行發酵作用以產生能量。
   (2) 如腸內桿菌(*Enterobacteriae*)。

3. 微需氧菌(microaerophilics)：
   (1) 無法忍受大氣中正常分壓的氧氣，僅在氧氣量較少(2~10%)時生長良好。
   (2) 如幽門螺旋桿菌(*Helicobacter pylori*)。

4. 氧容忍性厭氧菌(aerotolerant anaerobes)：
   (1) 無法利用氧氣，但可分解過氧化物，有氧氣存在之下亦可生長。
   (2) 如梭狀芽孢桿菌(*Clostridium histolyticum*)。

5. 絕對厭氧菌(obligate anaerobes)：
   (1) 無法生長於有氧的環境中，因**缺乏觸酶**(catalase)**或超氧岐化酶**(superoxide dismutase)，所以無法分解超氧化物(O^-_2)或是過氧化氫(H_2O_2)，而使細菌致死。
   (2) 如類桿菌屬(*Bacteroides* spp.)與梭菌屬(*Fusobacterium* spp.)。

四、滲透壓與離子強度

1. 在高張溶液中，細菌細胞膜皺縮，形成胞漿剝離的現象。

2. 在低張溶液中，細菌細胞膜腫脹，使菌體脹破。

3. 少數細菌可生長於高鹽濃度，如腸炎弧菌(*Vibrio parahaemolyticus*)，而金黃色葡萄球菌亦可容忍 3M 氯化鈉溶液，因此對高鹽呈耐受性。

3-5　細菌的營養條件

一、碳 源

1. **自營菌**(autotrophs)：以無機物為碳源。

2. **異營菌**(heterophs)：以有機物為碳源。多數人類致病菌屬於化合異營菌，須行寄生，以氧化宿主的有機物作為能量來源。

表 3-1　細菌依營養物質的來源分類

型　別	光合菌		化合菌	
	自營菌	異營菌	自營菌	異營菌
能量來源	陽光		氧化無機物	
碳源來源	CO_2	有機物	CO_2	有機物
細　菌	紫硫菌(*Chromatium*) 紅假單孢菌屬 (*Rhodopseudomonas*)		硫桿菌屬(*Thiobacilus*) 大腸桿菌屬(*Escherichia*)	

二、氮 源

1. 脫氮作用(denitrification)：將 NO_3^- 及 NO_2^- 還原成 N_2。

2. 固氮作用(nitrogen fixation)：將大氣中 N_2 還原成 NH_3，再溶於水即可成 NH_4^+ 而被細菌利用。

3. 分解胺基酸，可直接獲得 NH_4^+ 的來源。

三、硫 源

1. 硫酸鹽(sulfate)為主要硫的來源。

2. 亦可利用環境中的硫化氫(H_2S)。

四、其 他

磷、鐵、鈣、鎂、鈉、鉀等皆為生長所需的微量元素。

3-6 培養基(Culture Media)

1. 依形態區分：

(1) 固態培養基(solid media)：1~1.5%明膠(agar)可形成固態培養基，適用於純種培養。

(2) 半固態培養基(semisolid media)：0.3~0.5%明膠可形成半固態培養基，有助於觀察細菌的運動性。

(3) 液態培養基(broth)：未加明膠，常用於增菌培養。

(4) 明膠：主要可由紅藻萃取出，在 80~90°C 溶化，40~42°C 則凝固。

2. 依功能區分：

(1) 選擇性培養基(selective media)：加入某種化學物質能抑制某群細菌生長，但不影響另外一群細菌。如 eosin methylene blue agar (EMB)會抑制革蘭氏陽性球菌，但革蘭氏陰性細菌不受影響。

(2) 鑑別性培養基(differential media)：細菌可顯現不同的特色。如 MacConkey media 可使乳糖發酵菌呈紅色。

(3) 滋養性培養基(enriched media)：加入特殊成分，如血液、血清可提供挑剔性細菌生長。如血液培養基(blood agar plate, BAP)可提供鏈球菌及葡萄球菌的生長。

(4) 增殖性培養基(enrichment media)：適合欲分離細菌的生長，但不適合其他種細菌生長。如：GN broth 常用來增殖沙門氏桿菌及志賀氏桿菌。

(5) 分析培養基(assay media)：可用於分析細菌所需的抗生素、維生素或胺基酸。

(6) 保存菌種培養基(stock media)：為保存某一純菌種的活性所使用。如通常含 TSB (tryptic soy broth)及 15~20%的甘油，可於低溫環境中儲存細菌。

(7) 輸送培養基(transporting media)：用於運送檢體時，可保存細菌的活性。如 buffered glycerol-saline transporting media 可運送糞便檢體，而保持細菌短時間內的活性。

3-7　細菌的能量代謝(Energy Metabolism)

一、發酵作用(Fermentation)

以有機物質為電子提供者或接受者。

1. 雙磷酸己醣途徑(Embden-Meyerhof pathway, EMP)（圖 3-2）：又稱為糖解作用(glycolysis)或二磷酸己糖途徑(hexose biphosphate pathway)。

(1) 葡萄糖 (glucose) $\xrightarrow{\text{分解}}$ 2 丙酮酸 (pyruvate) + 2NADH + 2ATP。

(2) 丙酮酸 $\xrightarrow{\text{發酵}}$ 乳酸＋乙醇＋CO_2。

2. 恩納杜道夫途徑(Entner-Doudoroff pathway, EDP)：又稱脫氧酮糖酸途徑(ketodeoxygluconate pathway)。

葡萄糖 $\xrightarrow{\text{分解}}$ 甘油醛三磷酸＋1 丙酮酸＋1ATP。

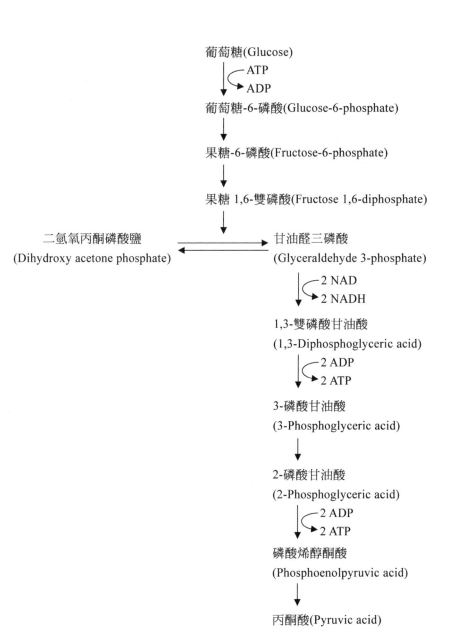

圖 3-2　Embden-Meyerhof 途徑的糖解作用，可將葡萄糖代謝成丙酮酸

3. 五碳糖磷酸鹽(pentose phosphate shunt)：又稱五碳糖磷酸途徑 (phosphogluconate pathway) 或六碳醣單磷酸途徑 (hexose monophosphate pathway, HMP)。分解葡萄糖並產生 1 ATP。

二、呼吸作用(Respiration)

1. 在有氧呼吸作用之下，丙酮酸會進入三羧酸循環(TCA cycle)，或稱克氏循環(Kreb's cycle)，並產生 CO_2。

2. 電子傳遞鏈(electron transport)：發生在細菌的細胞膜中的一連串電子傳遞過程，最後產生 ATP 與 H_2O。

3. 全部有氧反應代謝一分子葡萄糖共可產生 38 個 ATP：
$$C_6H_{12}O_6 + 6H_2O + 38ADP + 38Pi \rightarrow 6CO_2 + 6H_2O + 38ATP$$

表 3-2　代謝一分子葡萄糖可經不同的路徑產生能量 ATP

路　徑	產　物	產生的 ATP
糖解作用	NADH 與丙酮酸	2
克氏循環	NADH、$FADH_2$ 與 CO_2	2
電子傳遞鏈	H_2O	34

三、其他有機化合物的代謝

除了葡萄糖之外，尚有胺基酸與脂質等，最後皆需經乙醯輔酶 A 而進入克氏循環與電子傳遞鏈來產生能量 ATP。

QUESTI❓N

1. 細菌在何時期最易受抗生素的影響？(A)靜止期　(B)對數期　(C)遲滯期　(D)衰落期 （96專普一）

2. 下列何者是厭氧菌無法在有氧的環境下生長的原因？(A)氧氣會抑制菌體內酵素的活性　(B)氧氣會導致DNA氧化而無法進行複製　(C)無法移除有自由基(free radicals)的氧代謝物　(D)氧氣會抑制其細胞壁的合成 （100專普二）

3. 有關細菌發酵(fermentation)的敘述，下列何者錯誤？(A)它是一種產生能量的反應　(B)發酵反應可作為鑑別細菌的依據　(C)發酵反應只能在有氧的環境中進行　(D)通常產生酸和二氧化碳
   解析〉厭氧菌、兼性菌在無氧環境下進行發酵反應。 （100專普二）

4. 絕對厭氧菌不能在有氧環境下生長，是因為缺乏以下何種酵素？(A)觸酶(catalase)和凝固酶(coagulase)　(B)超氧岐化酶(superoxide dismutase)和觸酶(catalase)　(C)氧化酶(oxidase)和超氧岐化酶(superoxide dismutase)　(D)凝固酶(coagulase)和氧化酶(oxidase)

   （111專高一）

   解析〉絕對厭氧菌因缺乏超氧岐化酶和觸酶，所以無法分解過氧化物，而使細菌致死。

解答：　1.B　2.C　3.C　4.B

MEMO

細菌遺傳學

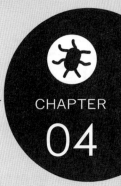

CHAPTER

04

細菌的遺傳物質 ┬ 染色體
　　　　　　　 └ 質　體

細菌遺傳物質的傳遞 ┬ 接合作用
　　　　　　　　　 ├ 轉形作用
　　　　　　　　　 └ 轉導作用

Microbiology and Immunology

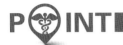

重｜點｜彙｜整

4-1 細菌的遺傳物質

一、染色體(Chromosomes)

1. 每隻細菌體內只有單一組染色體，呈環狀雙股螺旋的 DNA，分子量約 10^{10} Da (5×10^6 bp)，可做出約 4,000 種基因。

2. 細菌無細胞核，染色體位於類核區，當染色體進行複製時，便會與間質接觸，而有利於進行細菌分裂。

二、質體(Plasmids)

(一) 形 式

1. 染色體以外存在於細胞質中的遺傳物質。

2. 為環狀雙股 DNA。

3. 是一種繁殖體(replicon)，可做出約 40~50 種基因。

4. 分子量約 $10^6 \sim 10^8$ Da。

5. 一個細菌可能帶有不只一個質體。

(二) 功 能

1. **產生抗生素的抗藥性**，R 因子。

2. 合成外毒素，如破傷風的神經毒素。

3. 製造酵素，如 DNA 修補的酵素。

4. 對重金屬的抵抗力，如合成還原酶。

5. 製造抗生素，如鏈黴菌可製造抗生素。

6. 製造線毛，如大腸桿菌製造線毛提供黏附功能。

4-2 細菌遺傳物質的傳遞

一、接合作用(Conjugation)

1. 兩個不同屬的細菌間，可藉由性線毛來傳導 DNA 的作用。

2. F 因子(fertility factor)：

   (1) 染色體以外的分子，可製造某些訊息，並可藉接合作用來傳遞 F 因子。

   (2) F^+：為提供者(donor)細菌，其擁有 F 因子。

   (3) F^-：為接受者(recipient)細菌，其缺少 F 因子。

   (4) F^+可藉由性線毛將 F 因子傳遞給 F^-，使得 F^-變成 F^+的細菌。

3. 高頻率重組細胞(high-frequency recombinant, Hfr cell)：

   (1) F 因子可任意插入細菌的染色體中，而使得細菌有較高頻率的重組特性，稱此細菌為 Hfr 的細菌。

   (2) Hfr (F^+)為供應 F 因子的細菌，可由性線毛將 F 因子傳遞給接受的細菌(F^-)。

4. F'因子(F' factor)：

   (1) F 因子插入染色體是可逆的，當 F 因子要離開時發生剪切錯誤，會使得部分染色體亦被切出。

   (2) F'因子為部分細菌染色體再加上部分 F 因子所形成。

5. R 因子(resistant factor)：

(1) 帶有**抗藥性基因**的**質體**，稱為 R 因子，亦稱為抵抗因子。

(2) 可藉由性線毛來進行基因的傳遞。

二、轉形作用(Transformation)

1. 最早是在 1928 年，格里菲斯(Griffith)由**肺炎鏈球菌**(*Streptococcus pneumoniae*)的莢膜毒力試驗所發現。

2. 培養基中死去的細菌會釋放出 DNA（可能是質體或是染色體），可被攝入其他細菌的細胞內，並插入這些細菌染色體中，稱為轉形作用，亦稱為形質轉換。

3. 轉形作用有三個過程：

(1) 裸露的 DNA 結合到勝任細胞(competent cell)。

(2) 攝入 DNA 到細菌細胞內。

(3) 插入細菌的染色體中。

三、轉導作用(Transduction)

藉由噬菌體把一種細菌的 DNA 傳送到另一種細菌的過程。

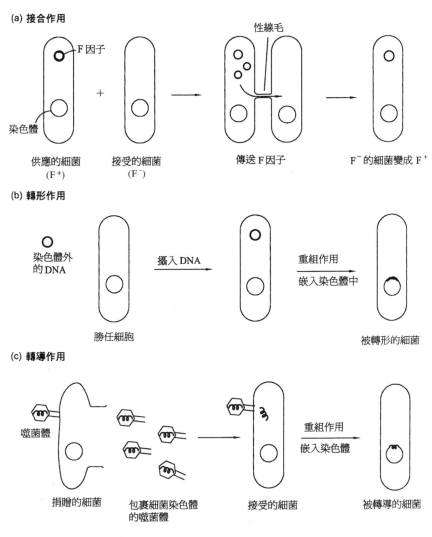

(a) 接合作用

性線毛

F 因子

染色體

供應的細菌
(F⁺)

接受的細菌
(F⁻)

傳送 F 因子

F⁻ 的細菌變成 F⁺

(b) 轉形作用

染色體外
的 DNA

攝入 DNA

重組作用

嵌入染色體中

勝任細胞

被轉形的細菌

(c) 轉導作用

噬菌體

重組作用

嵌入染色體

捐贈的細菌

包裹細菌染色體
的噬菌體

接受的細菌

被轉導的細菌

⊕ 圖 4-1 細菌遺傳物質的傳遞

QUESTI?N　

1. 下列何者可引導細菌進行接合作用(conjugation)？(A)勝任因子 (competence factor)　(B)病毒　(C)轉位子(transposon)　(D)質體 (plasmid)　（100專高一）

    解析 質體有性毛(sex pilus)與轉移酵素之基因，經接合管，進行接合作用。

2. 促使細菌發生接合作用(conjugation)的媒介是：(A)粒線體　(B)質體　(C)高爾基體　(D)噬菌體　（100專普一）

    解析 質體(plasmid)有性毛(sex pilus)與轉移酵素之基因，經接合管，進行接合作用。

3. 在細菌培養時，添加了下列哪一種物質會改變肺炎雙球菌的遺傳性狀？(A)細菌的細胞壁　(B)細菌的蛋白質　(C)細菌的脂肪酸 (D)細菌的去氧核醣核酸　（105專高一）

    解析 肺炎鏈球菌可將培養基上的細菌DNA攝入，並插入這些細菌染色體中，稱為轉形作用。

4. 培養無致病性的肺炎雙球菌時，添加已死亡之致病性肺炎雙球菌的何種物質，會使其成為有致病性的細菌？(A)細胞壁　(B)蛋白質　(C)脂肪酸　(D)核酸　（108專高二）

5. 下列哪一種作用過程，不能用來傳遞細菌的遺傳物質？(A)接合作用(conjugation)　(B)形質導入(transduction)　(C)形質轉換(transformation)　(D)分泌作用(secretion)　（111專高二）

    解析 細菌遺傳物質的傳遞主要是透過接合作用(conjugation)、形質導入(transduction)及形質轉換(transformation)（亦稱為轉型作用）。

解答：　1.D　2.B　3.D　4.D　5.D

滅菌與消毒

出題率：♥ ♡ ♡

CHAPTER

05

Microbiology and Immunology

P◉INT

5-1　名詞與定義

1. 抑菌(bacteriostatic)：能抑制細菌的增殖，但將抑菌劑移除後，細菌仍可恢復正常增殖的能力。

2. 殺菌(bactericidal)：具有殺死細菌的能力，是不可逆反應，當殺菌劑移除後，細菌無法恢復增殖能力。

3. **滅菌**(sterilization)：以物理或化學方法除去所有微生物及芽孢，此時稱為無菌(sterile)狀態。

4. 消毒(disinfection)：消滅具致病性的微生物，通常用於消毒物體表面的致病菌，由於消毒法毒性甚大，因此不可用於人體的消毒。

5. 防腐(antisepsis)：用於體表局部殺死或抑制致病性細菌。

6. 清潔衛生(Sanitizing)：將器具上的微生物量降低，合乎安全標準即可，如常使用的清潔劑。

7. **巴斯德低溫消毒法**(Pasteurization)：利用 65°C、30 分鐘的環境下，可殺死部分有害於人體的微生物。多用於酒、牛奶等食品的低溫消毒法。

5-2　物理滅菌法

一、加熱法(Heat)

(一) 濕熱法(Moist Heat)

水可以促使蛋白質、核酸及脂肪等大分子水解。

1. 煮沸法：通常置於 100°C 沸水中 10~15 分鐘，可殺死大多數的細菌，但對芽孢則不一定，一般而言芽孢非常耐高熱。

2. 流動蒸氣法：80~100°C，每天 30 分鐘，約 3 天，可殺死所有細菌。

3. **高溫高壓蒸氣滅菌法**(autoclaving)：
   (1) 使用 121°C、15 磅／平方英吋的壓力滅菌鍋持續 15~20 分鐘。
   (2) 可殺死所有細菌及芽孢而達完全無菌，**醫院內清潔毛巾被褥及衣服使用此法最適當。**

(二) 乾熱法(Dry Heat)

1. 加熱至 150~180°C，1~2 小時，即可殺死細菌。

2. 原理是使細胞脫水而死亡。

二、冷凍法(Freezing)

1. 非理想的滅菌法。

2. 於冷藏溫度(2~6°C)時，大多數微生物的生長與代謝會緩慢下來，用於保存的價值較大。

三、放射線(Radiation)

(一) 紫外線(UV-light)

1. 波長 240~280 nm 的**紫外線可破壞細菌的 DNA，但無法殺死細菌的孢子。**

2. 高能量的紫外線會**使得 DNA 的胸腺嘧啶**(thymidine)**形成雙體連結**(T-T dimer)，而無法進行 DNA 的複製。

3. **常用於手術室、實驗室空間的消毒。**

(二) 離子化射線(Ionizing Radiation)

1. 帶有高能量，可游離出電子或形成離子，而直接作用到 DNA 上，造成 DNA 的斷裂。

2. 常用於醫療器材或塑膠製品的消毒。

四、過濾法(Filtration)

1. 濾除細菌的孔徑通常為 0.45 μm 或 0.22 μm，可將大多數的細菌濾除掉。

2. 常用於過濾不可高溫加熱的抗生素溶液、血清或疫苗等。

5-3　化學滅菌法

一、界面活性劑(Surfactants)

1. 可破壞細菌的細胞膜。

2. 可用於洗手、地板及物質表面的消毒。

二、酚類(Phenol)

1. 又稱為石炭酸，俗名來舒(Lysol)，**可破壞細胞膜**。

2. 化學消毒劑殺菌力的評估以酚係數法作為主要測定法。

3. 可用於手術室玻璃器具的消毒。

三、醇類(Alcohols)

1. 可溶解脂肪**破壞細胞膜的結構**，讓細菌脫水，並**使蛋白質變性**。

2. 50~70%乙醇（酒精）殺菌能力最強，常用於皮膚消毒的濃度則為 70~75%乙醇水溶液。

四、重金屬(Heavy Metals)

(一) 汞化物(Mercurials)

1. 可破壞細菌酵素的硫氫基(-SH)，而使蛋白質或酵素失去活性。
2. 由於毒性甚強，近年來少用。

(二) 銀化物(Silver Nitrate)

1. 與汞化物作用相同，可使蛋白質與酵素失去活性。
2. 1% $AgNO_3$ 可清洗新生兒眼結膜，預防先天性淋病感染。

五、氧化劑

(一) 雙氧水(Hydrogen Peroxide, H_2O_2)

1. 經傷口組織酵素的作用，可釋放出 OH^- 或自由基，而破壞細菌的 DNA。
2. 常用 3% H_2O_2 消毒皮膚的傷口。

(二) 鹵素(Halogen)

1. 氯(chloride)：
   (1) 0.1~0.5%次氯酸(HOCl)常用於水的消毒。
   (2) 可破壞細菌酵素的硫氫基(-SH)，而使蛋白質失去活性。
   (3) 對病毒有消毒的作用。
2. 碘(iodine)：
   (1) 優碘(iodophores)含有 I_2，可與微生物酵素的活性位置作用，而使酵素失去活性。
   (2) 常用於傷口的消毒，相較於碘酒，優碘較不具刺激性。

六、烷化劑(Alkylating Agent)

可取代蛋白質上硫氫基(-SH)、氫氧基(-OH)、酸基(-COOH)的 H 原子，**破壞蛋白質**，而使其失去活性。

1. 甲醛（ formaldehyde，或稱蟻醛）：37%的水溶液即福馬林 (formalin)，常用於屍體防腐作用。

2. **戊二醛**（ glutaraldehyde，或稱戊醯醛）：2%水溶液**可殺死大部分黴菌、細菌及其孢子**，常用於內視鏡或光學儀器的消毒。

3. 氧化乙烯(ethylene oxide)：氣體滅菌劑，常使用於無法接觸水分的儀器、藥品、塑膠等物品的消毒。

QUESTI⑦N

1. 高壓蒸汽滅菌法的條件是？(A) 160°C，10分鐘　(B) 121°C，15分鐘　(C) 115°C，20分鐘　(D) 100°C，30分鐘　　　（95專普二）

2. 有關70%乙醇之殺菌作用的敘述，下列何者錯誤？(A)溶解細胞膜之脂肪　(B)讓細菌脫水　(C)讓蛋白質變性　(D)使核酸分解
　　　　　　　　　　　　　　　　　　　　　　　　　　（96專高二）

3. 紫外光殺菌，主要是因為下列何種原因？(A)蛋白質因吸收了波長260奈米的紫外光而被分解　(B)細胞壁被紫外光破壞　(C)分解細胞膜　(D)染色體DNA形成了pyrimidine dimer，因而影響其機能　　　　　　　　　　　　　　　　　　　　（98專高一）

4. 下列何者是常用的消毒牛乳方法？(A)高壓蒸氣法　(B)紫外線照射法　(C)過濾法　(D)巴斯德滅菌法　　　　　　（99專普二）
　解析 巴斯德滅菌法是在65°C的低溫環境中消毒30分鐘，殺死部分有害人體的微生物。

5. 醫院內的毛巾被褥及衣服，用何種方法滅菌最適當？(A)噴灑70%酒精　(B)噴灑1%石碳酸溶液　(C)高壓蒸氣法，在121°C加熱十五分鐘　(D)乾熱法，在180°C加熱六十分鐘　　　（103專高二）
　解析 高壓蒸氣法，可殺滅所有的細菌及芽孢達完全無菌。

6. 有關抗菌和滅菌處理的敘述，下列何者錯誤？(A)以酒精進行皮膚消毒，70%濃度之酒精比95%有效　(B)戊二醛(glutaraldehyde)可殺死大部分黴菌、細菌及其孢子　(C)多數高壓滅菌器之滅菌處理為100°C處理15分鐘　(D)紫外線常用於滅菌，但其穿透力差，使用時必須直接照射　　　　　　　　　　　（109專高二）
　解析 高壓滅菌器之滅菌處理為121°C處理15~20分鐘。

解答：　　1.B　　2.D　　3.D　　4.D　　5.C　　6.C

7. 下列對於滅菌作用機制的描述，何者正確？(A)酒精的殺菌作用
是破壞細胞膜　(B)紫外線的殺菌作用是破壞細胞膜　(C)戊二醛
(glutaraldehyde)的殺菌作用是破壞核酸　(D)石碳酸化合物（例如
Lysol）的殺菌作用是阻礙核酸合成　　　　　　　　　(111專高一)
　解析〉(B)紫外線可破壞細菌的DNA；(C)破壞蛋白質，使微生物死亡或
　　　　失去感染力；(D)破壞細胞膜。

解答：　　7.A

微生物的化學治療

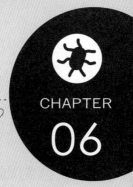

出題率：♥ ♡ ♡

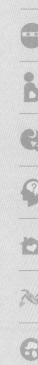

Microbiology and Immunology

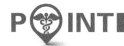

6-1 抗微生物藥物的作用機轉

一、抑制細胞壁的合成

　　藉由抑制細菌細胞壁胜肽聚醣的合成，使得細菌細胞壁無法形成。

1. 青黴素(Penicillin)：
   (1) 可與細菌上的青黴素結合蛋白(PBP)結合，而青黴素結合蛋白具有胜肽轉移酶(transpeptidase)的功能，可將胺基酸 D-alanyl-D-alanine 與**胜肽聚醣**進行鍵結作用，而青黴素本身的結構亦與 D-alanyl-D-alanine 非常相似，因此一旦細菌使用青黴素來合成胜肽聚醣，即可導致**細胞壁**無法合成。
   (2) 此外青黴素亦可活化細菌的自體溶解素與胜肽聚醣水解酶(peptidoglycan hydrolase)，而使細胞壁自行分解。
   (3) 缺點：
   　　A. 對 G(+)有效，但 G(−)則效果有限。
   　　B. 會被胃酸分解。
   　　C. 會被細菌的**β-內醯胺酶**(β-lactamase)分解青黴素的β-內醯胺環(β-lactam ring)，使**青黴素結合蛋白(PBP)構造改變**，造成藥物失效，細菌產生**抗藥性**。
   　　D. 引起**第一型過敏反應**（詳見第 14 章）。
   　　E. 黴漿菌與 L-型的細菌因無細胞壁，對其不具感受性。

2. 其他可抑制細胞壁合成的藥物：**頭芽孢素**(Cephalosporin)、環絲胺酸 (Cycloserine)、**枯草桿菌素** (Bacitracin)、**萬古黴素** (Vancomycin)。

二、抑制細胞膜的功能

1. **多黏黴素**(polymyxins)：與陽離子清潔劑類似，可和**細菌**細胞膜的磷脂質結合而改變**細胞膜**功能。

2. **多烯類**(polyenes)、**唑類**(azoles)：polyenes（如 Amphotericin B）與 azoles，可與**真菌細胞膜**的**麥角脂醇**(ergosterol)結合，**破壞細胞膜的通透性**，致使細胞膜破裂而造成真菌死亡。對細菌及病毒、立克次體無效。Amphotericin B 與人體細胞膜膽固醇具有弱親和力，對人體會具一定毒性。

3. **唑類**(imidazoles)：抑制細胞膜的 ergosterol 合成。

三、抑制蛋白質的合成

1. 胺基醣苷類(aminoglycosides)：
   (1) 包含 Streptomycin、Gentamycin、Neomycin 及 Kanamycin 等抗生素。
   (2) 可與細菌 30S rRNA 結合，使得 mRNA 誤讀，進而阻止蛋白質的合成。
   (3) 鎂離子(Mg^{2+})會降低其抗菌效果。

2. **四環黴素**(Tetracycline)：
   (1) 可與細菌 30S rRNA 結合，阻礙 tRNA 結合到核糖體上，進而**抑制蛋白質的合成**。
   (2) 孕婦或小孩不可使用，會沉積於牙齒。
   (3) 伴服乳製品、鐵劑或制酸劑，易影響吸收，故四環黴素最好空腹服用。

3. **氯黴素**(Chloramphenicol)：
   (1) 可與細菌 50S rRNA 結合，阻止胜肽鏈的延長。
   (2) 部分細菌將氯黴素乙酸化而產生抗藥性。
   (3) 對骨髓有毒性。

4. **紅黴素**(Erythromycin)與 Clindamycin：皆為抑菌劑，作用於細菌的 50S rRNA，阻礙胜肽鏈鍵結以抑制蛋白質合成。

5. Linezolid：
   (1) 新型抑制蛋白質合成可抑制 RNA 轉譯步驟達到抑制蛋白質合成。
   (2) 為強效殺菌劑，治療對 Vancomycin 及 Methicillin 有抗藥性之金黃色葡萄球菌及其他嚴重感染。

四、抑制核酸的合成

1. Quinolones：
   (1) 抑制 DNA 扭轉酶(DNA gyrase, DNA topoisomerase II)，使 DNA 無法合成與複製。
   (2) Nalidixic acid 即屬於此類用藥。

2. **放線菌素**(Actinomycin)：
   (1) 具平面狀的結構。
   (2) 可嵌入 DNA 的結構中，抑制 DNA 轉錄成 RNA。

3. **立放平**(Rifampin)：
   (1) 抑制 RNA 聚合酶(RNA polymerase)，使細菌 RNA 無法合成。
   (2) 屬於殺菌劑，常用於治療結核分枝桿菌。

五、干擾細菌的新陳代謝

1. 磺胺藥(Sulfonamides)：
   (1) 磺胺藥其化學結構與對胺基苯酸(para-amino benzoic acid, PABA)非常相似，磺胺藥與胺基苯酸競爭二氫蝶酸合成酶(dihydropteroate synthetase)，PABA 為細菌合成 DNA 所需。

(2) 一旦細菌使用**磺胺藥**，會造成**葉酸**無法合成，細菌的新陳代謝便會被抑制。

2. Trimethoprim：

(1) 可抑制二氫葉酸還原酶(dihydrofolate reductase)的功能。

(2) 干擾葉酸的合成，而使細菌的代謝被抑制。

(3) Trimethoprim 常與磺胺藥合併使用，而加強干擾細菌的代謝。

六、抗生素感受性試驗(Antibiotics Sensitivity Test)

1. 最常用的為紙錠擴散法，又稱 Bauer-Kirby 測試法。

2. tryptic soy broth (TSB)：

(1) 為細菌增殖的液體培養基。

(2) 取 4~5 個菌落增殖培養 2~8 小時，使細菌達對數期。

3. 莫勒－希頓培養基(Mueller-Hinton agar)：

(1) 15×150 mm plate：倒入 60 mL，深 4 mm，放 12 個抗生素紙錠。

(2) 15×100 mm plate：倒入 25 mL，深 4 mm，放 6 個抗生素紙錠。

(3) 配製時 pH＝7.3±0.1。

表 6-1	常見抗生素的種類與其作用機制

抗生素種類		作用機制
抑制細胞 壁的合成	Penicillin	抑制胜肽聚醣合成的過程
	Cephalosporin	
	Bacitracin	
	Cycloserine	
	Vancomycin	
抑制細胞 膜的功能	Polymyxin	破壞細菌的細胞膜
	Polyene	
抑制蛋白 質的合成	Aminoglycosides	抑制 30S rRNA，阻止蛋白質合成
	Tetracycline	抑制 30S rRNA，阻止蛋白質合成
	Chloramphenicol	抑制 50S rRNA，阻止蛋白質合成
	Erythromycin	抑制 50S rRNA，阻止蛋白質合成
抑制核酸 的合成	Quinolone	抑制 DNA 扭轉酶
	Actinomycin	抑制 DNA 的轉錄與複製
	Rifampin	抑制 RNA 的合成
干擾代謝 的作用	Sulfonamides	抑制葉酸的合成
	Trimethoprim	

6-2 抗藥性

一、微生物產生抗藥性的機制

1. 產生酵素來破壞藥物的活性，如：**β-內醯胺酶**(β-lactamase)會破壞青黴素及頭芽孢素的β-內醯胺環。

2. 改變細胞膜的通透性，使藥物無法進入菌體內。

3. 改變藥物作用標的物之結構。

4. 發展出另一新的代謝路徑。

5. 發展出經過改變的酵素，使之較不受藥物影響。

二、微生物抗藥性的來源

1. **非遺傳性的來源：**
   (1) 代謝不活躍的微生物對藥物常呈表現型的抗藥性。
   (2) 使微生物喪失藥物特殊標的物。

2. **遺傳性的來源：**如染色體基因的突變、**噬菌體的轉導作用和質體的轉形作用**。

3. **交叉抗藥性**(cross-resistant)：對某種藥物產生抗藥性的微生物也可能抵抗其他具有同樣作用原理的藥物，而使二種抗生素都產生抗藥性的情形。如 Polymyxin B 與 Colistin、Erythromycin 與 Lincomycin。

6-3　抗黴菌藥物

1. 抑制真菌細胞壁合成：真菌細胞壁由幾丁質及多醣類組成。如 Polyoxins、Nikomycins、Papulacandins、Echinocandins 等藥。

2. 抑制真菌細胞膜麥角固醇合成：麥角固醇為真菌細胞膜特有的構造。藥物如唑類 (azoles)、Allylamines、Thiocarbamates、Morpholines、Imidazole、Econazole。

3. 抑制**細胞膜**功能：**多烯類** (polyene)，如 Amphotericin B、Nystain、Candicidin 等。Amphotericin B 用於治療嚴重全身性黴菌感染，副作用主要為**腎毒性**，給予過量會造成心臟及呼吸停止。

4. 抑制核分裂：如灰黃黴素(Griseofulvin)、Benomyl 等。

5. 抑制核酸合成：如 5-fluorocytosine、Trimethoprim、Sulfomethoxazole 等。

6. 抑制核酸功能：如 Pentamidine。

7. 抑制蛋白質合成：如 Blasticidin、Sinefungin。

8. 抑制代謝的功能：如 α-difluoro-methylornithine、Cispentacin。

6-4 抗病毒藥物

一、基本特性

1. 病毒是絕對細胞內寄生物，可利用宿主細胞進行轉錄及轉譯，故抗病毒藥物最主要的問題是選毒性(selective toxicity)差。

2. 目前**選毒性**較佳的抗病毒藥物是利用病毒複製特殊的步驟及其特殊的酵素作為標的物。

3. 病毒感染後尚未出現臨床症狀之前病毒已開始複製，當出現臨床症狀時病毒常已擴散全身，再給予抗病毒藥物已太晚。

4. 有些病毒會潛伏在細胞內甚至崁入宿主細胞的染色體中。

5. 出現抗病毒藥物抗藥性的病毒突變株。

6. 大部分的藥物**專一性低**，且易對**宿主細胞產生毒性**。

二、作用機制

(一) 抑制病毒複製的早期

1. 抑制病毒的吸附作用、穿透作用、脫去蛋白外殼作用。

2. Amantadine 可抑制 A 型流行性感冒病毒的脫殼作用。

(二) 抑制病毒核酸的合成

1. Acyclovir：治療 HSV-1、HSV-2 及 VZV 的感染，選毒性較佳。抑制病毒的 DNA 聚合酶，造成病毒 DNA 的合成受阻。

   Acyclovir $\xrightarrow{\text{病毒的胸腺激酶}}$ acyclovir monophosphate。

2. Ganciclovir：治療 CMV 的感染，原理同 Acyclovir。

3. Vidarabine (Ara-A)：以阿拉伯糖(arabinose)取代核糖，抑制 DNA 聚合酶，阻礙**疱疹病毒** DNA 的合成。

4. Iododeoxyuridine (IDU)：
   (1) 胸腺嘧啶的甲基被碘取代。
   (2) IDU 會與鳥糞嘌呤(guanine)作錯誤配對(miss-pair)。
   (3) 選毒性較差。

5. Trifluorothymidine：
   (1) 胸腺嘧啶的三個 H 原子被 F 原子取代。
   (2) 選毒性較差。

6. Azidothymidine (AZT)：三氮基(azido group)取代核酸的 -OH 基，**抑制病毒反轉錄酶作用**，使病毒的 DNA 無法合成，致使病毒無法複製。是**治療 AIDS 的優先用藥**。

7. Dideoxyinosine (ddI)：使核酸的-OH 基缺失造成病毒核酸複製中止。用於對 AZT 有抗藥性的 AIDS 病人。

8. Dideoxycytidine (ddC)：使核酸的-OH 基缺失造成病毒核酸複製中止。用於對 AZT 有抗藥性的 AIDS 病人。

9. Ribavirin：抑制鳥糞腺核苷的合成。治療呼吸道融合病毒(RSV)與流感病毒。

(三) 干擾素(Interferon, IFN)

1. 是宿主對抗病毒感染的一道防線，**可抑制病毒蛋白的合成**與複製，刺激免疫反應以加強清除病毒。

2. 基因工程所製造的干擾素-α (IFN-α)已核准上市，可治療慢性 B 型肝炎病毒與 C 型肝炎病毒的感染。

QUESTI❓N　題｜庫｜練｜習

1. 青黴素的抗菌機制為何？(A)抑制RNA合成　(B)抑制DNA合成 (C)抑制蛋白質合成　(D)抑制細胞壁合成　（98專高二）

解析 青黴素(penicillin)可抵抗革蘭氏陰性細胞壁之合成而達到殺菌的作用。

2. 細胞被病毒感染後，會在數小時內釋放出何種物質，非專一性的抑制病毒複製？(A)干擾素　(B)補體　(C)抗體　(D)抗生素

解析 干擾素是一種可抑制病毒複製的蛋白質，能阻止病毒在體內蔓延。　（100專高二）

3. 下列何者為抗黴菌藥物？(A)萬古黴素(vancomycin)　(B)青黴素 (penicillin)　(C)紅黴素(erythromycin)　(D)多烯烴類(polyene)： amphotericin B　（100專普二）

解析 (A)用於治療革蘭氏陽性菌造成之感染；(B)是最傳統、普遍的殺菌抗生素；(C)用於治療革蘭氏陰性菌、黴漿菌造成之感染。

4. 細菌抗藥性的產生除了自體突變之外，經常是由其他細菌轉移得到，下列哪一種作用過程是最常見的機轉？(A)接合作用 (conjugation)　(B)形質導入(transduction)　(C)形質轉換 (transformation)　(D)分泌作用(secretion)　（100專普二）

5. 抗黴菌化學治療劑多烯烴類(polyene)：amphotericin B具下列何種毒性？(A)腎毒性　(B)肝毒性　(C)耳毒性　(D)神經毒性

（101專普二）

解析 amphotericin B的常見副作用包括：血栓性靜脈炎、貧血、低血鉀、腎毒性及注射反應（發燒、顫抖、心跳加速等）。

6. 抗真菌化學治療劑中，下列何者具腎毒性？(A)多烯烴類 (polyene)：amphotericin B　(B)氮雜冒類(azole)：fluconazole (C) 5-氟尿嘧啶(5-fluorouracil)：5-FU　(D)灰黴素(griseofulvin)

（102專高一）

解答：　1.D　2.A　3.D　4.A　5.A　6.A

7. 某病人身上分離出的致病性腸道桿菌，在培養基上可以被ampicillin殺死，但是病人服用ampicillin卻沒有治療效果，最可能的原因為何？　(A)最低抑菌濃度測定(minimum inhibitory concentration)太低　(B)治療部位的藥物濃度大於最低殺菌濃度(minimum bactericidal concentration, MBC)　(C)治療部位的藥物濃度小於最低殺菌濃度　(D)腸道內ampicillin無法作用　（102專高二）

8. 干擾素常用於治療病毒感染，其主要作用於抑制病毒複製的哪一步驟？(A)附著　(B)脫殼　(C)核苷酸製造　(D)蛋白質合成

（104專高一）

解析 干擾素是宿主對抗病毒感染的一道防線，可抑制病毒蛋白的合成與複製，刺激免疫反應以加強清除病毒。

9. 因注射青黴素引起過敏性反應，最可能是由下列何種機制所造成？(A)抗體與抗原結合的免疫複合體沉積　(B)抗體與細胞表面抗原結合後，使細胞被破壞　(C)免疫球蛋白E與抗原結合後，造成肥胖細胞的去顆粒化作用　(D) T細胞與抗原接觸分泌淋巴激素，引起肉芽腫反應　（104專高二）

解析 青黴素會引起第一型過敏反應，而第一型過敏反應是以IgE為媒介的立即型過敏反應(immediate hypersensitivity)，又稱為IgE媒介型過敏反應(IgE-mediated hypersensitivity)。

10. 治療A族溶血性鏈球菌的感染病，以下列何種抗生素為優先？(A)紅黴素(erythromycin)　(B)氯黴素(chloramphenicol)　(C)青黴素(penicillin)　(D)萬古黴素(vancomycin)　（106專高一）

解析 青黴素對G(+)治療有效，但G(－)治療則效果有限，A族溶血性鏈球菌是屬於革蘭氏陽性[G(+)]球菌。

11. 有關抗病毒藥物的敘述，何者正確？(A)多來自其他微生物的代謝產物　(B)大部分藥物專一性低，且易對宿主細胞產生毒性　(C)抗病毒藥物的發展遠快於抗菌之藥物　(D)不易產生抗藥性

解析 (A)多為人工合成的藥品；(C)抗病毒藥物的發展比抗菌藥物來得緩慢；(D)抗病毒藥物仍有抗藥性問題。　（106專高二）

解答：　7.C　8.D　9.C　10.C　11.B

12. amphotericin B破壞真菌細胞的主要標的是下列哪一項？(A)細胞壁　(B)細胞膜　(C)核酸　(D)粒線體　　　　　（106專高二補）

解析　amphotericin B為多烯類藥物，其可與真菌細胞膜的麥角脂醇(ergosterol)結合，破壞細胞膜的通透性，致使細胞膜破裂而造成真菌死亡。

13. 抗methicillin金黃色葡萄球菌(MRSA)之抗藥性機制為何？(A)使用替代的代謝途徑　(B)核糖體結構改變　(C)產生β-lactamase分解methicillin　(D)細菌染色體突變造成青黴素結合蛋白(PBPs)構造改變　　　　　（107專高一）

解析　methicillin屬於青黴素的一類，可與細菌上的青黴素結合蛋白(PBP)結合，抑制細菌細胞壁胜肽聚醣的合成。抗methicillin金黃色葡萄球菌(MRSA)之抗藥性機制就是使的細菌染色體突變造成PBP構造改變。

14. 下列何種真菌感染，不建議以氟康唑(fluconazole)來治療？(A)白色念珠菌(*Candida albicans*)　(B)杜氏假絲念珠菌(*Candida dubliniensis*)　(C)克魯斯念珠菌(*Candida krusei*)　(D)近平滑假絲念珠菌(*Candida parapsilosis*)　　　　　（108專高二）

解析　Fluconazole對克魯斯念珠菌(*Candida krusei*)效果不佳，建議使用Echinocandin類抗黴菌藥物或Voriconazole。

15. 主要抑制麥角固醇(ergosterol)合成有關之抗真菌藥物為何？(A) Polyenes及Azoles　(B)Echinocandins　(C)Azoles及Fluorocytosine　(D) Polyenes及Echinocandins　　　　　（110專高二）

解析　Polyenes及Azoles可與真菌細胞膜的麥角固醇(ergosterol)結合，破壞細胞膜的通透性，致使細胞膜破裂而造成真菌死亡。

解答：　12.B　13.D　14.C　15.A

MEMO

免疫系統的基本
介紹

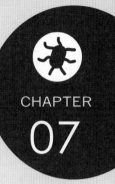

出題率：♥ ♥ ♥

Microbiology and Immunology

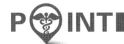

免疫系統是脊椎動物對抗外來抗原的重要反應，基本上包括了先天性免疫與後天性免疫兩大類，現將其重要特性分述如下。

7-1 先天性免疫(Innate Immunity)

不需經刺激，原本就存在宿主體內，為對抗外來病原體的第一道防線，包括下列數種反應：

1. **生理屏障**(physical barrier)：指天然存在的，具保護宿主的功能，如皮膚、黏膜層等。

2. **發炎反應**(inflammatory response)：當組織受傷時會釋放出趨化物質，使血管的通透性增加，並使**吞噬細胞**趨化前往受傷處，進行吞噬作用而引起發炎反應，如凝血作用、補體活化、急性期蛋白(acute phase protein)的增加等。

3. **吞噬作用**(phagocytosis)：可進行吞噬作用的細胞如：**嗜中性白血球**(neutrophil)、**單核球**(monocytes)及組織的**巨噬細胞**(tissue macrophage)等，其吞噬作用步驟如下：
   (1) 利用偽足將細菌食入。
   (2) 在細胞質形成吞噬小泡。
   (3) 移向溶小體(lysosome)而使吞噬小泡與溶小體融合。
   (4) 釋放溶小體內的酵素，將物體消化。
   (5) 再把已消化的顆粒釋出細胞外，或藉由細胞表面的 MHC 分子呈現給 T 細胞，而使 T 細胞活化。

4. **補體**(complement)：是一群由肝臟製造的血清蛋白，當宿主受到微生物感染時，可藉由菌體直接活化替代路徑，而宿主所產生的抗體則可活化補體的古典路徑。人體血液中補體的功能主要有三種：

(1) 溶解作用(lysis)：使抗原或細菌溶解。

(2) 趨化作用(chemotaxis)：引起白血球趨化前往發炎處。

(3) 調理作用(opsonization)：使得宿主的免疫系統易於吞噬抗原或細菌。

7-2 後天性免疫(Acquired Immunity)

1. 又稱為**適應性免疫**、應變性免疫(adaptive immunity)或特異性免疫(specific immunity)，具有下列四項特性：

(1) **抗原特異性**(antigenic specificity)：不同的抗原會引起不同免疫細胞的活化。

(2) **變異性**(diversity)：係指免疫系統有能力製造不同的抗體或 T細胞來對抗外界許多不同的抗原。

(3) **記憶性**(immunologic memory)：初次免疫反應較弱，但相同抗原再次刺激，則反應快速且較第一次反應強。

(4) **辨識自我或非自我**(self or non-self recognition)：**免疫系統最主要作為身體防禦功能，因此只會將外來抗原消滅，而不會破壞自己體內的抗原。**

2. 負責執行後天性免疫反應的細胞，包含下列兩種淋巴球：

(1) B 淋巴球(B lymphocytes)：由骨髓(bone marrow)之**多潛能幹細胞**所製造，並且在**骨髓**或其他**淋巴組織內成熟**，而活化的 B 細胞又稱為漿細胞(plasma cell)，可分泌免疫球蛋白（抗體）進行**體液性免疫反應**，此反應包括：

A. **專一性抗體**(antibody, Ab)可與抗原(antigen)結合。

B. 進行抗體依賴性細胞毒殺作用(antibody dependent cell-mediated cytotoxicity, ADCC)。

C. 可活化補體的古典路徑(classical pathway)。

D. 幫助免疫系統進行調理作用。

(2) T 淋巴球(T lymphocytes)：由骨髓之多功能幹細胞製造，但在胸腺(thymus)內成熟，通常其活化是藉由抗原呈現細胞(antigen presenting cell, APC)處理，再由 MHC 呈現給 T 細胞後而活化，可分為兩大類：

A. 輔助性 T 細胞(T helper cell, T_H)：細胞表面表現 CD4，可分泌細胞激素(cytokine)來調節免疫反應。

B. 毒殺性 T 細胞(T cytotoxic cell, T_C)：細胞表面表現 CD8，可直接毒殺受病毒感染或腫瘤細胞。

表 7-1　先天性免疫反應與後天性免疫反應的比較

種　　類	先天性免疫	後天性免疫
產生的方式	1. 與生俱來即可抵抗某種微生物的侵犯 2. 包括皮膚與黏膜和各種非專一性的防禦分子 3. 防禦的能力隨年齡、內分泌、代謝與體質而異	需要第一次接觸對抗原辨識之後才能產生具專一性的抵抗能力
參與細胞	顆粒球、單核球、巨噬細胞、自然殺手細胞等	淋巴球（T 細胞與 B 細胞）
循環性分子	溶菌酶、補體、急性期蛋白質、干擾素-α, β等	抗體或免疫球蛋白
反覆接觸的影響	不因反覆接觸而增加其濃度及反應	會因反覆接觸而增加其濃度及反應
補體的活化	替代路徑	古典路徑
專一性	－	＋
記憶性	－	＋

7-3 免疫分析技術

一、單株抗體(Monoclonal Antibody)

原理是選殖出**對單一抗原決定位產生抗體的 B 細胞**,讓它與骨髓瘤細胞(myeloma cell)加以融合,即可產生一種兼具分泌抗體又能在體外長期培養生長的混種細胞。

單株抗體技術的步驟:

1. 首先須將特定抗原注入老鼠體內;確認老鼠體內對此專一性抗原產生免疫記憶。

2. 將老鼠的脾臟取出,此時脾臟中便含有許多可對此抗原反應的記憶性 B 細胞。

3. 將取出的脾臟均質化後,加入同品系的老鼠的骨髓瘤細胞混和培養,並添加聚乙烯乙二醇(PEG)使細胞發生融合,再篩選正確的融合瘤細胞(hybridoma cell)。

4. 篩選的原理主要是利用核苷酸代謝路徑的差異。由於骨髓瘤細胞缺乏亞黃嘌呤鳥糞磷酸核糖轉移酶(HGPRT)及胸腺激酶(TK)兩種酵素,因而**無法在含有** HAT (hypoxanthine, aminopterin, thymidine)**的培養基中存活**;若細胞成功的融合,則 B 細胞會提供 HGPRT 及 TK 兩種酵素,使得融合的細胞轉變為能在 HAT 培養基中存活培養。

二、免疫分析法(Immunological Analysis)

定義:免疫分析主要是利用抗原和抗體的專一性作用所發展出來的技術。

(一) 中和試驗(Neutralization Test)

1. 是病毒在活體內或細胞培養中被特異性抗體中和，因而失去感染性的一種試驗。

2. **可用來檢查患病後或人工免疫後機體血清中保護性抗體的增長情況。**

3. 中和試驗常用於流行病學調查，抗體維持時間長。

(二) 免疫沉澱(Immunoprecipitation)

1. 如果抗原為水溶性分子，其與抗體分子結合所形成的抗原－抗體複合物會在水溶液中沉澱，因而被稱為沉澱反應。

2. 此法經常利用凝膠的半固態特性作為抗原－抗體反應進行的媒介。而可依沉澱線的多寡來測定反應的數目。

3. 過去免疫沉澱常做為精確的定量工具，目前則已被其他方式所取代。

(三) 凝集反應(Agglutination)

1. 當抗原為顆粒性的粒子時，在溶液中會呈懸浮的狀態，且這類抗原通常較大，含有許多的抗原決定位，若與足夠量的抗體反應時，抗體會將懸浮的抗原粒子抓住，並使粒子聚集在一起，因此稱為凝集反應。

2. 但由於 IgM 具有較高的抗體效價，因此是一種較好的凝集素。

3. 如果**凝集的抗原為紅血球**時，通常我們稱之為**紅血球凝集反應**(hemagglutination)。如**昆氏試驗**(Coombs' test)、ABO **血型的檢測**。一般而言，A 型代表存在 B 抗體、B 型存在 A 抗體、O 型不存在抗體、AB 型則存在 A 抗體及 B 抗體。

4. 許多病毒能凝集雞、豚鼠或人等的紅血球，這種現象能被相應抗體所抑制，稱為血凝抑制試驗。**可藉以測定病毒的感染狀況。**

(四) 免疫標幟法(Immunoconjugate)

免疫標幟法包括放射性免疫分析法及酵素聯結免疫吸附分析法，兩者原理相似，且都是相當靈敏而精確的定量方法。

1. **放射性免疫分析法**(radioimmunoassay, RIA)：
   (1) RIA 的原理是利用經過放射性標定的抗體或抗原，直接進行抗原－抗體反應；常用的放射性同位素包括 ^{125}I、^{131}I、^{35}S 及 ^{3}H。
   (2) RIA 可用於測量微量抗原，其測量靈敏度可達 0.001 μg/mL；是靈敏度最高的免疫分析法。

2. **酵素聯結免疫吸附分析法**(enzyme-linked immunosorbent assay, ELISA)：
   (1) ELISA 則是利用與抗體聯結的酵素催化無色的酵素受質，產生呈色反應，並以顏色的深淺作為濃度定量的依據。
   (2) 聯結的酵素包括鹼性磷酸酶(alkaline phosphatase)、過氧化酶(peroxidase)及 β-半乳糖酶(β-galactosidase)等
   (3) 由於 ELISA 的靈敏度接近 RIA，又**較 RIA 安全**，因此漸漸取代成為主要的免疫分析方式。
   (4) 由於反應完成後，一次及二次抗體上下夾著抗原，故此法又被稱為三明治法(sandwish ELISA)。

(五) 西方墨點法(Western Blotting)

西方墨點法是實驗室中常用的蛋白質鑑別技術，用以偵測蛋白質混合液中是否含有特定的蛋白質。

(六) 螢光活化細胞分析法
(Fluorescence-Activated Cell Sorter, FACS)

在臨床實驗室中是一種重要且常用的分析技術，其目的主要在確認並計數含有特定顆粒性抗原的細胞數目，尤其是**應用於具有特定細胞表面標記**(cluster of differentiation, CD)**的細胞的分型或定量。**

(七) 免疫螢光法(Immunofluorescence)

1. 螢光分子與抗體結合，則可發出螢光的抗體因仍然具有專一性的抗原結合能力，而可將肉眼所不能分辨的抗原加以分別。

2. 免疫螢光法常用於免疫細胞化學與免疫組織化學的檢測，幫助標示特定的組織或細胞，以方便在顯微鏡下觀察。

QUESTI❓N　　　　　　　　題 | 庫 | 練 | 習

1. 下列何者不屬於先天性免疫的成員？(A)吞噬細胞　(B) T淋巴細胞　(C)補體　(D)自然殺手細胞　　　　　　　　　　　（95專普一）

2. 由於微生物入侵而引起宿主專一性反應的特異性防禦免疫反應具備以下何種特點：(A)能吞噬入侵微生物並以酵素消滅之　(B)對曾經引發宿主感染的微生物具記憶性免疫反應　(C)產生干擾素(interferon)干擾微生物的生長　(D)認識幾種不同型態的微生物表面分子　　　　　　　　　　　　　　　　　　　　　（95專普二）

3. 與細胞性免疫(cellular immunity)最相關的是：(A) B細胞　(B) T細胞　(C) IgG　(D) IgM　　　　　　　　　　　　　（95專高二）

4. 下列哪一類細胞具有抗原專一性？(A)巨噬細胞(macrophage)　(B)淋巴細胞(lymphocyte)　(C)自然殺手細胞(natural killer cell)　(D)樹突細胞(dendritic cell)　　　　　　　　　　　　　　（96專高二）

　　解析 淋巴細胞屬於後天性免疫反應的細胞，具專一性；巨噬細胞、自然殺手細胞及樹突細胞屬於先天性免疫，不具專一性。

5. 下列何種細胞執行的適應性免疫反應，可對於不同的病原菌發生特異性的反應？(A)自然殺手細胞　(B)血小板　(C)血管內皮細胞　(D) T淋巴細胞　　　　　　　　　　　　　　　　　（97專高一）

　　解析 適應性免疫反應主要有四項特性：抗原特異性、變異性、記憶性、辨識自我或非自我；包含B淋巴細胞主導的體液性免疫反應及T淋巴細胞主導的細胞性免疫反應。

6. 下列何者屬於先天性免疫防禦系統的一員，對抗原沒有選擇性？(A)抗體　(B)補體　(C) T淋巴細胞　(D) B淋巴細胞　（97專普二）

　　解析 (A)(C)(D)皆屬於後天性免疫防禦系統。

7. 當T淋巴細胞在辨識抗原時，下列何者正確？(A)其細胞表面之CD4或CD8分子須與抗原直接結合　(B)辨識主要組織相容性複合體(MHC)抗原　(C)不需要辨識人類白血球抗原(HLA)　(D)抗原結構須完整，不容被分解成片斷　　　　　　　　　　　（97專普二）

解答：　　1.B　　2.B　　3.B　　4.B　　5.D　　6.B　　7.B

8. 有關免疫反應之敘述，下列何者錯誤？(A)遺傳因子是調節免疫反應的因素之一　(B)抗原劑量和進入生物體的途徑均會調控免疫反應　(C)神經內分泌系統與免疫反應全然無關　(D)細胞激素參與免疫反應的調控　　　　　　　　　　　　　　　（98專高一）

解析 先天性免疫反應的防禦能力隨年齡、內分泌、代謝與體質而異。

9. 下列何者不是巨噬細胞的功能及特性？(A)抗原呈獻　(B)執行先天性免疫　(C)對於抗原具有記憶性　(D)執行調理作用(opsonization)　　　　　　　　　　　　　　　　　　（98專高一）

解析 後天性免疫對於抗原具有記憶性，負責執行的為B及T淋巴球。

10. 下列何者擔任先天性免疫作用，在對抗感染時扮演第一線的角色？(A)毒殺性T細胞(T_C)　(B)輔助性T細胞(T_H)　(C)吞噬細胞(D) B淋巴細胞　　　　　　　　　　　　　　　　　　（98專高一）

解析 (A)(B)(D)皆屬於後天性免疫作用。

11. 下列何者不提供B淋巴細胞發育及成熟所需的環境？(A)胎兒肝臟(fetal liver)　(B)胸腺(thymus)　(C)骨髓(bone marrow)　(D)脾臟(spleen)　　　　　　　　　　　　　　　　　　　　　（98專高二）

解析 T淋巴細胞在胸腺成熟。

12. 下列何者為胸腺的功能？(A)選出可產生抗體的B淋巴細胞　(B)剔除有自體反應性的T淋巴細胞　(C)產生胸腺素活化B淋巴細胞(D)使樹突細胞成熟並活化　　　　　　　　　　　　（98專高二）

13. 多潛能幹細胞可分化成參與免疫反應之各種不同細胞，成人之多潛能幹細胞源於何處？(A)肝臟　(B)脾臟　(C)淋巴結　(D)骨髓　　　　　　　　　　　　　　　　　　　　　　　　（98專普一）

14. 下列何種細胞在免疫反應中，可以製造大量的專一性抗體？(A)肥大細胞(mast cell)　(B)前驅B淋巴細胞　(C)漿細胞　(D) T淋巴細胞　　　　　　　　　　　　　　　　　　　　　　（98專普二）

解答：　8.C　9.C　10.C　11.B　12.B　13.D　14.C

15. T淋巴細胞主要在下列何種器官進行篩選與教育工作，用以刪除對自身抗原有反應的細胞？(A)脾臟 (B)胸腺 (C)淋巴結 (D)骨髓 （99專高二）

解析 T淋巴細胞於胸腺皮質區經篩選與教育，以分辨自我或非自我的活化T細胞。

16. 適應性免疫具備之特性為何？(A)未經抗原刺激，此免疫力已經存在 (B)由吞噬細胞建立之免疫力 (C)不需要先天性免疫反應協助，即可建立 (D)具有抗原專一性 （99專高二）

17. 需要經由胸腺才能發育具完整功能的免疫細胞為：(A) B淋巴細胞 (B) T淋巴細胞 (C)漿細胞 (D)巨噬細胞 （100專高一）

解析 (A) B淋巴細胞在骨髓內發育；(C)漿細胞由B淋巴細胞轉化而來；(D)巨噬細胞由骨髓組織中演變而來。

18. 有關免疫系統作用的敘述，下列何者正確？(A)免疫系統的抗原特異性是藉由T淋巴細胞表面的抗原受器(TCR)和B淋巴細胞表面的抗體來達成 (B)施打破傷風類毒素是一種被動免疫 (C)在第二次免疫反應時產生的抗體較第一次反應慢，但是量較多，主要以IgM為主 (D) B淋巴細胞的發育過程要經胸腺的作用才能成熟

解析 (B)施打破傷風類毒素是自動免疫；(C)第二次免疫反應時產生的抗體較第一次反應快，量多，以IgE為主；(D) B淋巴細胞在骨髓內發育。 （100專高一）

19. 下列何細胞屬於毒殺T細胞？(A) CD9 (B) CD4 (C) CD8 (D) CD10 （101專高一）

解析 輔助T細胞表面具CD4分子；毒殺T細胞表面具CD8分子。

20. 下列哪一項不是先天性免疫反應的特性？(A)先天性免疫反應迅速在數小時內形成 (B)吞噬細胞(phagocyte)快速吞噬病原菌 (C)辨認病原菌的細胞受體(receptor)會經由基因再排列(gene recombination)而產生的 (D)由細胞激素(cytokines)媒介發炎反應 （101專高一）

解答： 15.B 16.D 17.B 18.A 19.C 20.C

21. 下列何者不是哺乳動物先天性(innate)的防衛系統之成員？(A)補體　(B)抗體　(C)巨噬細胞(macrophages)　(D)自然殺手細胞(natural killer cells)　　　　　　　　　　　　　（104專高一）

　　解析 抗體屬於後天性免疫(acquired immunity)。

22. 下列對於先天性免疫力(innate immunity)的描述，何者正確？(A)需要多次抗原的刺激下才會啟動　(B)具有抗原的專一性　(C)只發生在具有吞噬能力的細胞　(D)不具備長期的記憶性

　　解析 (A)不需經刺激，原本就存在宿主體內，為對抗外來病原體的第一道防線；(B)不具抗原專一性；(C)除吞噬作用外還有生理屏障、發炎反應等。　　　　　　　　　　　　　（104專高一）

23. 下列何者並非後天性免疫(adaptive immunity)的功能？(A)毒殺型T淋巴細胞(cytotoxic T lymphocyte)以穿孔素(perforin)及granzymes攻擊標的細胞(target cell)　(B)抗體透過中和反應(neutralization)、調理作用(opsonization)，以及補體活化(complement activation)來對抗微生物　(C)輔助型T細胞(helper T lymphocyte)分泌細胞激素，刺激巨噬細胞以增加細胞內毒殺被吞噬之微生物的活性　(D)自然殺手細胞辨識無MHC class I之標的細胞並予以毒殺　　　　　　　　　　（104專高一）

　　解析 (A)(B)(C)中的T細胞及抗體皆屬於後天性免疫的功能，(D)提及的自然殺手細胞為參與先天性免疫功能的細胞。

24. 下列有關免疫缺陷或免疫抑制的原因，何者非後天性因素？(A)營養不良或不均衡　(B)人類免疫缺陷病毒(human immunodeficiency virus)感染　(C)藥物如類固醇(glucocorticoid)引起免疫抑制　(D)各類補體蛋白(complement proteins)之基因缺陷　　　　（104專高一）

　　解析 (D)屬先天性因素。

解答：　21.B　22.D　23.D　24.D

25. 巨噬細胞(macrophages)殺死外來病原的過程機制中，不包括下列哪一種？(A)利用抗體來加速吞噬作用(phagocytosis)　(B)形成補體膜攻擊複合體(membrane attack complex)來溶解病原　(C)會產生一氧化氮(NO)　(D)會分泌腫瘤壞死因子(tumor necrosis factor)

（105專高一）

解析 (B)補體會形成補體膜攻擊複合體來溶解病原，而非巨噬細胞。

26. 下列有關後天性免疫(adaptive immunity)的敘述，何者錯誤？(A) T_H1只能幫助細胞性免疫反應，不會幫助B細胞製造抗體　(B) IgG抗體可與自然殺手細胞(natural killer cell)表面的CD16結合，幫助自然殺手細胞毒殺標的細胞，稱為ADCC (antibody-dependent cellular cytotoxicity)　(C) T_H17細胞分泌IL-17，活化上皮細胞與嗜中性細胞(neutrophil)，促進發炎反應　(D) IgG與IgM抗體可活化補體，促進免疫反應　　　　（105專高二）

解析 輔助型T細胞(T_H)所分泌的細胞激素(cytokine)可以影響B細胞、毒殺性T細胞(T_C)、自然殺手細胞等多種細胞的活動力；(A)T_H1是屬T_H的亞型，故其所分泌的細胞激素是可以幫助B細胞的。

27. 人類血型為A型，其血中抗體為：(A)抗A抗體　(B)抗B抗體　(C)無抗體　(D)抗A及抗B抗體　　　　（106專高二）

解析 紅血球凝集反應常用於血型檢測，A型代表存在B抗體、B型存在A抗體、O型不存在抗體、AB型同時存在A抗體及B抗體。

28. 以下何者不是負擔先天性免疫作用的細胞？(A)自然殺手細胞(natural killer cell)　(B)巨噬細胞(macrophage)　(C)肥大細胞(mast cell)　(D)毒殺性T細胞(cytotoxic T cell)　　　　（106專高二補）

解析 (D)是後天性免疫的作用。

解答：　25.B　26.A　27.B　28.D

29. 有關後天性免疫(adaptive immunity)，下列敘述何者錯誤？(A) T 淋巴細胞之完整活化需要仰賴抗原呈現細胞(antigen presenting cell)提供黏著因子(adhesion molecules)、MHC+抗原片段、協同刺激分子(co-stimulation molecules)及細胞激素(cytokines)　(B)巨噬細胞(macrophage)、B細胞(B lymphocyte)及樹突細胞(dendritic cell)都可以是抗原呈現細胞(antigen presenting cell)　(C) B細胞受體及T細胞受體均可與抗原直接結合，啟動受體之活化　(D)後天性免疫細胞的初始活化位置在二級淋巴器官（淋巴結或脾臟等）

(106專高二補)

解析 (C)需接觸對抗原辨識之後才能產生具專一性的抵抗能力。

30. 如果在出生後立即切除胸腺，主要會影響下列何種免疫反應？(A)補體的作用　(B)樹突細胞(dendritic cell)的抗原呈現　(C) T淋巴細胞的成熟分化　(D) B淋巴細胞產生IgM的能力　(110專高二)

解析 T淋巴球在胸腺內成熟。若切除胸腺，會影響其成熟。

參與免疫反應的
細胞及淋巴系統

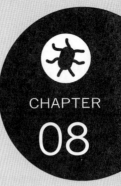

Microbiology and Immunology

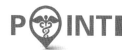

重｜點｜彙｜整

8-1　基本介紹

一、骨髓系統與淋巴系統

　　血液系統所執行的造血反應，由胎兒到成人成熟的過程是從卵黃囊→肝臟與脾臟→骨髓，而**血液中所有參與免疫反應的細胞均由造血幹細胞**(hematopoietic stem cell)分化而來，主要可區分成兩個系統，骨髓系統及淋巴系統，將其區分如下：

1. **骨髓系統**(myeloid system)所製造的細胞包括：單核球、巨噬細胞、顆粒性白血球（含嗜中性白血球、嗜酸性白血球與嗜鹼性白血球）、肥大細胞血小板、自然殺手細胞。

2. **淋巴系統**(lymphoid system)可製造二種淋巴球：T 淋巴球、B 淋巴球。

二、細胞標記(Cell Marker)

　　淋巴球及其他白血球的表面有許多種不同分子稱為表面抗原(surface antigen)，其中某些分子在細胞分化或活化的過程中可暫時出現，而有些為不同細胞譜系所特有的（如：CD3 之於 T 細胞，CD19 之於 B 細胞）。利用這些分子可將不同的細胞族群加以區分，故稱為標記。由於學者們命名方式各有所好，為了統一起見即發展出一套 CD 系統，來整合細胞的表面標記。

8-2 參與免疫反應的細胞

一、單核吞噬細胞

1. 單核吞噬細胞包括血液循環中的**單核球**及組織中的**巨噬細胞**。

2. 功能：

   (1) **吞噬作用**：**巨噬細胞**可將吞入微生物的吞噬小泡 (phagolysosome)與溶小體融合在一起，再進行消化作用。

   (2) **毒殺作用**：可藉由氧依賴性(oxygen-dependent)及非氧依賴性的毒殺機轉(oxygen-independent killing)，將食入的微生物毒殺。

   (3) **抗原的處理與呈現**：將吞噬進入的病原體處理後與 MHC 結合，再呈現給 T 細胞辨識，而活化 T 淋巴球。

   (4) **分泌細胞激素**：巨噬細胞可分泌多種細胞激素，包括：IL-1、IL-6 及 TNF-α、GM-CSF、G-CSF、M-CSF 等。

3. **網狀內皮系統**(reticuloendothelial system, RES)：具吞噬作用的組織巨噬細胞，在體內各個組織內皆存在（表 8-1），形成一個網路系統，可負責吞噬侵入的微生物，稱為網狀內皮系統。其中**肝臟的庫佛氏細胞源於卵黃囊，發育後長期駐守在組織中，負責組織維護與修復的功能**。

表 8-1 單核吞噬細胞於不同器官的名稱	
器　官	名　稱
血液	單核球(monocyte)
肝臟	庫佛氏細胞(Kupffer cell)
肺臟	肺泡巨噬細胞或塵細胞(alveolar macrophage)
中樞神經	微小膠細胞(microglial cell)
腎臟	間質細胞(mesangial cell)
骨	蝕骨細胞(osteoclasts)
結締組織	組織球細胞(histocyte)

二、顆粒性白血球(Granulocyte)

　　顆粒性白血球包括嗜中性白血球、嗜酸性白血球及嗜鹼性白血球等三類，屬於天然免疫，主要工作是執行吞噬作用，約占正常白血球的 60% 左右（如表 8-2）。

表 8-2	血液中各種血球的含量	
血球種類	數目／mm³	占白血球總量(%)
1. 白血球	7,250	
嗜中性白血球	3987.50	55.0
嗜酸性白血球	217.50	3.0
嗜鹼性白血球	36.25	0.5
淋巴球	2537.50	35.0
單核球	471.25	6.5
2. 紅血球	5,000,000	
3. 血小板	248,000	

(一) 嗜中性白血球(Neutrophils)

1. 具多葉狀細胞核(multi-lobed nucleus)，**占顆粒性白血球的 90% 以上，約占所有白血球的 55~60%。**
2. **通常為最先到發炎區的白血球；主要的功能是吞噬作用。**
3. 主要是受化學趨化因子而由血管到發炎區，再進行吞噬作用。
4. 中性球的趨化因子包括：補體、血液凝固因子、IL-1、IL-8、TGF-β等，皆可吸引嗜中性白血球前往發炎處，而將侵入的抗原吞噬。

(二) 嗜酸性白血球(Eosinophils)

1. 可被伊紅 Y (eosin Y)染色，故又稱嗜伊紅性白血球，具雙葉狀的細胞核。

2. 約占白血球的 1~3%。

3. 吞噬作用較不重要。

4. 最主要功能是抗**寄生蟲**及**過敏反應**。

(三) 嗜鹼性白血球(Basophils)

1. 可被甲基藍(methylene blue)染色，具單葉狀的細胞核。

2. 數量最少，僅占白血球的 1%以下。

3. 與肥大細胞(mast cell)在若干性質上難以區分，**其細胞表面具有與 IgE 結合的受體，稱為 FcεRI。**

4. 當過敏原與肥大細胞表面上連結的 IgE 結合時，會活化肥大細胞進行去顆粒作用，而引起宿主產生過敏的症狀。

5. 這些顆粒包括：前列腺素 D_2 (prostaglandin D_2)、組織胺 (histamine)、肝素(heparin)、白三烯素(leukotrienes)，以及一些會產生過敏反應的細胞激素如：IL-4、IL-5 等。過敏反應詳見第 14 章。

三、樹突細胞(Dendritic Cell)

1. 大多數的樹突細胞表面都可以表現 MHC II 及 B7 分子，可當一很好之**抗原呈現細胞**(antigen presenting cell, APC)（如表 8-3）。

2. **未曾受抗原刺激的 T 細胞，主要由樹突細胞啟動第一步的活化，**觸發強烈免疫反應。

3. 少部分的樹突細胞，如淋巴結濾泡的樹突細胞 (follicular dendritic cell)，不會表現 MHC II，不可當呈現細胞，而且只聚集在淋巴結的 B 細胞區，作為協助 B 細胞活化與發展之用。

4. 蘭氏細胞(Langerhan's cell)位於表皮，被認為屬於樹突細胞的一種，亦為很好的抗原呈現細胞。

表 8-3 \ 樹突細胞的分類		
功　能	未成熟的樹突細胞	成熟的樹突細胞
吞噬作用	4+	±
抗原呈現	±	4+
表現 CD40、B7.1、B7.2 的能力	低	高

四、自然殺手細胞(Natural Killer Cell)

1. 一群表面標記與 T 細胞及 B 細胞都不同的細胞，**屬先天性免疫**，約占淋巴球的 5~10%。大多數自然殺手細胞內有較大的顆粒，因此又稱為大顆粒淋巴球。

2. 自然殺手細胞表面表現 CD16 與 CD56（如表 8-4 所示）。

3. 1976 年被**發現不需經免疫活化，即可非專一性對腫瘤細胞產生毒殺作用**。

4. 可藉由細胞表面的 IgG Fc 受體(Fc γ RIII)，進行抗體依賴性細胞毒殺作用(ADCC)，藉此而專一性的殺死細胞。

5. **自然殺手細胞另一個毒殺作用的機制，是藉由分泌孔洞蛋白** (perforin)，在 Ca^{2+} 的參與下，**對腫瘤或病毒感染的細胞表面形成孔洞，最後使細胞溶解。**

表 8-4 \ 其他重要的表面標記	
表面標記	功　能
CD14	單核球上特有標記
CD16	又稱 Fc γ III，自然殺手細胞(NK cell)上的標記
CD34	造血幹細胞(hematopoietic stem cell)表現
CD45	所有白血球都會表現
CD54	又稱 ICAM-1，為鼻病毒(Rhinovirus)的受體
CD56	自然殺手細胞特殊標記

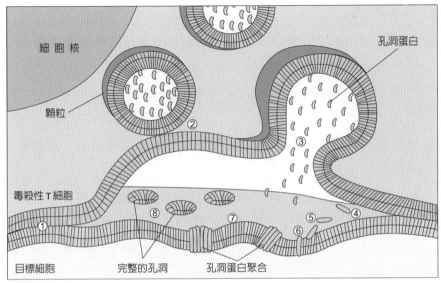

細胞核

顆粒

毒殺性 T 細胞

①

目標細胞

⑧ ⑦ ⑤ ⑥ ④ ②

完整的孔洞

孔洞蛋白聚合

③

孔洞蛋白

➕ 圖 8-1 孔洞形成的步驟：①T 細胞與目標細胞接觸；②誘導顆粒外噬
作用；③將孔洞蛋白單體釋出；④Ca^{2+}誘導使分子形態及結構
改變；⑤孔洞蛋白結合到目標細胞膜；⑥孔洞蛋白插入細胞
膜；⑦再由 Ca^{2+}誘導使孔洞蛋白聚合；⑧形成柱狀的孔洞

五、淋巴球(Lymphocytes)

　　淋巴球占正常血液中白血球的 35%左右，以其功能與表面標
幟(CD)的不同來區分，一般可分為 T 細胞、B 細胞與自然殺手細
胞等三大類。

(一) T 細胞

1. 占淋巴細胞的 70~80%（表 8-5），主要進行**細胞媒介免疫**(cell-mediated immunity)反應。

2. 表現 CD2、CD3、CD4、CD8 及 CD28 等標幟，其功能如表 8-6 所示。

3. **輔助性 T 細胞**(T_H)：具 CD4 分子，可分泌細胞激素，調節免疫反應。

4. **毒殺性 T 細胞**(T_C)：具 CD8 分子，可毒殺標的細胞及細胞內寄生的病原菌。T_C 細胞主要透過兩種途徑進行胞殺作用：

　(1) 細胞膜分解途徑：T_C 細胞辨識並接合標的細胞後，活化的 T_C 細胞會釋放穿孔素(perforin)及顆粒酶(granzyme)，穿孔素在標的細胞膜上形成孔洞，顆粒酶則可引起標的細胞的凋亡作用(apoptosis)。

　(2) **Fas/FasL 途徑**：活化的 T_C 細胞表面 FasL 表現量增加，與標的細胞表面的 Fas（即 CD95）相連結後，可啟動標的細胞的**凋亡作用**。

　※ 活化的淋巴球表面亦會增加 Fas 表現量，而 Fas-FasL 系統使淋巴球進行凋亡的這個機制，具有維持血液中淋巴球數量穩定的功能。若 Fas 或 FasL 基因發生突變導致 Fas 媒介細胞凋亡的功能缺失，可能增加罹患淋巴癌的機率。

表 8-5　淋巴細胞在不同部位中的含量

組　　織	各種淋巴細胞百分比(%)		
	T 細胞	B 細胞	NK 細胞
周邊血液	80	15	15
骨髓	10	90	10
胸腺	99	<1	<1
淋巴結	80	20	<1

表 8-6 T 細胞的表面標幟	
表面標幟	**功　能**
TCR/CD3 complex	TCR 負責與 MHC 呈現的抗原認知，CD3 負責訊息的傳遞，TCR/CD3 為 T 細胞特有的標幟
CD2	可與綿羊 RBC 形成玫瑰花瓣狀的凝集(E-rossette)，**附著性分子，參與 T 細胞活化**
CD4	(1)為 T_H 細胞特異標幟 (2)與 MHC class II 作用 (3)擔任共同受體(coreceptor)角色，**對於 T_H 細胞活化十分重要**
CD8	(1)為 T_C cell 特異標幟 (2)與 MHC class I 作用 (3)擔任共同受體角色，對於 T_C cell 活化十分重要
CD28	**活化 T 細胞的協同訊號**

(二) B 細胞

1. 占淋巴球的 10~15%，**主要進行體液性免疫**(humoral immunity)反應。

2. 哺乳類 B 細胞的發育及成熟處為骨髓及胎兒肝臟。

3. **B 淋巴細胞被活化後產生之抗體，僅能與一種抗原或與其極類似之抗原結合。**

4. 可經表面抗體結合外來抗原或經細胞激素的刺激，而**活化成為分泌大量抗體的漿細胞。**

5. B 細胞表面可表現 CD19、CD20、CD21、CD22 及 B7 等標幟，其功能如表 8-7 所示。

6. 如體內缺乏 B 細胞，會引起**性聯遺傳無丙型球蛋白血症**(X-linked agammaglobulinemia)。

表 8-7	B 細胞的表面標幟
表面標幟	**功　能**
sIg/Ig αβ complex	表面抗體(sIg)負責抗原的認知，Igα/β則負責訊息的傳遞，sIg/Igαβ為 B 細胞上特有的標幟
MHC II	固定表現
B7	為活化 B 細胞的特異標幟，擔任輔助刺激分子與 T 細胞上的 CD28 結合，**與 T 細胞的活化有關**
CD19, CD20, CD21, CD22	為 **B 細胞上特有的標幟**
CD21	又稱 CR2，為補體 C3d 的受體，亦是 EB 病毒的受體
CD40	對於 B 細胞的類別轉換(class switch)有關

8-3　淋巴系統(Lymphatic System)

一、原發性淋巴器官(Primary Lymphoid Organ)

1. 胸腺(thymus)：
   (1) 胸腺呈雙葉型，位於胸腔內，**包括皮質及髓質**。
   (2) 胸腺為 **T 細胞發育成熟的場所**。而 T 細胞的發育成熟路徑是由皮質到髓質逐漸成熟。
   (3) **在胸腺內的皮質區，T 細胞可被教育(education)而篩選出辨識自我或非自我的活化 T 細胞**（圖 8-2）。

2. 骨髓(bone marrow)：
   (1) 所有血球細胞均源自骨髓中的造血幹細胞，再分化成不同系統的細胞。
   (2) 在骨髓中受到不同細胞激素的刺激，亦可使造血幹細胞分化成不同功能的血球細胞。

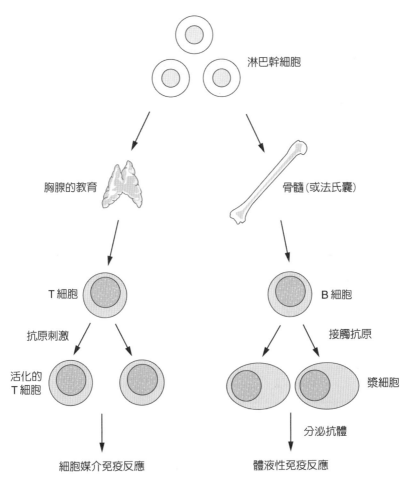

淋巴幹細胞

胸腺的教育

骨髓(或法氏囊)

T 細胞

B 細胞

抗原刺激

接觸抗原

活化的
T 細胞

漿細胞

分泌抗體

細胞媒介免疫反應

體液性免疫反應

✚ 圖 8-2 　淋巴幹細胞轉變為 T 淋巴球及 B 淋巴球的過程

二、續發性淋巴器官(Secondary Lymphoid Organ)

　　淋巴球在原發性淋巴器官產生後,便遷移到續發性淋巴器官聚集,等待與外來抗原反應,這些器官包括:

1. **脾臟**(spleen):位於左腹腔上部,主要包括兩種組織:

　(1) 紅髓:聚集大量被破壞的紅血球,並負責清除老化的紅血球。

(2) 白髓：是 T 細胞與 B 細胞聚集活化處。

※ 侵入**血液之病原菌**最常在**脾臟**引起專一性免疫反應，**脾臟具過濾血液中病原菌及清除衰老的血球細胞和血小的功能**。

2. **淋巴結**(lymph node)：是由網狀細胞所編成的網狀結構，可過濾從周邊到胸管的組織液或淋巴液，包含：主要由濾泡(follicle)構成的**皮質區**（**B 細胞**聚集區）、副皮質區（T 細胞聚集區）及中央髓質區（成熟的 T 細胞、B 細胞與漿細胞聚集處）。淋巴結亦**為最先誘發免疫反應的地方**，當抗原進入淋巴結後，流經該處的少數幾群淋巴細胞將被留滯及活化。**在淋巴結的濾泡所聚集的細胞，會產生抗體**(antibody)。

3. **黏膜相關淋巴組織**(mucosal associated lymphoid tissue, MALT)：在呼吸道、消化道或生殖泌尿道的黏膜層，散布許多淋巴組織，通稱黏膜相關淋巴組織，包括：扁桃腺、闌尾、培氏斑。

表 8-8	參與免疫反應的細胞及其功能
細　胞	功　能
T 細胞	
T_H 細胞(CD4$^+$)	分泌細胞激素，調控細胞媒介免疫反應
T_C **細胞**(CD8$^+$)	毒殺受病毒感染的細胞或腫瘤細胞
B 細胞	製造抗體，執行體液性免疫反應
自然殺手細胞	非特異性毒殺受病毒感染的細胞或腫瘤細胞
單核球	吞噬作用與呈現抗原
巨噬細胞	吞噬作用與呈現抗原活化發炎反應
嗜中性白血球	執行吞噬作用
嗜酸性白血球	抗寄生蟲與參與過敏反應
嗜鹼性白血球	分泌組織胺等因子與參與過敏反應
肥大細胞	參與過敏反應，對抗寄生蟲及黴菌感染

三、淋巴球的再循環(Lymphocyte Recirculation)

淋巴球源自於骨髓，而後於一級淋巴器官內成熟活化，而這些成熟的淋巴球會隨著循環到周邊淋巴組織。儘管有些淋巴球可藉由非特化的小靜脈離開血液循環，但大都還是以特化的高內皮小靜脈(high endothelial venules, HEV)為主要出口。這些淋巴球並非任意分布於各組織或器官，而是有其特定的位置，等待特定抗原，此稱為淋巴球的回家(lyphocyte homing)現象。通常藉由淋巴球表面的黏附因子(adhesion molecules)，如 LFA-1、LFA-2 來與特定組織上的分子（如 ICAM-1、LFA-3 等），而使淋巴球遷移到特定器官。

8-4 免疫缺乏疾病

1. 嚴重複合型免疫缺乏症(severe combined immunodeficiency, SCID)：泛指一群罕見先天遺傳疾病，患者體內**沒有正常 T 及 B 淋巴細胞**，缺乏體液性及細胞性免疫功能，導致嚴重重複性的感染。

2. X 染色體聯鎖的高 IgM 症(X-linked hyper-IgM syndrome, XHM)：
   (1) 因為 T 細胞 CD40 ligand 基因突變，導致無法與 B 細胞 CD40 結合，而使免疫球蛋白的同型轉變(immunoglobulin isotype switching)發生問題，**成熟的 B 細胞無法轉化為活化的 B 細胞**。
   (2) 臨床生化檢驗患者會有 IgM 值偏高或正常，其他免疫球蛋白 IgG、IgA、IgE 則很低。

3. 腺核苷脫氨酶缺乏症(adenosine deaminase deficiency)

(1) 腺核苷脫氨酶(adenosine deaminase, ADA)是體內負責嘌呤 (purine)代謝的酵素。

(2) 由於欠缺這類酵素分解嘌呤，導致體內核苷酸代謝物的累積，這些代謝物通常都對 T 細胞有嚴重的毒害，引起 SCID。

(3) 為首度利用基因療法治療成功的疾病。

4. 狄喬治氏症候群(DiGeorge's syndrome)：因缺乏胸腺或胸腺過小，導致 T 細胞總量降低甚至缺乏。患者對一般細菌感染的抗體反應尚正常，但對於原蟲、病毒和黴菌的感染相當敏感。

QUESTI⦵N

題｜庫｜練｜習

1. 有關一個B淋巴細胞被活化後之敘述，下列何者正確？(A)可產生多種抗體，分別與不同種抗原結合　(B)產生之抗體，僅能與一種抗原或與其極類似之抗原結合　(C)其所產生之抗體類型(class)是不會變的，例如IgM永遠是IgM　(D)會增生並分化成一群不同的B淋巴細胞，各自產生對不同抗原作用的抗體　（98專普一）

2. 下列何者是主要的抗原呈現細胞？(A)樹突細胞(dendritic cell)　(B)嗜中性球(neutrophil)　(C)肥胖細胞(mast cell)　(D) T淋巴細胞(T-lymphocyte)　（98專高二）

   解析 大多數的樹突細胞表面都可以表現MHC II及B7分子，可當一很好的抗原呈現細胞。

3. 有關T淋巴細胞的敘述，下列何者正確？(A)是由骨髓的幹細胞分化而來　(B)是淋巴結的濾泡聚集的主要細胞　(C)可經由IL-4的作用而分化為$T_H 1$細胞　(D)可活化第二型過敏反應　（99專高一）

4. 負責體液性免疫的主要細胞為：(A)B淋巴細胞　(B)T淋巴細胞　(C)吞噬細胞　(D)毒殺性細胞　（99專高一）

5. 宿主在抵禦微生物之感染時，下列何者之抵抗機制具有抗原特異性？(A)發炎反應　(B)毒殺性T細胞(Tc)之毒殺作用　(C)巨噬細胞之吞噬作用　(D)干擾素　（99專普二）

6. 有關巨噬細胞之敘述，下列何者正確？(A)主動吞噬腫瘤　(B)利用溶小體中的酵素進行趨化作用　(C)以去顆粒作用來對抗微生物　(D)對被調理過的微生物有增強的吞噬能力　（99專高二）

7. 淋巴結中的發生中心(germinal center)是下列哪一種細胞分裂增生與分化之場所？(A)巨噬細胞　(B)樹突細胞(dendritic cell)　(C) T淋巴細胞　(D) B淋巴細胞　（99專高二）

解答： 　　1.B　　2.A　　3.A　　4.A　　5.B　　6.D　　7.D

8. 下列哪一項免疫系統成員發生缺失時，最易引起伺機性感染症？
(A)補體　(B)吞噬細胞　(C) T淋巴細胞　(D) B淋巴細胞
解析 T淋巴細胞可消滅受到感染的細胞、活化或直接產生免疫細胞、調節免疫反應等，當T淋巴細胞缺失時，免疫功能即降低，易發生伺機性感染。 （100專普一）

9. 下列何者會與LFA-1 (lymphocyte functional antigen-1)分子作用而影響血球細胞的移動？(A) VCAM-1 (vascular cell adhesion molecule-1)　(B) fibronectin　(C) ICAM-1 (intercellular adhesion molecule-1)　(D) C3b （100專高二）
解析 在發炎反應中，白血球與內皮細胞的交互作用，須依賴多種細胞黏著分子參與，ICAM-1最主要可與白血球上LFA-1結合，完成細胞黏著步驟。

10. 單核吞噬細胞(mononuclear cell or mononuclear phagocyte)是指：
(A)單核細胞(monocyte)　(B)嗜中性細胞(neutrophil)　(C)嗜酸性細胞(eosinophil)　(D)淋巴細胞(lymphocyte) （100專高二）
解析 單核吞噬細胞有單核球、巨噬細胞、樹突細胞。

11. 下列何者是鑑別B淋巴細胞的重要分子？(A) CD4　(B) CD8　(C) CD19　(D) CD59 （100專高二）
解析 CD19是只有B細胞表面才有的抗原，只要是B細胞都有CD19的標記。嗜中性球占所有白血球的50~70%，嗜酸性球占1~4%，嗜鹼性球占1%，單核球占2~8%。

12. 血液中下列哪一類白血球數目最多？(A)嗜中性球(neutrophil)　(B)嗜酸性球(eosinophil)　(C)嗜鹼性球(basophil)　(D)單核球(monocyte) （101專高一）
解析 嗜中性球占所有白血球的50~70%，嗜酸性球占1~4%，嗜鹼性球占1%，單核球占2~8%。

13. 哺乳類的B淋巴細胞的發育及成熟處為：(A)骨髓及胎兒肝臟　(B)周邊淋巴結　(C)胸腺　(D)黏膜相關淋巴系統 （101專普二）

解答： 8.C　9.C　10.A　11.C　12.A　13.A

14. 下列何種細胞是負責人體以先天性免疫(innate immunity)對抗病毒感染的主要細胞？(A) B細胞　(B)輔助T細胞(Th)　(C)殺手T細胞(CTL)　(D)自然殺手細胞(NK cell) （101專普二）

15. Fas或FasL缺乏，可能引起下列何種情況？(A)第一型主要組織相容性複合體的表現缺失　(B) B細胞只會產生IgM，無法分化產生其他類型抗體　(C)淋巴細胞較不易進行細胞凋亡(apoptosis)　(D)無法產生Th1形式的免疫反應 （102專高一）
　解析 毒殺型細胞表面的FasL與目標細胞表面的Fas相連結後，才能啟動凋亡作用。

16. 透過下列哪種細胞來呈現抗原，可以誘發最強的後天性免疫反應？(A)嗜鹼性白血球(basophil)　(B)表皮細胞(epithelial cell)　(C) CD4 T細胞　(D)樹狀突細胞(dendritic cell) （102專高一）
　解析 樹狀突細胞為抗原呈現細胞(APC)中能力最強者。

17. 侵入血液之病原菌，最可能在下列何處引起專一性免疫反應？(A)血管壁　(B)骨髓　(C)脾臟　(D)淋巴結 （102專高一）

18. T淋巴細胞發育成熟之場所為：(A)骨髓　(B)胸腺　(C)脾臟　(D)淋巴結 （102專高二）
　解析 (A) B淋巴細胞在此活化；(C)(D)不具教育淋巴球之功能。

19. 下列哪種分子對T細胞的活化有抑制效果？(A) CD2　(B) CD28　(C) CTLA-4　(D) L-選擇素(L-selectin) （103專高一）
　解析 (A)參與T細胞的活化；(B)活化T細胞的協同訊號；(D)為參與白血球活化期的選擇素分子。

20. 有關免疫初級淋巴組織之敘述，下列何者正確？(A)製造免疫細胞的場所　(B)進行非專一性免疫反應的場所　(C)進行專一性免疫反應的場所　(D)補體活化的場所 （103專高一）
　解析 (B)發生在NK細胞反應；(C)在免疫續發性淋巴組織中進行；(D)主要有三個活化路徑，非發生於免疫初級淋巴組織內。

解答：　14.D　15.C　16.D　17.C　18.B　19.C　20.A

21. 下列何者不是動物的次級淋巴器官(secondary lymphoid organs)？
(A)脾臟　(B)淋巴結　(C)骨髓　(D)扁桃腺　　　　（104專高二）
解析 骨髓屬於原發性淋巴器官。

22. 性聯遺傳無丙型球蛋白血症(X-linked agammaglobulinemia)是因體內缺乏何種細胞引起？(A) T細胞　(B) B細胞　(C)上皮細胞(D)內皮細胞　　　　（105專高一）

23. 下列分子可與B7-1/B7-2 (CD80/CD86)結合後，抑制T細胞活化的為：(A) CD28　(B) CTLA-4 (CD152)　(C) CD4　(D) CD2
　　　　（106專高二）
解析 (A)(C)(D)都是使T細胞活化或參與T細胞活化過程的分子。

24. 個體受到細菌感染時，下列何種細胞最早聚集在感染部位？(A)自然殺手細胞(natural killer cell)　(B)淋巴細胞(lymphocyte)　(C)巨噬細胞(macrophage)　(D)多型核白血球(polymorphonuclear leukocyte)　　　　（107專高一）
解析 多型核白血球又叫嗜中性白血球，具多葉狀細胞核，占顆粒性白血球的90％以上，約占所有白血球的55~60％。通常為最先到發炎區的白血球；主要的功能是吞噬作用。

25. T細胞與B細胞的交互作用能增強宿主對抗微生物的防禦。下列何者不需要T細胞的參與？(A) B細胞從產生IgM的反應轉變成IgG (B)對細菌夾膜多醣快速產生抗體反應　(C)刺激B細胞的增殖與分化　(D)引起續發性、加強抗體反應　　　　（108專高一）

26. 下列何者與CD8 T細胞的作用較無關？(A)清除腫瘤細胞　(B)清除病毒感染的細胞　(C)分泌多種細胞激素幫助產生抗體　(D)誘發標的細胞(target cells)的細胞凋亡　　　　（108專高一）
解析 CD4 T細胞可分泌細胞激素，調節免疫反應。

27. 下列何者為胸腺的功能？(A)選出可產生抗體的B淋巴球　(B)產生胸腺素活化巨噬細胞　(C)使淋巴樹突細胞成熟並活化　(D)剔除有自體反應性的T淋巴球　　　　（108專高二）

解答：　21.C　22.B　23.B　24.D　25.B　26.C　27.D

解析 (A)胸腺為T細胞發育成熟的場所;(B)產生胸腺素活化T細胞;(C) 胸腺素能提高淋巴細胞的防禦能力,誘導B細胞成熟。

28. 與未成熟的樹突細胞比較,下列何者是活化後的樹突細胞的主要 免疫作用?(A)吞噬微生物　(B)處理抗原蛋白並且呈現給T細胞 (C)辨識病原體　(D)活化補體反應 　　　　　　　（108專高二）

解析 大多數活化後的樹突細胞表面都可當一很好之抗原呈現細胞,誘 發免疫反應。

29. CD4 T細胞活化後,可以依據其所分泌的細胞激素種類分成不同 T_H亞群(subset)。下列敘述何者正確?(A) T_H1 CD4 T細胞主要分 泌IL-4　(B) T_H2 CD4 T細胞主要分泌IFN-γ　(C) T_H17 CD4 T細胞 能強化抗病毒免疫反應　(D) T_{reg} CD4 T細胞能抑制其他 T細胞的 活性 　　　　　　　　　　　　　　　　　　　　　（108專高二）

解析 (A)IL-4為T_H2細胞與肥大細胞所分泌;(B) IFN-γ由T_H1和NK細胞分 泌;(C)毒殺性T細胞(T cytotoxic cell, T_C)細胞表面表現CD8,可 直接毒殺受病毒感染或腫瘤細胞。

30. 小鼠如果在出生後,立即切除胸腺(thymectomy),主要會影響哪 一種免疫反應?(A)補體的作用　(B)毒殺T細胞的產生　(C)樹狀 突細胞呈現抗原的能力　(D)巨噬細胞的吞噬作用　（109專高一）

解析 T淋巴球(T lymphocytes)在胸腺內成熟。若切除胸腺,會影響T細 胞的產生。

31. 下列細胞何者通常不具抗原呈現細胞(Antigen-presenting cell)之 功能?(A)樹狀細胞(Dendritic cell)　(B) B 細胞(B cell)　(C)平滑 肌細胞(Smooth muscle cell)　(D)巨噬細胞(Macrophage)

　　　　　　　　　　　　　　　　（98專高一、109專高一）

32. 當體細胞受到病毒感染後,主要啟動下列何種細胞的功能,可以 有效的控制病情?(A)樹突狀細胞(dendritic cell)　(B) CD8 T細胞 (C) B細胞　(D)肥大細胞 　　　　　　　　　　　　（109專高二）

解析 毒殺性T細胞表面表現CD8,可毒殺受病毒感染或腫瘤細胞。

解答：　28.B　29.D　30.B　31.C　32.B

33. 下列何種細胞可以對病原菌製造特異性抗體的免疫反應？(A)多形性白血球　(B)淋巴細胞　(C)抗原呈獻細胞　(D)樹突細胞

（109專高二）

解析) B淋巴細胞被活化後產生之抗體，僅能與一種抗原或與其極類似之抗原結合。

34. 下列何者具有過濾血液中病原體以及清除衰老的血球細胞和血小板的功能？(A)扁桃腺(tonsils)　(B)盲腸(appendix)　(C)脾臟(spleen)　(D)培氏斑(Peyer's patches)　（102專高二、109專高二）

35. 下列何種細胞源於卵黃囊，發育後長期駐守在組織中，負責組織維護與修復的功能？(A)肝臟的庫氏細胞(Kupffer cell)　(B)樹突細胞(dendritic cell)　(C)肥大細胞(mast cell)　(D)漿細胞(plasma cell)

（110專高二）

解析) 庫氏細胞(Kupffer cell)屬於單核吞噬細胞，包括血液循環中的單核球及組織中的巨噬細胞。

36. 在淋巴結的濾泡(follicle)所聚集的細胞，會產生什麼特殊蛋白質？(A)肝素(heparin)　(B)抗體(antibody)　(C)穿孔素／顆粒溶解酶(perforin/granzyme)　(D)纖維分解酶(cellulase)　（111專高一）

37. 下列敘述何者錯誤？(A) B細胞(B cell)可分泌抗體　(B) B細胞不能呈現抗原給T細胞　(C) T細胞如能辨認抗原呈現細胞(Antigen presenting cell)所提供的抗原可以被活化　(D) T細胞可幫助B細胞產生較有親和力的抗體　（112專高二）

解析) B細胞的表面標幟－B7為活化B細胞的特異標幟，擔任輔助刺激分子與T細胞上的CD28結合，與T細胞的活化有關。

38. 下列哪一種細胞是人類血液中數量最多的吞噬細胞？(A)嗜鹼性球(Basophils)　(B)嗜中性球(Neutrophils)　(C)巨噬細胞(Macrophages)　(D)自然殺手細胞(Natural killer cells)　（112專高三）

解析) 嗜中性球具多葉狀細胞核(multi-lobed nucleus)，占顆粒性白血球的90％以上，約占所有白血球的55~60％。

解答：　33.B　34.C　35.A　36.B　37.B　38.B

39. 從胸腺發育而來，未曾受抗原刺激的T細胞，主要由下列何種細胞啟動第一步的活化？(A)B細胞　(B)巨噬細胞　(C)嗜中性白血球細胞　(D)樹突細胞　　　　　　　　　　　　　　　（112專高三）

解析 T細胞必須在抗原呈現細胞與主要組織相容複合物的協助才能進行抗原辨識。樹突細胞可同時與多個T細胞作用，因此抗原呈現能力最強。

解答： 39.D

MEMO

抗體的結構與功能

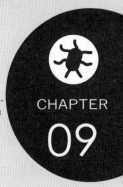

出題率：♥ ♡ ♡

CHAPTER

09

Microbiology and Immunology

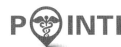

重 | 點 | 彙 | 整

9-1 抗體的基本介紹

1. 免疫球蛋白(immunoglobulin, Ig)也稱抗體(antibody, Ab)，在血清電泳中主要位於 γ 區(γ-region)，所以又稱 γ 球蛋白(γ-globulin)。

2. 為漿細胞所製造，由 2 條輕鏈(light chain, L chain)與 2 條重鏈(heavy chain, H chain)藉由雙硫鍵連接而成。

3. 以重鏈的種類來分類，在高等哺乳類動物具有 5 種不同的免疫球蛋白，分別為 IgG、IgA、IgM、IgD 及 IgE。

9-2 抗體的特性與結構

1. 由 4 條多胜肽（2 條重鏈及 2 條輕鏈）所組成（圖 9-1）。

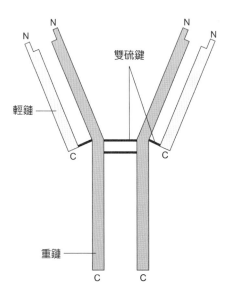

雙硫鍵

輕鏈

重鏈

⊕ 圖 9-1 抗體的基本結構由 2 條重鏈與 2 條輕鏈所組成

2. **輕鏈**：由 κ (kappa)或 λ (lambda)組成。

3. **重鏈**：

　(1) 依重鏈的固定區(constant region)不同，可區分為 5 種類別
　　 (class or isotype)的免疫球蛋白。

　(2) 重鏈區分為：γ (IgG)、α (IgA)、μ (IgM)、δ (IgD)及 ε (IgE)
　　 鏈等五大類。

4. 各區的功能：

　(1) **多變區**(variable region)：由重鏈與輕鏈的變異區所組成，又
　　 稱為 Fab (fragment of antibody binding site)，具高度變異性，
　　 是抗體用來與抗原結合處，如圖 9-2 所示。

　(2) **C_H1 區**：可用以增加多變區的變異性(diversity)。

　(3) **補體結合區**(complement binding site)：在 IgG 為 C_H2 區，而
　　 IgM 為 C_H3 區。

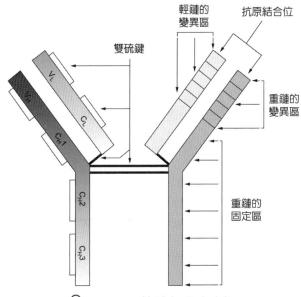

⊕ **圖 9-2　抗體各區的功能**

(4) Fc 受體結合位(Fc receptor binding)：又稱 Fc 片段，在 IgG、IgA、IgD 為 C_H3 區，在 IgM、IgE 為 C_H4 區。

(5) **樞紐區**(hinge region)：IgG、IgA、IgD 的重鏈的 C_H1 與 C_H2 區的中間有樞紐區，可作為提供抗體的活動與彎曲能力(flexibility)，使抗體易於與抗原結合。

9-3 各種免疫球蛋白的特性

一、IgG

1. 血清中最主要、半衰期最長的免疫球蛋白，占約 80%左右。

2. 負責再次或次級免疫反應(secondary immune response)主要的抗體，具 4 種亞型，分別為 IgG1、IgG2、IgG3 與 IgG4。

3. IgG 可通過胎盤，但 IgG2 除外。

4. 活化補體的能力：IgG3＞IgG1＞IgG2。

5. 血清中含量：IgG1＞IgG2＞IG3＞IgG4。

二、IgA

1. 血清中約占 10~15%，**是每天產量最多的抗體，主要存在分泌液中。**

2. 具 2 種亞型，分別為 IgA1 與 IgA2。

3. 可分為血清型及分泌型。

4. **分泌型 IgA (SIgA)為雙結構體**(dimer)，**具 J 鏈**(joint chain)，另有一分泌片段(secretory component)，此為黏膜上皮細胞(epithelial cell)所合成，使 IgA 易於運送而進入分泌液中，亦可**保護分泌型 IgA 不受蛋白水解酶的分解**，整個製造過程如圖 9-3 所示。

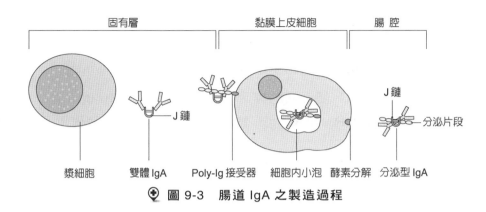

固有層　　　　　　黏膜上皮細胞　　　　腸　腔

J鏈

J鏈

分泌片段

漿細胞　　　雙體 IgA　　Poly-Ig 接受器　細胞內小泡　酵素分解　分泌型 IgA

✚ 圖 9-3　腸道 IgA 之製造過程

5. **為分泌液中最主要抗體**，如乳汁、消化道、眼淚、唾液、呼吸道、生殖泌尿道及黏膜組織等。

三、IgM

1. 在血清中約占 5~10%的含量。

2. **由 5 個基本結構所組成，另外亦含有一個 J 鏈，可將 5 個結構連結在一起**，共有 10 個抗原結合位，所以其價數(titer)為十價。

3. **是初次或初級免疫反應(primary immune response)所產生的主要抗體。是被感染後最先出現的抗體。**

4. **分子量最大的免疫球蛋白，固定及活化補體的能力最強。**

5. 凝集紅血球的作用強。可構成自然抗體，如 ABO 血型的抗體。

四、IgD

1. 血清免疫球蛋白含量在 1%以下。

2. B 細胞表面含有大量的 IgD 是不分泌出去的，因此大多數的 IgD 都存在 B 細胞表面。

五、IgE

1. 應該是正常血清中含量最少的免疫球蛋白（約 0.3 mg/mL）。

2. 在嗜鹼性白血球、肥大細胞與活化的嗜酸性球上皆有 IgE 的 Fc 受體，稱為 FcεR，可與 IgE 結合而使細胞產生去顆粒作用，引起過敏的現象。

3. P-K 反應：因普勞斯尼茲(Prausnitz)及屈斯特納(Kustner)將過敏個體的血清注射入正常個體的皮下組織，結果發生局部性的過敏反應，而得名。

4. 過敏體質的患者血清中含有大量 IgE 抗體。

9-4　抗體的異質性(Antibody Heterogenecity)

　　免疫球蛋白的多胜肽鏈的訊息 RNA (mRNA)是經過剪接(splicing)過的，在 mRNA 上的每一段基因分別控制多胜肽的不同部分。例如：輕鏈的 mRNA 是兩段 mRNA 剪接而成，其分別控制產生 V 區及 C 區；而 V 區又經由基因重組而成。如此造就了抗體的變異，依其結果抗體的變異可分為三種型態性（如圖 9-4）：

1. **同質異體型變異**(isotypic variation)：存在同一種別的所有健康成員中，最主要是重鏈固定區的變異。例如：γ1、γ2、γ3、γ4、γ5、μ、α1、α2、δ、ε、κ、λ 均存在於人類基因體內。

2. **同種異體型變異**(allotypic variation)：僅為某一種別的健康成員所擁有，此變異大部分均在重鏈及輕鏈固定區變異，主要因對偶基因所造成，例如：A 品系老鼠與 B 品系老鼠體內的抗體不同。

3. **個體型變異**(idiotypic variation)：位於抗體 V 區的變異，通常為某一抗體株(clone)所特有。

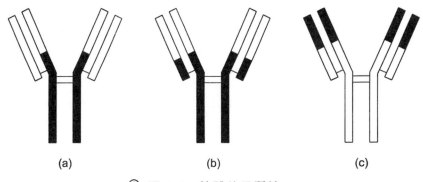

(a)　　　　　　　　　　(b)　　　　　　　　　　(c)

✚ 圖 9-4　抗體的異質性。

(a)同質異體型、(b)同種異體型與(c)個體型的變異

9-5　免疫球蛋白的功能

1. **中和作用**：抗體可中和**細菌的毒素**、病毒、抗原等。

2. **活化補體**：IgM、IgG3 及 IgG1 可與抗原形成免疫複合物 (immune complex)後，即**可活化補體的古典路徑**。

3. **參與被動免疫**(passive immunity)：如經母體胎盤可獲得 IgG，而於母乳可獲得 IgA，皆可得到被動免疫。

4. **藉由 IgA 參與黏膜免疫反應**：如口服沙賓疫苗，可產生 IgA 抵抗小兒麻痺病毒。

5. **作為 B 細胞表面受體**(B cell receptor)：每一個 B 細胞上皆具有表面抗體，藉此與抗原結合，而活化 B 細胞以製造大量的抗體分泌出細胞外。

6. **調理作用**：抗體結合抗原形成免疫複合物後，或經活化補體的古典路徑來消滅抗原，由於抗體與補體的參與，使吞噬細胞易於將抗原吞噬，稱為調理作用，以增加宿主防禦能力。

7. IgE 引發的立即型過敏反應：肥大細胞與嗜鹼性白血球表面帶有 IgE 之 Fc 受體，當 IgE 結合於 Fc 受體時促使肥大細胞或嗜鹼性白血球產生去顆粒作用，而引發過敏反應。

8. **抗體依賴性細胞毒殺作用** (antibody-dependent cell-mediated cytotoxicity, ADCC)：體內有許多白血球上有 **Fc 受體**可專一性辨識被抗體吸附的抗原，然後將此抗原消滅，而可參與抗體依賴性細胞毒殺作用的細胞有嗜中性白血球、自然殺手細胞、巨噬細胞等。

表 9-1　各種免疫球蛋白的生物特性

特性	IgG	IgA	IgM	IgD	IgE
分子量(KDa)	150	150~600	900	150	190
含醣量(%)	2.2~3.5	7.5~9.1	7~14	12~13	11~2
正常血清中含量(mg/dL)	1,000~1,500	200~250	100~125	3	0.01~0.05
次類型(subclass)的種類	4	2	2	－	－
半衰期（天）	21~23	6	5	3	2.5
刺激肥大細胞去顆粒	－	－	－	－	＋
存在於 B 細胞表面	－	－	＋	＋	－
古典路徑活化補體	＋	－	＋＋＋	－	－
通過胎盤	＋	－	－	－	－

QUESTI(?)N 題｜庫｜練｜習

1. 黏膜部位的漿細胞製造的最主要抗體種類為：(A) IgM　(B) IgG　(C) IgA　(D) IgE　　　　　　　　　　　　　　　　（97專高一）

　解析 IgA為分泌性抗體，主要由黏膜部位的漿細胞製造。

2. 下列何者在血清中濃度最高？(A) IgG1　(B) IgM　(C) IgA1　(D) IgD　　　　　　　　　　　　　　　　　　　　　（97專高二）

　解析 IgG是血清中最主要的免疫球蛋白，占約80％。

3. 有關抗體IgG之敘述，下列何者正確？(A)為血清中含量僅次於IgM的抗體　(B)會與肥大細胞結合促成過敏反應　(C)可藉由母乳大量傳遞給嬰兒　(D)是胎兒獲自母體的唯一抗體　（98專普二）

　解析 (A) IgG為血清中含量最多的免疫球蛋白；(B) IgE會與肥大細胞結合促成過敏反應；(C)可藉由胎盤傳遞給嬰兒。

4. 下列何者可以通過胎盤提供新生兒被動免疫？(A) IgM　(B) IgG　(C)毒殺性T細胞(T_C)　(D)自然殺手細胞　　　　（98專高一）

5. IgE的受體(receptor)主要在下列何種細胞？(A)樹突細胞(dendritic cell)　(B) T淋巴細胞(T-lymphocyte)　(C)肥胖細胞(mast cell)　(D)嗜中性球(neutrophil)　　　　　　　　　　　（98專高二）

　解析 在嗜鹼性白血球與肥胖細胞上皆有IgE的Fc受體，稱為$Fc_\varepsilon R$，可與IgE結合而使細胞產生去顆粒作用，引起過敏的現象。

6. 有關抗體之敘述，下列何者正確？(A)為球形之多醣類分子　(B)根據輕鏈的差異可分為五大類　(C)與抗原結合的部分，位在抗體之變異區內　(D)一個抗體分子至多能結合5個抗原分子

　解析 (A)抗體是呈Y字型的蛋白質；(B)抗體的分類是以重鏈分為IgA、IgG、IgD、IgM、IgE五類；(D)每個抗體單體含有2個抗原結合位，IgM為五聯體分子，共有10個抗原結合位。　（100專普一）

7. 眼淚、唾液、臍帶血及腸液四種體液中，何者所含有之抗體種類與其他三種不同？(A)眼淚　(B)唾液　(C)臍帶血　(D)腸液

　　　　　　　　　　　　　　　　　　　　　　　　　　（100專普一）

解答：　1.C　2.A　3.D　4.B　5.C　6.C　7.C

解析 (A)(C)(D)為IgA；(C)其造血幹細胞可發育成免疫細胞，如白血球、淋巴球等。

8. 有關抗體IgM之敘述，下列何者錯誤？(A)可以活化補體　(B)為一種五聯體(pentamer)分子　(C)是分子量最大之抗體　(D)被感染後最晚出現的抗體　　　　　　　　　　　　　（101專普一）

解析 (D)IgM是被感染後最先出現的抗體。

9. 下列何種免疫球蛋白可以通過胎盤，由母親傳給胎兒？　(A) IgA　(B) IgD　(C) IgE　(D) IgG　　　　　　　　　　（101專高二）

10. 剛出生的胎兒體內，哪一類抗體最多？(A) IgM　(B) IgG　(C) IgA　(D) IgE　　　　　　　　　　　　　　　（104專高一）

解析 IgG可通過胎盤，所以會在胎兒體內最多。

11. 有關抗體的敘述，下列何者錯誤？(A) IgM可以透過alternative pathway活化補體　(B) IgG可通過胎盤，進到嬰兒體內　(C)在黏膜層，IgA雙體(dimer)中和微生物或微生物分泌的毒素　(D) IgG的半衰期大約三週　　　　　　　　　　　　（107專高一）

解析 (A)IgM主要經古典路徑(classical pathway)活化補體。另需注意：IgM, IgG1-G3由古典路徑來活化補體，而IgA, IgG4, IgE則是經替代路徑(alternative pathway)活化補體。

12. IgE抗體會與其高親和力受體FcεRI相結合來誘發過敏反應，而FcεRI受體不表現在下列何種細胞表面？(A)肥大細胞(mast cell) (B)嗜鹼性球(basophil)　(C) T細胞　(D)活化的嗜酸性球(activated eosinophil)　　　　　　　　　　　　　　　　　（107專高二）

解析 (C)IgE是正常血清中含量最少的免疫球蛋白，在嗜鹼性白血球、肥大細胞及活化的嗜酸性球上皆有IgE的Fc受體，稱為FcεRI，可與IgE結合而使細胞產生去顆粒作用，引起過敏的現象。

解答：　8.D　　9.D　　10.B　　11.A　　12.C

13. 五大主要類型的免疫球蛋白(immunoglobulin)具有不同的性質與功能，下列敘述何者正確？(A) IgA與造成全身性過敏反應有關 (B)所有類型的免疫球蛋白都能通過胎盤　(C) IgG是半衰期最長的免疫球蛋白　(D) IgE是固定補體最有效率的免疫球蛋白

（110專高一）

解析 (A)IgE與過敏反應有關；(B)只有IgG可通過胎盤；(D)應為IgM。

14. 若A血型的人輸血給B血型的人，受血者因抗原刺激產生的抗體是屬於：(A) IgM　(B) IgG　(C) IgA　(D) IgE　　（112專高一）

解析 IgM可構成自然抗體，如ABO血型的抗體。

15. 有關抗體的敘述，下列何者錯誤？(A) IgG包含兩個輕鏈及兩個重鏈，由雙硫鍵連結　(B) IgA以雙體(dimer)的結構，透過黏膜上皮細胞基底部位之poly-Ig receptor運送至管腔部位　(C)大部分血清中的IgG半衰期大約三週　(D)血清中濃度最高的是IgE

（113專高一）

解析 血清中濃度最高的是IgG。

解答：　　13.C　　14.A　　15.D

MEMO

抗體與抗原的反應

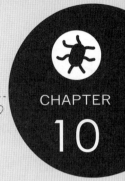

出題率：♥ ♡ ♡

Microbiology and Immunology

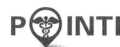

重 | 點 | 彙 | 整

10-1 抗體及其多樣性

　　為了抵抗自然界的病原，宿主勢必要產生數以萬計不同種類的抗體，以便抵禦病原體的入侵。

一、基因的重組(Gene Recombination)

　　抗體的製造過程具有基因重組的特性，在 B 細胞中，每一個基因群(gene cluster)都具有許多基因(multiple gene)，如 V 基因（有 V_1、V_2、$\cdots V_n$）。當 B 細胞要製造抗體時，一定會進行 V-D-J（重鏈）或是 V-J（輕鏈）的第一次基因重組（ V region 基因重組），而後再與固定區(C region)的基因進行第二次的重組，而抗體進行基因的重組，便可產生許多種不同的抗體以抵抗外來不同的抗原。

二、重鏈與輕鏈所含的不同基因群

1. 重鏈是由四個基因所組合，包括（圖 10-1）：
   (1) 多變基因(variable or V gene)。
   (2) 變異基因(diversity or D gene)。
   (3) 連結基因(junctional or J gene)。
   (4) 固定基因(constant or C gene)。
2. 輕鏈是由三個基因所構成，包括 V-J-C 基因（圖 10-2）。

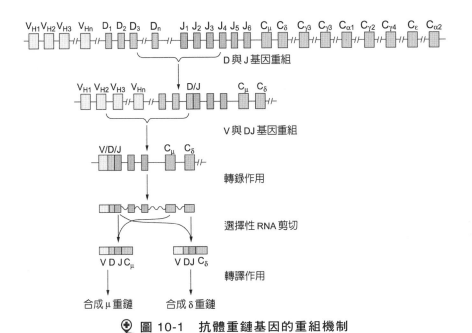

⊕ 圖 10-1　抗體重鏈基因的重組機制

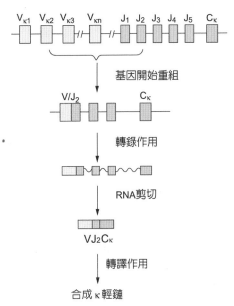

⊕ 圖 10-2　抗體輕鏈基因的重組機制

三、造成抗體多樣性(Antibody Diversity)的機轉

1. **多源母細胞系 V 基因**(multiple germ line V genes)：**重鏈及輕鏈皆含有許多 V 基因。可做不同的組合**，此外另有些 D 及 J 基因存在，亦使其更具有多樣性。

2. **重組的多樣性**(combinational diversity)：重鏈的 V 區乃由 V-D-J 的組合，輕鏈 V 區是由 V-J 組合，故可產生許多不同組合方式。**故由抗體重鏈與輕鏈的蛋白序列共同形成的三度空間可決定抗體辨識抗原的專一性。**

3. **結合的多樣性**(junctional diversity)：V-D-J 要結合時，末端脫氧核苷酸轉移酶(TdT)**可加入一些新的核苷酸，造成 N-region diversity。** 或者 V-D-J 要結合時其核苷酸重組錯誤(imprecise DNA rearrangement)，如此皆可能導致重組更多樣化。

4. **體基因點突變**(somatic mutation)：**V 區常會有突變產生**，通常第一次接觸抗原與第二次接觸抗原所產生的抗體，其 V 區有一些差異存在，尤其在與抗原結合的位置。**此種突變可提高抗原與抗體的親和力，但特異性不變**，此即為 B 細胞其抗體親和力成熟(affinity maturation)。

5. **挑選過的重鏈與輕鏈**(combinations of H and L chain)：重鏈為 V-D-J-C 重組，輕鏈為 V-J-C 重組，最後抗體再由重鏈與輕鏈所構成，如此又增加其多樣性。

四、抗體的製造(Antibody Production)

　　所有的 B 細胞皆由造血幹細胞進入骨髓成熟後，再釋放至周邊血液而成為可分泌抗體的漿細胞，而 B 細胞成熟的過程可分為下列幾個階段：

1. **前 B 細胞**(pre-B cell)：是最早期的 B 細胞，可在其細胞質中找到 μ 重鏈。μ 重鏈為最早製造出的抗體結構。

2. **未成熟 B 細胞**(immature B cell)：κ、λ 輕鏈亦可被製造出來，而在細胞表面已可發現 IgM。

3. **成熟 B 細胞**(mature B cell)：細胞膜上有 IgM、IgD 的表現。

4. **活化 B 細胞**(activated B cell)：B 細胞可少量分泌抗體，並且有類別轉換(isotype switch)的現象。

5. **抗體分泌細胞**(antibody secreting cell)：成熟的漿細胞，可大量分泌抗體。

10-2 抗原(Antigen)

1. 抗原的定義：任何與抗體特異性結合的分子，如蛋白質、醣類、脂質，皆可以當作抗原。

2. 抗原的種類：

   (1) **免疫原**(immunogen)：能引發淋巴球活化而產生抗體，引起免疫反應，則稱為免疫原。

   (2) **半抗原**(hapten)：為小分子，無法有效誘發宿主產生抗體。但如果與一較大分子(carrier)結合則可活化淋巴球產生抗體。

   (3) **嗜異性抗原**(heterophil Ag)：有些抗原廣泛、不規則分布在不同生物體內，其抗原性質非常相似，易引起交叉反應，如福斯曼抗原(Forssman antigen)。

   (4) **新生抗原**(neoantigen)：為細胞病變後產生的新抗原，如腫瘤抗原。

   (5) **超級抗原**(superantigen)：不需要 MHC－抗原－TCR 專一性結合，就可活化或刺激 T 細胞，擾亂免疫反應。如金黃色葡

萄球菌的毒素休克症候群毒素(toxic-shock syndrome toxin, TSST)、A 群鏈球菌的化膿性外毒素(pyrogenic exotoxins)。

10-3　抗原與抗體間的交互作用

1. 可辨識抗原的分子有下列三種：
   (1) 免疫球蛋白或抗體。
   (2) 主要組織相容性複合體(major histocompatibility complex, MHC)。
   (3) T 細胞受體(T cell receptor, TCR)。

2. **抗體與抗原結合的分子間吸引力**：抗體與抗原必須具有互補的結構才能結合，其分子引力計有：
   (1) 氫鍵。
   (2) 靜電力。
   (3) 凡得瓦力。
   (4) 厭水性（結合能力最強）。

3. 親和力與總結合力：
   (1) **親和力**(affinity)：單一抗原－抗體間的結合力量稱為抗體的親和力。
   (2) **總結合力**(avidity)：每一個抗體具有二個以上抗原結合位，且抗原也可以是單價或多價的，多價抗體和多價抗原間的結合力總合即為總結合力。

4. 抗體專一性與交叉反應：
   (1) **專一性**(specificity)：**單一抗體有專一性（特異性），只結合一個或少數抗原**，表示某一抗原所誘發出的抗體不與另一抗原結合。
   (2) **交叉反應**(cross reaction)：由於二抗原相互共有某一抗原決定位，導致某一抗原所誘發的抗體亦會對另一抗原反應，雖然可以反應，但親和力會下降，如嗜異性抗體。

5. 抗體反應：

(1) 當宿主首次遭受抗原入侵時所產生的抗體即為**初次抗體反應**。當再次受到相同抗原挑釁時所產生的抗體即為**再次抗體反應**。

(2) 再次抗體反應與初次抗體反應相較，其時間歷程較短，抗體效價較高，抗體類別以 IgG 為主，抗體親和力增加（表 10-1）。

表 10-1 初次抗原接觸與再次抗原接觸所引發的抗體反應比較		
	初次抗原接觸反應	再次抗原接觸反應
開始可測得抗體濃度	約 5~10 天	約 1~3 天
到達的最高濃度	較小	**較大**
抗體種類	通常以 IgM 為主	通常以 IgG 為主
抗體親和力	低	高
抗原所需的之量	需高量抗原，有佐劑更好	只需少量抗原即可產生很大的免疫反應

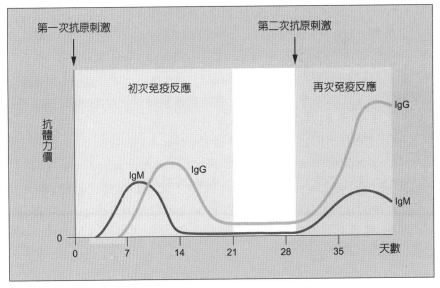

🕀 圖 10-3　初次免疫與再次免疫反應的比較

QUESTI⟨?⟩N　　　　　　　　　　題｜庫｜練｜習

1. 日常生活常常會運用抗原與抗體的反應，進行一些特殊目的之檢測，但下列何項產品不是利用此種反應設計？(A)驗孕棒　(B)驗排卵之試劑　(C)驗pH之試紙　(D)驗血型之試劑　　　（97專普二）

2. 下列何種物質具有較強的抗原性，能引起較佳之免疫反應？(A)分子量大的核酸　(B)分子量小的脂肪　(C)分子量大的蛋白質 (D)分子量小的醣類　　　（98專普一）

3. 抗體與病毒抗原結合進而對抗入侵病毒，下列何者為其與抗原的結合部位？(A)變異區（V區）　(B)絞鏈區　(C)重鏈分子的固定區（C區）　(D)輕鏈分子的固定區（C區）　　　（98專高二）

4. 抗體與抗原間相互結合時反應是否良好，下列何者為其最關鍵之因素？(A)兩者之立體構造是否互相吻合　(B)兩者之分子量是否相近　(C)抗體上抗原結合位數量之多寡　(D)兩者之本質屬性（如蛋白質、醣類）是否相同　　　（99專普一）

5. 下列何種分子具有多重變異性，可與不同之抗原分子結合？(A) T細胞表面之CD4　(B)血小板表面之GpIIb/IIIa　(C) B細胞產生之抗體　(D)趨化分子之白三烯素(LTB4)　　　（100專普二）

6. 在第二次抗原刺激反應(secondary antibody response)後，最大量產生之抗體為：(A) IgG　(B) IgM　(C) IgE　(D) IgD（103專高一）

解析 在第二次抗原刺激接觸反應的抗體種類通常以IgG為主，且到達的最高濃度較大。

7. 下列何種方式不是產生抗體多樣性(diversity)的機制？(A)重鏈及輕鏈基因再排列(Heavy and light chains gene rearrangement)　(B)染色體融合(chromosome fusion)　(C)體細胞超突變(Somatic hypermutation)　(D)類型轉換(Class switching or Isotype switching)

解析 造成抗體多樣性的機制中並未提及染色體融合(chromosome fusion)。　　　（103專高二）

解答：　　1.C　　2.C　　3.A　　4.A　　5.C　　6.A　　7.B

8. 對超級抗原(superantigen)的敘述，下列何者錯誤？(A)引起中毒性休克症候群為一種超級抗原　(B)超級抗原為活化T細胞非專一性　(C)超級抗原需經由抗原呈現細胞(APC)處理後才能活化T細胞　(D)超級抗原與抗原呈現細胞(APC) MHC II結合　（104專高二）

解析 不需要MHC－抗原－TCR專一性結合，就可以活化或刺激T細胞。

9. 有關初次及二次以上之抗原刺激B細胞製造抗體反應，下列敘述何者錯誤？(A)初次抗原刺激下，naïve B細胞活化，釋出之抗原專一性之抗體主要為IgM　(B)二次抗原刺激下，記憶型B細胞活化，血中抗原專一性之抗體主要為IgG　(C)初次抗原刺激反應的速度較二次以上抗原刺激的反應快　(D)二次以上抗原刺激B細胞所分泌之抗體，其與抗原之親和力較初次反應所產生的抗體高

（104專高二）

解析 初次抗原刺激反應的速度較二次以上抗原刺激的反應慢。

10. 抗體辨識抗原的專一性由何者決定？(A)只由抗體重鏈的蛋白序列所形成的三度空間決定　(B)只由抗體輕鏈的蛋白序列所形成的三度空間決定　(C)由抗體重鏈與輕鏈的蛋白序列共同形成的三度空間所決定　(D)由抗體蛋白本身結構的彎曲彈性而決定

（107專高一）

解析 (C)抗體的重鏈為V-D-J-C重組，抗體的輕鏈為V-J-C重組，最後抗體再由重鏈與輕鏈所構成，故抗體辨識抗原的專一性由抗體重鏈與輕鏈的蛋白序列共同形成的三度空間所決定。

11. 下列何者是抗體的功能？(A)抗體由T細胞製造，直接殺死細胞　(B)成功對抗感冒的疫苗藉由產生抗體，而抑制過敏反應　(C)單一抗體有特異性(specificity)，只結合一個或少數抗原　(D)體內抗體總數跟染色體的多寡有關　（107專高二）

解析 (C)抗體專一性表示某一抗原所誘發出的抗體不與另一抗原結合，故只合一個或少數抗原。

解答：　8.C　9.C　10.C　11.C

12. 下列哪個酵素主要負責 B 細胞的體細胞超突變 (somatic hypermutation)？(A) RAG1 (recombination-activating gene 1)　(B) RAG2 (recombination-activating gene 2)　(C) TdT (terminal deoxynucleotidyl transferase)　(D) AID (activation-induced cytidine deaminase)　　　　　　　　　　　　　　　　　（113專高一）

解答：　12.D

主要組織相容性複合體與 T 細胞受體

出題率：♥ ♡ ♡

Microbiology and Immunology

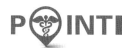

重｜點｜彙｜整

11-1　主要組織相容性複合體(MHC)

　　與移植排斥有關的抗原稱之為主要組織相容性抗原(major histocompatibility complex, MHC)。**早期發現 MHC 與移植排斥有關**，亦發現與免疫反應(immune response)有關，故早期又名 Ir 基因；其表現被抑制後，通常與**癌症**的發生較有關聯。

一、MHC 基因

(一) MHC 基因的位置

　　MHC 在人類又稱為**人類白血球抗原**(human leukocyte antigen, HLA)，**由第 6 對染色體所製造**（如圖 11-1），其中 HLA-G 可避免 NK 細胞之攻擊；**而在老鼠則稱為 H-2 基因，由第 17 對染色體所製造。**

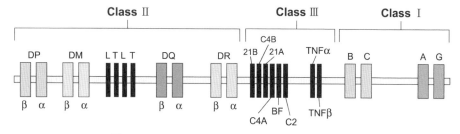

⊕ 圖 11-1　人類白血球抗原的基因圖譜

(二) MHC 基因的特性

1. **共顯性**(Codominant)：一個子代 MHC 基因的染色體，一套來自父親，另一套來自母親，二條的半套體都會表現，稱為共顯體。

2. **多型性**(Polymorphism)：

(1) 同一種生物，不同個體內，其 MHC 基因間的變異性非常大。

(2) 主要是因不同個體內，對偶基因(gene alleles)有許多不同。

例如：老鼠的 H-2 基因共有 100 (K)$\times 100$ (IAα)$\times 100$ (IAβ)$\times 100$ (IEα)$\times 100$ (IEβ)$\times 100$ (D)$= 10^{12}$。

(3) 在人類則以 HLA-B 的多型性最多。

(三) MHC 基因的表現

1. 老鼠 H-2 基因分為三種類型(Class)：

Class I：K、D、L。

Class II：IA、IE。

Class III：C2、C4A、C4B、腫瘤壞死因子(TNF-α、TNF-β)。

2. 人類 HLA 基因亦區分為三種類型：

Class I：A、B、C。

Class II：DP、DQ、DR。

Class III：C2、C4A、C4B、TNF-α、TNF-β。

(四) MHC 基因的產物

1. MHC class I：α 鏈＋β_2 微球蛋白（非 MHC 基因所製造，圖 11-2）。

2. MHC class II：α 鏈＋β 鏈。

3. MHC class III：補體、TNF-α、TNF-β。

二、MHC 的分布

1. **第 I 型 MHC：大多表現於所有有核細胞膜的表面**。能夠與細胞本身產生出的特定抗原（可稱為**內生性抗原，會蛋白酶體**

(proteasome)被降解成短胜肽，約 8~9 個胺基酸組成，例如：感染細胞的病毒蛋白片段或腫瘤細胞蛋白片段）結合形成 MHC I-抗原複合物，在細胞的表面（細胞膜）呈現給 CD8 T 細胞（或稱細胞毒殺型 T 細胞）的 T 細胞接受器(T cell receptor, TCR)進行辨識。

2. 第 II 型 MHC：表現在 B 細胞、巨噬細胞、單核球、樹突細胞等抗原呈現細胞的表面上（如表 11-1）。可與在細胞外遊走而被抗原呈現細胞吞吃分解後的細菌或毒素之蛋白片段（可稱為外源性抗原，是一短胜肽約 13~18 個胺基酸組成）結合，形成 MHC II-抗原複合物，在細胞的表面呈現給 CD4 T 細胞（或稱輔助型 T 細胞）的 T 細胞接受器進行辨識。

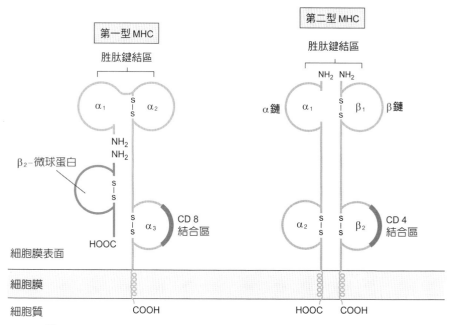

🌀 圖 11-2　MHC 可分為第 I 型（圖左）；及第 II 型（圖右）

表 11-1	抗原呈現細胞的種類		
專業的抗原呈現細胞		**非專業的抗原呈現細胞**	
B 細胞	單核球	皮膚纖維母細胞	胸腺上皮細胞
樹突細胞	蘭氏細胞	腦神經膠細胞	血管內皮細胞
巨噬細胞	活化的 T 細胞		

三、MHC 在免疫系統中的功能

1. MHC 的表現受到一些細胞激素的影響：如 IFN-γ 會加強 MHC class I 表現及某些抗原呈現細胞 MHC class II 的表現，而 IL-4 則會增加 B 細胞的 MHC class II 的表現。

2. 移植排斥的主因：不是宿主對移植體產生排斥，就是移植體對宿主產生反排斥(graft-versus-host reactivity, GVHR)。

3. 提供自體或非自體辨識：T 細胞只能辨識自體抗原呈現細胞所呈現的抗原（因為 MHC 相容），此稱為 MHC 的限制(restriction)，而對此抗原產生免疫反應。

4. 特定的 MHC 與某些疾病有特殊關係：如僵直性脊椎炎與 HLA-B27，重症肌無力與 HLA-B8、DRw3，類風濕性關節炎與 HLA-DR4 有關。HLA 是影響自體免疫疾病易感性(susceptibility)的主要遺傳因子。

5. 調節免疫反應：MHC class III 的基因產物為補體成分，可參與先天性免疫反應。MHC class II 分子和 MHC class I 分子分別為 T_H 細胞及 T_C 細胞辨識抗原所必須，而 T_H 及 T_C 細胞分別在後天性免疫反應中扮演輔助免疫反應與毒殺作用的主要角色。

四、HLA 分型(HLA Typing)

1. 毒殺試驗：可區分第 I 型 HLA。

2. 混合淋巴球反應(MLR)：可區分第 II 型 HLA（表 11-2）。

表 11-2 | MHC 基因分布的比較

	老鼠 H-2 （第 17 對 染色體）	人類 HLA （第 6 對 染色體）	分布的細胞	偵測方式
MHC I	K, D, L	A, B, C	所有有核的細胞	細胞毒殺試驗
MHC II	I-A I-E	DP, DQ, DR	B 細胞 巨噬細胞 活化的 T 細胞 單核球 上皮細胞 黑色素細胞	混合淋巴球反應
MHC III	C2, C4, factor B, TNF-α, TNF-β		分泌型	

11-2　T 細胞受體(TCR)

一、TCR 的基本介紹

1. T 細胞受體(T cell receptor, TCR)為 T 細胞認識 MHC 抗原的分子，亦屬於免疫球蛋白超級家族(Ig-superfamily)的一員。

2. 由異質雙體(heterodimer)所組成：
   (1) αβTCR→大部分成熟周邊的 T 細胞屬此類。
   (2) γδTCR→較少數，主要位於表皮組織的淋巴球，或腸胃道黏膜之淋巴球。

3. TCR 通常會藉由 CD3 將訊息傳入 T 細胞內，所以 TCR：CD3 為共同表現。

二、TCR 的變異性

1. TCR 變異性的機轉與抗體類似，但 TCR 無體基因突變(somatic mutation)，亦沒有類別轉換的功能。

2. TCR 的變異性是由於基因的重組所造成，而 recombination-activating genes 所製造的基因 RAG-1 與 RAG-2 則是負責基因重組所需。

3. **重症合併性免疫不全症**(severe combined immunodeficiency, SCID)：
   (1) RAG 基因(recombination activating gene)位於人類第 11 對染色體上。
   (2) TCR 與抗體都需 RAG 基因來進行重組，如果 RAG 基因發生突變，便同時無法製造具變異性的 TCR 與抗體，而造成個體的免疫不全症候群。

三、TCR 與抗原的辨識

1. T 細胞只能辨識經抗原呈現細胞修飾後而與 MHC 分子結合的抗原。

2. TCR 與 MHC 分子和抗原連結後，可藉由 CD4 和 MHC II 或 CD8 和 MHC I 的接合來增強鍵結的強度，加強細胞間交互作用，而活化 T 細胞（圖 11-3）。

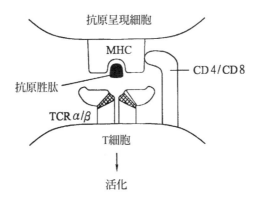

🏥 圖 11-3 MHC-抗原-TCR 的作用

QUESTI?ON

1. CD8 T細胞所辨認的抗原必須表現在下列哪一種分子上？(A)第一型主要組織相容性複合體(class I MHC)抗原　(B)第二型主要組織相容性複合體(class II MHC)抗原　(C)第三型主要組織相容性複合體(class III MHC)抗原　(D)穿孔蛋白(perforin)　　（96專高二）

2. 有關抗原呈現細胞之敘述，下列何者錯誤？(A)具有吞入抗原的能力　(B)表現大量第二型主要組織相容性複合體抗原(class II MHC)　(C)主要存在於淋巴組織、皮膚及脾臟等處　(D)具有多潛能幹細胞的特性　　（96專高二）

3. 主要組織相容性複合體(major histocompatibility complex, MHC)的D區基因是製造下列哪一種分子？(A)第一型主要組織相容性複合體(class I MHC)抗原　(B)第二型主要組織相容性複合體(class II MHC)抗原　(C)第三型主要組織相容性複合體(class III MHC)抗原　(D)補體　　（98專高一）

4. 有關T淋巴細胞受體(T cell receptor, TCR)之敘述，下列何者正確？(A)當T淋巴細胞活化後，TCR就被分泌而釋放到細胞外　(B) TCR與CD3形成複合體　(C)胜肽抗原(peptide antigen)可以直接被TCR辨識　(D)在淋巴器官中，含有αβTCR或γδTCR之T淋巴細胞，其數目相同　　（99專高一）

5. 抗原呈現細胞能活化輔助性T細胞，最重要之特性為具有：(A) Fc受器(Fc receptor)　(B)第一型主要組織相容性複合體(class I MHC)分子　(C)第二型主要組織相容性複合體(class II MHC)分子　(D)第三型主要組織相容性複合體(class III MHC)分子　（99專高二）

解析 T淋巴球藉由抗原呈現細胞(APC)處理後，再由MHC呈現給T細胞後而活化。

解答：　1.A　　2.D　　3.B　　4.B　　5.C

6. 有關主要組織相容性複合體(major histocompatibility complex, MHC)特性的敘述,下列何者錯誤?(A)多形性(polymorphic) (B)多基因性(polygenic) (C)其多形性具遺傳性,可由親代傳給子代 (D)其多形性是以類似於抗體基因之重組方式產生 （100專高二）

7. 下列何者並非抗原呈現細胞?(A)交指樹突狀細胞 (B) B淋巴細胞 (C)紅血球細胞 (D)血管內皮細胞 （100專普二）

解析 抗原呈現細胞:樹突細胞、單核吞噬細胞系統、B細胞、內皮細胞、纖維母細胞、上皮及間皮細胞、嗜酸性粒細胞等。

8. CD8 T細胞可認識:(A) MHC I（主要組織相容性複合體I） (B) MHC II（主要組織相容性複合體II） (C) MHC III（主要組織相容性複合體III） (D) MHC IV（主要組織相容性複合體IV）

（102專高一）

9. 下列何者是哺乳動物細胞表面之組織相容性抗原(Major histocompatibility complex, MHC)的功能?(A)增加吞噬細胞的活力 (B)將抗原呈現給B細胞辨識 (C)將抗原呈現給T細胞辨識 (D)促進免疫細胞在組織中的移行 （104專高二）

解析 (A)吞噬細胞帶有補體受器,具有調理作用;當抗原與補體結合形成複合物時,更易吸引吞噬細胞進行吞噬作用;(B)將抗原呈現給B細胞的為MHC II;(D)補體中的C3a、C4a、C5a可吸引免疫細胞至抗原入侵區域,促使免疫細胞釋放其細胞內之顆粒,而增加血管通透性及平滑肌收縮,從而引發過敏性休克。

10. 當細胞表面之組織相容性抗原(major histocompatibility complex, MHC)之表現被抑制後,與下列何種疾病之發生較有相關?(A)氣喘 (B)失智 (C)癌症 (D)甲狀腺亢進 （105專高一）

11. 下列哪一個人類白血球組織抗原(human leukocyte antigen, HLA)可避免NK細胞之攻擊?(A) HLA-A (B) HLA-B (C) HLA-C (D) HLA-G （105專高一）

解答: 6.D 7.C 8.A 9.C 10.C 11.一律給分

12. 下列哪一種人類白血球抗原(human leukocyte antigen, HLA)專屬
於抗原呈現細胞(antigen presenting cell)，允許CD4輔助性T細胞
辨識外來抗原，產生免疫反應？(A) HLA-A　(B) HLA-B　(C)
HLA-C　(D) HLA-D　　　　　　　　　　　　　　　（106專高二）
　[解析] CD4輔助性T細胞會與MHC CLASS II作用，人類上的HLC分類在
　　　　MHC CLASS II中是DP、DQ、DR。

13. 有關人類主要組織相容性複合體(MHC)分子的敘述，下列何者正
確？(A)第一型主要組織相容性複合體分子可被B淋巴細胞所辨識
(B)每個人的主要組織相容性複合體分子與雙親中的一人完全相
同　(C) B淋巴細胞能與主要組織相容性複合體分子結合，進而
產生細胞激素(cytokine)　(D)主要組織相容性複合體分子呈現抗
原，與T淋巴細胞活化有關　　　　　　　　　　　（107專高二）
　[解析] MHC在免疫系統中的功能包括提供自體或非自體的辨識，因為T
　　　　細胞只能辨識自體抗原呈現細胞所呈現的抗原，而對此抗原產生
　　　　免疫反應。

14. 關於組織相容性複合體(MHC)的敘述，下列何者正確？(A)樹突
細胞利用第I類MHC (MHC Class I)呈現抗原活化CD4 T細胞　(B)
所有有核細胞均表現第II類MHC(MHC Class II)　(C)蛋白分子必
須經過適當的裂解形成短胜肽才能被MHC分子呈現　(D)第I類
MHC主要呈現11～13個胺基酸的胜肽。　　　　　　（110專高一）
　[解析] 第I類MHC表現於所有有核細胞膜的表面，活化CD8 T細胞；第II
　　　　類MHC表現在B細胞、巨噬細胞、單核球、樹突細胞等抗原呈現
　　　　細胞的表面上；第I類MHC主要呈現8~9個胺基酸的胜肽，第II類
　　　　MHC主要呈現13~18個胺基酸的胜肽。

解答：　12.D　13.D　14.C

15. 下列何者是影響自體免疫疾病易感性的主要遺傳因子？(A)
    CTLA-4 (cytotoxic T lymphocyte-associated antigen 4) (B) FOXP3
    (forkhead box P3) (C) HLA (human leukocyte antigen) (D) AIRE
    (Autoimmune regulator) （111專高一）

    解析)(A) CTLA-4主要存在於CD4 T細胞上，是T細胞的抑制分子；(B)
    FOXP3是調節性T細胞的調節因子，可抑制免疫反應，並預防自
    體免疫疾病；(D) AIRE是在胸腺髓質表現的轉錄因子，使人體不
    會被自身的免疫系統攻擊。

16. 關於第I類MHC分子呈現經由內源性路徑產生的抗原，下列敘述
    何者正確？(A)細胞主要從吞噬作用獲得抗原 (B)抗原在溶小體
    (lysosome)被降解成短胜肽 (C)抗原在蛋白酶體(proteasome)被降
    解成短胜肽 (D)是個體清除胞外菌相當重要的作用機制

    （111專高二）

    解析)(A)應為第II類MHC分子呈現的抗原；(B)溶小體主要是將損壞的
    細胞進行消化分解有關；(D)是個體細胞損傷清除的重要作用機
    制。

MEMO

細胞激素

出題率：♥ ♥ ♡

細胞激素總論 ┬ 細胞激素的特性
           ├ 細胞激素的功能
           └ 細胞激素的分類

介白素個論

干擾素個論

腫瘤壞死因子

轉形生長因子-β

T_H1 與 T_H2 的比較

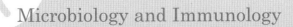

Microbiology and Immunology

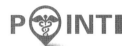

重｜點｜彙｜整

12-1 　細胞激素總論

1. 免疫細胞間有許多交互作用是藉由細胞激素來控制的，無論是先天性免疫或者是後天性免疫系統的細胞都可分泌細胞激素。

2. 由單核球分泌的稱為單和因子(monokine)，由淋巴球分泌的稱為淋巴激素(lymphokine)，這些都屬於細胞激素。

3. **大部分的細胞激素只能以自分泌**(autocrine)**及旁分泌**(paracrine)**的模式作用**，只有少部分的細胞激素能在血中測到，並影響遠方的細胞。

一、細胞激素的特性

1. 刺激後才產生，負責**細胞間訊息的傳遞**。

2. 主要成分為**小分子蛋白質**或**醣蛋白**。

3. 其作用乃藉著結合**細胞激素受器**後，將訊息傳入另一細胞。

4. 產量少，作用力強，但產生時間短，只能局部作用。

5. **多樣性**(pleiotropy)：**一種細胞激素**可作用於許多不同之細胞，且會有不同的效應。

6. **重複性**(redundant)：指不同的細胞激素擁有相同的功能。

7. 細胞激素常相互影響其他細胞激素的形成及作用：

　(1) **協同作用**(synergy)：如 IL-4 與 IL-5 可加強 B 細胞製造 IgE。

　(2) **拮抗作用**(antagonism)：如 IFN-γ 會抑制 IL-4 的作用，使得 B 細胞製造 IgE 能力下降。

二、細胞激素的功能

1. 參與造血，**發炎反應**及組織修補。

2. 參與先天性及後天性免疫反應。

3. 控制細胞與細胞間的作用。

4. 連繫體內的免疫及非免疫系統。

三、細胞激素的分類

1. 腫瘤壞死因子(tumor necrosis factor, TNF)：TNF-α、TNF-β。

2. 干擾素(interferon, IFN)：IFN-α、IFN-β、IFN-γ。

3. 生長因子(growth factor)：PDGF、EGF。

4. 轉形生長因子(transforming growth factor-β, TGF-β)。

5. 幹細胞株刺激因子(colony-stimulating factors)：GM-CSF、G-CSF、M-CSF。

6. 介白素(interleukin, IL)：由於其主要由白血球製造，且作用於白血球上，故名之。如 IL-1、2、3…、18。

12-2　介白素個論

1. Interleukin 1 (IL-1)：
   (1) 產處：幾乎所有有核細胞皆可產生，其中以單核球與**巨噬細胞**最為重要。
   (2) 種類：IL-1 有 2 種不同形態：
   　　IL-1 α：屬於膜表面型，參與細胞間的交互作用。
   　　IL-1 β：屬於細胞分泌型，進行細胞激素的功能。

(3) 功能：

　A. 可參與發炎反應以及細胞的生長與分化（圖 12-1）。

　B. 刺激肝臟產生急性期蛋白。

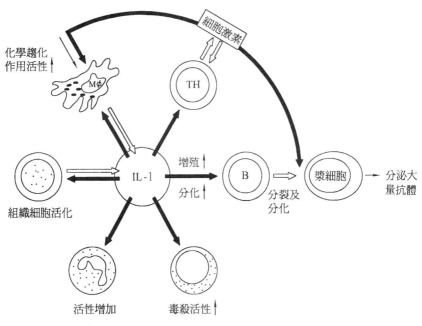

⊕ 圖 12-1　IL-1 於免疫系統中扮演的角色

2. Interlenkine 2 (IL-2)：

　(1) 來源：由活化的 T 細胞增殖所分泌，又名 T 細胞生長因子(T cell growth factor)。

　(2) 功能：

　　A. 幫助並活化 T 細胞生長，同時可使 T 細胞製造更多之 IL-2 以進行自分泌的功能，以活化更多的 T 細胞。

　　B. 幫助 B 細胞之生長及抗體的合成。

C. 活化 NK 細胞使其毒殺能力增加，稱為 LAK 細胞 (lymphokine activating killer cell)。主要是在體外以高濃度的 IL-2 加到培養的 NK 細胞，使其毒殺的能力大為提升，再注射入人體內以殺死腫瘤細胞。

3. Interleukin 3 (IL-3)：

(1) 來源：T 細胞。

(2) 功能：幫助早期造血幹細胞的生長，促進其分化、成熟，又名為多株落刺激因子(multicolony-stimulating factor)。

4. Interleukin 4 (IL-4)：

(1) 來源：T_H2 細胞與肥大細胞所分泌。

(2) 功能：

A. 幫助 B 細胞生長及分化，並誘導其 MHC class II 表現。

B. 藉由促進 T_H2 的生成來控制並活化肥大細胞。

C. 促使 B 細胞發生類別轉換，而產生大量 IgE 抗體。

5. Interleukin 5 (IL-5)：

(1) 來源：T_H2 細胞與肥大細胞分泌。

(2) 功能：

A. 促進嗜酸性白血球的生長及活化。

B. 幫助 B 細胞生長，並促其合成 IgA 與分泌。

6. Interleukin 6 (IL-6)：

(1) 來源：T_H2 細胞、巨噬細胞、內皮細胞與纖維母細胞所分泌。

(2) 功能：與 IL-1、TNF 進行對免疫系統的刺激作用，包括：

A. 幫助肝臟合成急性期蛋白。

B. 促使 B 細胞的生長、分化及抗體的產生。

C. 幫助造血生成作用與免疫系統的調節。

D. 產生發燒反應。

7. Interleukin 7 (IL-7)：
   (1) 來源：胸腺與骨髓的基質細胞所分泌。
   (2) 功能：
   　　A. 促進 T、B 細胞的生長。
   　　B. 增加 T_C 細胞及 NK 細胞的活性。

8. Interleukin 8 (IL-8)：
   (1) 來源：由巨噬細胞、內皮細胞與 T 細胞所分泌。
   (2) 功能：可趨化免疫細胞前往發炎處，如嗜中性白血球、巨噬細胞等。

9. Interleukin 9 (IL-9)：
   (1) 來源：由 T 細胞分泌。
   (2) 功能：主要為幫助造血幹細胞的生長與分化，其他生理角色尚未確立。

10. Interleukin 10 (IL-10)：
   (1) 來源：由 T_H2 細胞與 T_C 細胞所分泌。
   (2) 功能：
   　　A. 抑制 T_H1 製造 IFN-γ 及 IL-2。
   　　B. 降低單核球表面的 MHC class II，使其抗原呈現細胞的功能下降。
   　　C. 刺激 B 細胞並促其產生抗體。
   　　D. 使 T_H0 轉成 T_H2 有利於體液性免疫反應的活化。

11. Interleukin 11 (IL-11)：
   (1) 來源：由骨髓的基質細胞所產生。
   (2) 功能：
   　　A. 幫助造血生成作用，並刺激肝臟合成急性期蛋白。
   　　B. 與 IL-3 可一起促進巨核細胞(megakaryocyte)生長。

12. Interleukin 12 (IL-12)：

   (1) 來源：**巨噬細胞**。

   (2) 功能：

   　A. 刺激並活化 T 細胞和 NK 細胞，幫助 T 細胞製造 IFN-γ。

   　B. 促使 T_H0 轉變成 T_H1，並抑制 T_H2 活化。

   　C. 又名為 NK 細胞的刺激因子。

13. Interleukin 13 (IL-13)：

   (1) 來源：T_H2 細胞分泌。

   (2) 功能：

   　A. IL-13 與 IL-4 在功能上非常類似。

   　B. 抑制單核球所分泌的細胞激素（如 IL-12 與 IFN-γ）而使免疫反應趨向 T_H2 反應。

   　C. 可促使 B 細胞類別轉換，製造 IgG4 及 IgE。

14. Interleukin 14 (IL-14)：

   (1) 來源：由 T 細胞分泌。

   (2) 功能：為一高分子量的 B 細胞生長因子；可刺激 B 細胞的活化。

15. Interleukin 15 (IL-15)：

   (1) 來源：由 T 細胞分泌。

   (2) 功能：可刺激 T 細胞、B 細胞及 NK 細胞的增生，功能與 IL-2 相似。

16. Interleukin 16 (IL-16)：

   (1) 來源：由 T 細胞、嗜酸性白血球所產生。

   (2) 功能：刺激 $CD4^+$ 細胞、單核球、嗜酸性白血球的化學趨化作用，並且活化其 MHC 分子的表現。

17. Interleukin 17 (IL-17)：

(1)來源：T_H 細胞分泌。

(2)功能：刺激上皮細胞、內皮細胞及纖維母細胞分泌細胞激素。

18. Interleukin 18 (IL-18)：

(1)來源：由活化的巨噬細胞與庫佛氏細胞分泌。

(2)功能：

A. 刺激 T 細胞分泌 IFN-γ，可抑制 T_H2 細胞。

B. 使 T_H1 細胞活化。

12-3　干擾素(Interferon)個論

1. 第一型干擾素(type I interferon)：IFN-α、IFN-β。

(1) 來源：IFN-α 由白血球分泌；IFN-β 由體纖維母細胞所分泌。

(2) 功能：

A. **抑制病毒的複製**。

B. 活化巨噬細胞與 NK 細胞。

2. 第二型干擾素(type II interferon)：IFN-γ。

(1) 來源：**由 T_H1 和 NK 細胞分泌**。

(2) 功能（圖 12-2）：

A. **抑制病毒複製**。

B. 誘發所有體細胞產生 MHC class I 及促使抗原呈現細胞表現 MHC class II 分子。

C. **活化巨噬細胞**、T_C 細胞和 NK 細胞。

D. 使 T_H0 轉成 T_H1 而抑制 T_H2 生成（有利於 T_H1 細胞活化）。

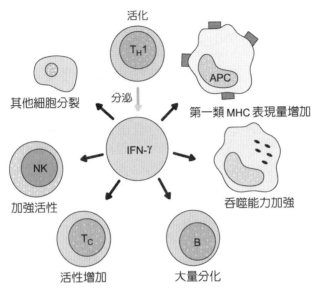

活化

T_H1

分泌

其他細胞分裂

APC

第一類 MHC 表現量增加

IFN-γ

NK

吞噬能力加強

加強活性

T_C

B

活性增加

大量分化

⊕ 圖 12-2　IFN-γ 於免疫系統中扮演的角色

12-4　腫瘤壞死因子(Tumor Necrosis Factor, TNF)

1. 種類：可分成 2 種，分別為 TNF-α、TNF-β。

2. 來源：TNF-α 主要由活化的巨噬細胞所分泌；TNF-β 由 T 細胞、血小板與巨噬細胞所分泌。

3. 功能：TNF-α 與 TNF-β 功能相似，具有下列功能：

    (1) 對**腫瘤細胞具有毒殺作用**。

    (2) 與 IL-1 協同作用於各個免疫反應。

    (3) 可引起**發炎反應**。

    (4) 可**刺激肝臟產生急性期蛋白**。

12-5 轉形生長因子-β (Transforming Growth Factor-β, TGF-β)

1. 來源：由活化的 T 細胞、血小板、巨噬細胞及 B 細胞所產生。
2. 功能：
   (1) 抗發炎的作用（藉由抑制細胞激素與 MHC class II 的表現）。
   (2) 促使正常細胞進行增殖及轉形作用。
   (3) 促進纖維母細胞增殖，幫助傷口癒合。
   (4) **具有負向調控其分化的作用。**

12-6 T_H1 與 T_H2 的比較

　　在輔助性 T 細胞族系中，又可依分泌**細胞激素**的不同而區分為 T_H1 及 T_H2（如圖 12-3）。

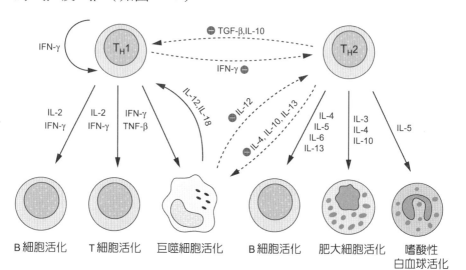

🔵 圖 12-3　T_H1 及 T_H2 之細胞激素間的交互調節作用

1. T$_H$1 主要是進行細胞媒介免疫反應，例如：遲發型過敏反應 (T$_{DTH}$)，而 T$_H$1 主要可分泌 IL-2 與 IFN-γ等細胞激素。

2. T$_H$2 則是負責 B 細胞體液性免疫反應的活化，負責分泌 IL-4、IL-5、IL-6、IL-10 與 IL-13，可能與第一型過敏反應有關（表 12-1）。

表 12-1　不同型態 T$_H$ 細胞的比較

型態	分泌的細胞激素	功　能
T$_H$1	IL-2, IL-3, IFN-γ, TNF-β, GM-CSF	與遲發型過敏反應有關
T$_H$2	IL-3, IL-4, IL-5, IL-6, IL-10, IL-13, GM-CSF	與第一型過敏反應有關

表 12-2　細胞激素總整理

種類	分泌細胞	主要功能
IL-1	單核球、巨噬細胞、樹突細胞與內皮細胞	1. 刺激 T$_H$、B、NK 細胞活化 2. 巨噬細胞與嗜中性白血球趨化作用 3. 肝細胞產生急性期蛋白 4. **發燒與發炎反應**
IL-2	T$_H$1 細胞	1. **T 細胞生長因子** 2. 使 T$_H$、T$_C$ 及 NK 細胞活化
IL-3	T$_H$、NK、肥大細胞	1. 為多功能造血幹細胞刺激因子 2. 促使肥大細胞活化
IL-4	T$_H$2、肥大細胞	1. B 細胞、肥大細胞生長因子 2. **促使 IgE 的製造**
IL-5	T$_H$2、肥大細胞	1. B 細胞與嗜酸性白血球活化 2. 促使 IgA 的製造
IL-6	T$_H$2、單核球、巨噬細胞及骨髓基質細胞	1. B 細胞增殖活化 2. 漿細胞分泌抗體 3. 肝細胞產生急性期蛋白

表 12-2	細胞激素總整理（續）	
種類	分泌細胞	主要功能
IL-7	骨髓與胸腺基質細胞	刺激未成熟的 B、T 細胞生長，IL-2 及 IL-2R 的表現
IL-8	巨噬細胞與內皮細胞	嗜中性白血球的化學趨化與活化
IL-10	T$_H$2 細胞	抑制 T$_H$1，走向 T$_H$2 細胞的活化
IL-12	**巨噬細胞**與內皮細胞	與 NK、Tc 細胞的成熟有關
IL-13	T$_H$2 細胞	1. 與 IL-4 功能相似 2. 抑制 T$_H$1 細胞活化
IL-14	T$_H$ 細胞	B 細胞生長因子
IL-15	T 細胞	刺激 T 細胞，T$_H$2 細胞的活化
IL-16	T 細胞	T$_H$2、巨噬細胞與內皮細胞的化學趨化作用
IL-17	記憶性 T$_H$ 細胞	刺激內皮細胞、上皮細胞與纖維母細胞分泌細胞激素
IL-18	活化的巨噬細胞、庫佛氏細胞所分泌	刺激 T 細胞，NK 細胞分泌 INF-γ，而抑制 T$_H$2 細胞活化
IFN-α	白血球	抑制病毒複製
IFN-β	纖維母細胞	抑制病毒複製
IFN-γ	**T$_H$1、Tc、NK 細胞**	1. **抑制病毒複製** 2. 抑制 T$_H$2，走向 T$_H$1 活化 3. **活化巨噬細胞**
TGF-β	巨噬細胞、淋巴球	1. 抑制造血細胞、內皮細胞的分裂 2. 促使傷口的癒合 3. 促進 IgA 的製造
TNF-α	巨噬細胞、肥大細胞	1. 毒殺腫瘤、增加**發炎反應，亦是主要引起敗血症全身性反應的因子** 2. 刺激肝臟產生急性期蛋白
TNF-β	**T$_H$1、Tc、肥大細胞**	1. 毒殺腫瘤、加強吞噬作用 2. 刺激肝臟產生急性期蛋白

QUESTI?N   題│庫│練│習

1. 有關干擾素(interferon)之敘述，下列何者錯誤？(A)干擾素是宿主對抗病毒感染的一道防線　(B)只能用人的干擾素治療人類被病毒感染所引起之疾病　(C)干擾素直接殺死入侵的病毒　(D)干擾素抑制病毒蛋白的合成 （96專高一）

2. 下列何種腫瘤免疫治療策略主要誘發被動抗腫瘤免疫反應？(A)注射卡介苗(BCG)　(B)注射腫瘤抗原疫苗　(C)注射與腫瘤細胞培養過之樹突細胞(dendritic cell)　(D)注射淋巴激素活化殺手細胞(LAK cell) （96專高一）

解析 在體外以高濃度的淋巴激素IL-2加到培養的NK細胞，使其活化，並使毒殺能力大為提升，稱為LAK細胞，再注射入人體內以殺死腫瘤細胞。

3. 下列何者不是細胞激素的特性？(A)有調控免疫細胞的功能　(B)使T淋巴細胞活化及增生　(C)刺激免疫細胞產生更多的細胞激素　(D)具抗原特異性 （96專高二）

4. T_H1細胞會產生下列何種刺激細胞性免疫反應的細胞激素？(A)干擾素(IFN-γ)　(B)介白質-4 (IL-4)　(C)介白質-10 (IL-10)　(D)轉型生長因子(TGF-β) （97專高一）

解析 T_H1細胞主要進行細胞媒介免疫反應，主要分泌IL-2, IFN-γ 等；T_H2細胞主要負責B淋巴細胞體液性免疫反應的活化，分泌IL-4, IL-10, IL-13等；TGF-β由活化的巨噬細胞及淋巴球所產生。

5. 骨髓類血球細胞(myeloid cell)由造血幹細胞(hematopoietic stem cell)分化而來，下列何者在其分化過程中，具有負向調控其分化的作用？(A)介白質-1 (IL-1)　(B)介白質-3 (IL-3)　(C)介白質-4 (IL-4)　(D)轉型生長因子(TGF-β) （97專高一）

6. 下列哪一種細胞激素(cytokine)與B淋巴細胞產生IgE最相關？(A)介白質-1 (IL-1)　(B)介白質-4 (IL-4)　(C)干擾素 α (IFN α)　(D)干擾素 γ (IFN γ) （97專高二）

解答：　　1.C　　2.D　　3.D　　4.A　　5.D　　6.B

解析 (A) IL-1幾乎所有有核細胞皆可產生，其中以單核球與巨噬細胞最重要；(C) IFN-α由白血球分泌；(D) IFN-γ由TH1及NK細胞產生。

7. 有關細胞激素(cytokines)的敘述，下列何者正確？(A)作用時需要目標細胞表面上之特定受體　(B)只會作用於鄰近細胞　(C)為高濃度且高分子量之蛋白質分子　(D)能活化卻不能抑制目標細胞之功能　　　　　　　　　　　　　　　　　　　（98專普一）

8. 介白質-1 (IL-1)主要由哪種細胞分泌？(A)抑制性T細胞(Ts)　(B)巨噬細胞　(C)輔助性T細胞(TH)　(D)毒殺性T細胞(TC)　（100專高一）
解析 IL-1是巨噬細胞的產物，巨噬細胞在參與免疫反應過程中吞噬抗原後，會被刺激而分泌IL-1、IL-6、TNF等細胞激素。

9. 有關細胞激素(cytokine)的敘述，下列何者正確？(A)作用方式具抗原特異性　(B)作用方式可透過自泌作用(autocrine)，但不經由旁泌作用(paracrine)影響其他細胞　(C)不同的細胞激素可能執行類似功能　(D)一種細胞激素無法產生多重的生理作用
解析 細胞激素是作用於白血球表面上的特殊細胞激素受體，可活化白血球的多胜肽類，與白血球或由血中細胞激素結合時，會產生多重的免疫反應；作用方式可透過自泌作用、或影響周遭細胞的旁泌作用，不同細胞激素間還可以利用加成(synergy)、連續(sequential)、拮抗(antagonism)等方式彼此作用。　（101專高一）

10. 有關干擾素的敘述，下列何者錯誤？(A)干擾素可以誘導細胞抗病毒複製能力，亦可能調解免疫作用　(B)干擾素可以誘導細胞第一型及第二型主要組織相容性複合體（MHC class I和class II分子）的表達　(C)第二類干擾素是指免疫干擾素(immune interferon)，亦即IFN-γ　(D) TH2細胞是干擾素的主要來源
解析 IFN-α由白血球分泌，IFN-β由纖維母細胞分泌，IFN-γ由TH1和NK細胞分泌。　　　　　　　　　　（101專高二）

11. 下列細胞激素(cytokine)何者屬於第二型輔助性T細胞(TH2)所分泌？(A) IFN-γ　(B) IL-12　(C) TNF-β　(D) IL-5　（102專高二）
解析 TH2細胞分泌之細胞激素主要有IL-3、4、5、6、10、11、13等。

解答：　7.A　　8.B　　9.C　　10.D　　11.D

12. 下列有關細胞激素與輔助型T細胞分化反應之敘述，何者錯誤？
    (A) IL-4促進T_H2細胞分化　(B) IL-12促進T_H1細胞分化　(C) IL-10促進T_H17細胞分化　(D) IFN-γ促進T_H1細胞分化　（104專高一）
    解析 IL-10促進T_H2細胞分化。

13. 大量產生腫瘤壞死因子-α (TNF-α)時不會引起下列何病症？(A)傷口癒合　(B)休克　(C)循環崩潰　(D)出血性壞死　（106專高一）
    解析 腫瘤壞死因子-α具有下列功能：(1)對腫瘤細胞具有毒殺作用；(2)與IL-1協同作用於各個免疫反應；(3)可引起發炎反應；(4)可刺激肝臟產生急性期蛋白。

14. 下列何種細胞激素，可刺激嗜酸性白血球分泌媒介物，引起氣喘？(A) IL-1　(B) IL-5　(C) IL-15　(D) IL-12　（106專高二）
    解析 IL-5功能如下：(1)促進嗜酸性白血球的生長及活化；(2)幫助B細胞生長，並促其合成IgA與分泌。

15. 下列何種細胞激素是活化巨噬細胞使其產生一氧化氮合成酶 (inducible nitric oxide synthase)、一氧化氮(NO)以及活性氧化物(ROS)的最佳因子？(A)第一型干擾素(IFN α/β)　(B)第二型干擾素(IFN γ)　(C)第三型干擾素(IFN λ)　(D)腫瘤壞死因子-α (TNF-α)
    （109專高一）
    解析 第二型干擾素(IFN-γ)可活化巨噬細胞、TC細胞和NK細胞。

16. 下列關於細胞激素(cytokine)的敘述何者錯誤？(A)具有多效性　(B)具有協同作用　(C)具有拮抗作用　(D)無法誘發其他細胞激素的產生　（111專高一）
    解析 細胞激素常相互影響其他細胞激素的形成及作用。

17. 下列何者是主要引起敗血症全身性反應的因子？(A) TNF-α　(B) IL-12　(C) IL-17　(D) C-reactive protein　（111專高一）
    解析 TNF-α是造成敗血症的主要介質，TNF-α會破壞血管之內皮細胞，使血液容易凝結造成器官之缺血壞死；同時也會使血管的通透性增加，造成水分及電解質流失，導致休克、多器官系統性衰竭及死亡。

解答： 12.C　13.A　14.B　15.B　16.D　17.A

MEMO

補　體

CHAPTER

13

出題率：♥ ♡ ♡

Microbiology and Immunology

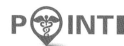

補體為一群對熱不穩定之蛋白質（56°C，30 分鐘即可被破壞），如**加熱至 65°C，血清中的補體將失去活性**，測不到細胞溶**解反應**，是屬於先天性的免疫反應，對於先天免疫與體液性免疫及發炎反應的調節有密切關係。補體系統的蛋白質和醣蛋白主要是由肝細胞合成。

13-1 補體的活化過程

在血液中大部分的補體皆呈不活化狀態，需經過刺激活化後才發揮其生物功能，補體活化路徑分述如下（圖 13-1）：

一、古典路徑(Classical Pathway)

1. 啟始步驟：
   (1) **由抗體（IgG 與 IgM）或 C-反應蛋白**(C-reactive protein, CRP)與 C1 複合物結合後而活化。
   (2) C1q 為六體結構(hexamer)，當與抗體結合後，會使其構形改變，接著活化 C1r 的酵素功能。
   (3) 被活化的 C1r 又會再水解 C1s，使 C1s 的酵素功能活化。

2. 活化步驟：
   (1) C1s 水解 C4 與 C2。
   (2) 形成 C4b2a（即 C3 轉化酶），可水解 C3 成為 C3a 與 C3b。C3b 和病原體表面結合後，也會跟吞噬細胞上的補體受器結合，**促進吞噬細胞辨識病原體並吞噬。C3b 為補體系統中區別「自我」或「外來」抗原最主要的決定因子。**
   (3) 再形成 C4b2a3b（C5 轉化酶），可水解 C5 成 C5a 與 C5b。
   (4) 再活化 C5b-9，使其結合於細胞膜上，**最後形成細胞膜攻擊複合物**(membrane attack complex, MAC)。

二、替代路徑(Alternative Pathway)

1. 啟始步驟：

   (1) 有些微生物表面物質可直接活化補體的替代路徑。

   (2) 起始由血中的 C3 分子水解成 C3b，在 Mg^{2+}存在下可與 B 因子(factor B)結合。

   (3) 在 D 因子的作用下裂解成 C3bBb（即 C3 轉化酶）。

2. 活化步驟：

   (1) C3bBb 可再水解 C3 分子，產生 C3b。

   (2) 再使 C3bBb 與 C3b 形成 C3bBb3b（即 C5 轉化酶），可再水解 C5 成 C5a 與 C5b。

   (3) 再活化 C5b-9，形成細胞膜攻擊複合物。

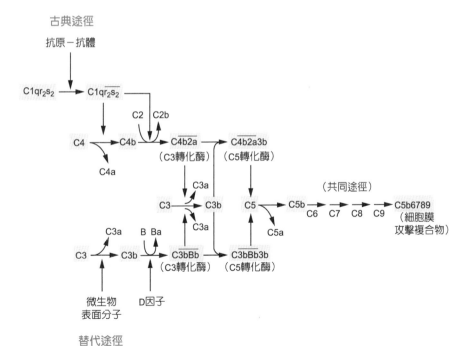

🔰 圖 13-1　補體活化的路徑圖

三、外源凝集素路徑(Lectin Pathway)

1. 外源凝集素(lectin)是一種蛋白質，能夠辨識和結合特定碳水化合物。活化補體的凝集素可以與甘露糖基(mannose)結合，稱為 MBL (mannan-binding lectin)。MBL 是一種在發炎反應中產生的急性期蛋白，功能及結構與古典路徑中的 C1q 相似。

2. 啟始步驟：
   (1) 此路徑由 MBL 與微生物表面的醣蛋白或碳水化合物上的甘露糖基結合而活化。
   (2) 隨後，與 MBL 有關的血清蛋白（如 MASP-1 及 MASP-2）結合到 MBL 上而形成活化複合物，此複合物可截切和活化 C4 及 C2。

3. 活化步驟：
   MBL＋微生物表面碳水化合物　→　MASP-1 及 MASP-2 與 MBL 結合　→　截切並活化 C4　→　截切並活化 C2　→　形成 C4b2a（C3 轉化酶）　→　活化共同路徑。

4. 此路徑如替代路徑**不需依靠抗體來活化**，但機制與古典路徑較相似，因為在啟始後是經由 C4 和 C2 的作用來產生 C3 轉化酶和 C5 轉化酶。

13-2　補體的調控蛋白

1. **C1 抑制因子**(C1 inhibitor, C1 INH)：負責與 C1 結合，使得 C1q 無法與 $C1r_2s_2$ 結合，即無法啟動補體古典路徑的活化。

2. **加速分解因子**(decay-accelerating factor, DAF)：在細胞膜上可阻止 C3b 與 Bb 結合，因而抑制了 C3 轉化酶的合成，而使補體的替代路徑無法活化。

3. **同源限制因子**(homologous restriction factor, HRF)：主要是阻止細胞膜上 C5b678 與 C9 結合，因而限制了細胞膜攻擊複合物的形成，可保護細胞不受傷害。

4. CD59 蛋白在補體活化過程中，**可抑制細胞膜攻擊複合物的形成。**

13-3　補體的功能

1. **調理作用**：許多吞噬細胞帶有補體受器，因此具有調理作用；當抗原與補體結合形成複合物時，更易吸引吞噬細胞進行吞噬作用。

2. **溶解作用**：當外來微生物進入宿主體內，而活化補體形成**細胞膜攻擊複合物**時，可將作用的目標細胞溶解。

3. **發炎反應及過敏素**(anaphylatoxin)**的產生**：C3a、C4a、C5a 皆稱為過敏素，在顆粒性白血球與淋巴球上皆有其受體，因此 C3a、C4a、C5a 可吸引免疫細胞至抗原入侵區域，促使免疫細胞釋放其細胞內之顆粒，而增加血管通透性及平滑肌收縮，從而引發過敏性休克(anaphylatic shock)，其中又以 C5a 最具過敏毒素的活性。

表 13-1　補體成分之功能	
功　能	成　分
結合到 Ag-Ab 複合物	C1q
具酵素活性	C1r, C1s, C2a, Bb, D
調理作用	C4b, C3b
趨化、發炎	C5a>C3a>C4a
活化吞噬細胞	C5a
MAC	C5b6789

13-4　補體相關疾病

1. **遺傳性血管水腫**(hereditary angioedema, HAE)：屬於體染色體顯性遺傳疾病，為缺乏 **C1 抑制因子**所引起的病變，患者因無法抑制補體的活性，使得補體過度活化，引起靜脈微血管擴張、皮下水腫等症狀。可造成臉部、咽喉、皮下、生殖器官急性水腫，甚至因呼吸道水腫阻塞而危及生命。

2. **陣發性夜間溶血**(paroxysmal nocturnal hemoglobinuria, PNH)：可能因缺乏加速分解因子或同源限制因子等調控蛋白，使得補體不正常插入細胞膜，而引起血球的溶解。

QUESTI❓N

1. 遺傳性血管神經性浮腫很像過敏性蕁麻疹,是因缺乏下列何者所引起?(A) C1　(B) C1抑制酶　(C) C3　(D) C3抑制酶

(101專高二)

解析 遺傳性血管神經性浮腫(hereditary angioedema, HAE)屬於體染色體顯性遺傳疾病,患者因C1 inhibitor缺乏或活性異常,以致C1過度活化,造成免疫系統過度反應,微血管通透性增高,產生臉部、咽喉、皮下、生殖器官急性水腫。可能因呼吸道水腫阻塞而危及生命。

2. 下列何者在攻膜複合體(membrane attack complex)形成時,可阻礙C5b-8與C9的結合?(A) CD4　(B) CD16　(C) CD44　(D) CD59

(101專高二)

3. 加熱攝氏65度,會讓血清中的補體失去活性,使用這種血清,將測不到哪一種免疫反應?(A)沉澱反應　(B)細胞溶解反應　(C)中和反應　(D)凝結反應

(103專高二)

4. 下列哪種溫度可破壞補體的作用?(A) 25°C　(B) 37°C　(C) 40°C　(D) 56°C。

(105專高二)

解析 補體為一群對熱不穩定之蛋白質(56°C,30分鐘即可被破壞),若持續如加熱至65°C,血清中的補體將失去活性,測不到細胞溶解反應。

5. 透過古典途徑(classical pathway)活化補體時,需要以下哪一種分子的參與?(A) IgE　(B) IgA　(C) IgD　(D) IgM

(105專高二)

解析 透過古典途徑活化補體時,啟始步驟需由抗體(IgG與IgM)或C-反應蛋白與C1複合物結合後而活化;本題選項只有D參與此活化的過程。

6. 以下哪一種處理會破壞人類血清中補體溶解細胞的反應?(A)添加生理食鹽水　(B)加熱56°C,30分鐘　(C)以濾紙過濾　(D)添加抗生素

(106專高二補)

解答: 　1.B　2.D　3.B　4.D　5.D　6.B

解析 補體為一群對熱不穩定之蛋白質（56°C，30分鐘即可被破壞），如加熱至65°C，血清中的補體將失去活性，測不到細胞溶解反應。

7. 補體系統(complement system)是對抗細菌感染的重要機制之一。下列何者是感染時最早活化的補體反應？(A)傳統途徑(classical pathway)　(B)替代途徑(alternative pathway)　(C)凝集素途徑(lectin pathway)　(D)抗原呈現途徑(antigen presentation pathway)
（108專高二）

8. 下列何種補體的成分，可以活化吞噬細胞？(A) C1　(B) C5a　(C) C4　(D) C5b-9
（110專高二）

9. 補體活化啟動一系列的蛋白質水解產生次單位「a」、「b」與其他次單位，具備不同的生物活性。下列何者是補體C3b主要的功能？(A)增加血管通透性　(B)吸引吞噬細胞到感染部位　(C)促進發炎反應　(D)促進病原體被吞噬細胞辨識
（111專高二）

解析 C3b和病原體表面結合後，也會跟吞噬細胞上的補體受器結合，促進吞噬細胞辨識病原體並吞噬。

10. 補體活化路徑中所產生的膜攻擊複合體(membrane attack complex)包含了下列何者？(A) C1　(B) C3　(C) C5a　(D) C5b-9
（112專高一）

解析 補體活化路徑最後會活化C5b-9，形成膜攻擊複合體。

解答：　7.B　8.B　9.D　10.D

過敏反應與
自體免疫疾病

出題率：♥ ♥ ♡

CHAPTER

14

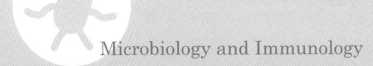

Microbiology and Immunology

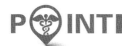

重｜點｜彙｜整

14-1　過敏反應

　　當後天性免疫反應過於強烈或者不是很適當時，會造成個體組織的傷害，因此將此過當的免疫反應稱為過敏(allergy)反應。過敏反應的分類主要有四型：

一、第一型過敏反應(Type I Hypersensitivity)

　　以 IgE 為媒介的**立即型過敏反應**(immediate hypersensi-tivity)，又稱為 IgE 媒介型過敏反應(IgE-mediated hypersensitivity)。

1. **定義**：任何可引起過敏的抗原皆稱為過敏原(allergen)，而由過敏原引發的過敏反應，**造成宿主 IgE 致敏化肥大細胞**，引起去顆粒作用而釋出媒介物，造成發炎等過敏現象。

2. **機轉**：當過敏原進入過敏患者體內，經抗原呈現細胞來呈現並**活化 T_H2 細胞**，分泌大量 IL-4、IL-5、IL-6 及 IL-10。其中大量 IL-4、IL-5 幫助 B 細胞進行類別轉換，製造大量 IgE。而 **IgE 會使肥大細胞或嗜鹼性白血球致敏化，並釋出發炎媒介物，如白三烯素**(leukotrienes)、**組織胺與前列腺素等物質**，而使個體產生過敏的現象（圖 14-1）。

3. **常見疾病**：
   (1) **異位性疾病**：過敏性鼻炎、過敏性氣喘、異位性皮膚炎、過敏性腸胃炎。
   (2) **過敏毒性疾病**：全身性過敏、全身性水腫。
   (3) **其他**：蕁麻疹、風疹與乾草熱等。

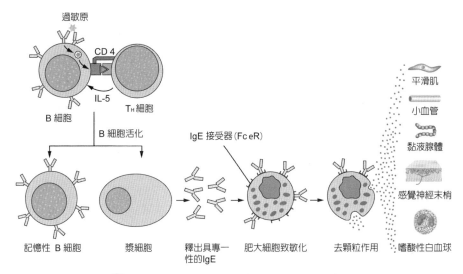

過敏原

CD 4

IL-5

B 細胞　　　　TH 細胞

B 細胞活化

IgE 接受器(FcεR)

平滑肌

小血管

黏液腺體

感覺神經末梢

嗜酸性白血球

記憶性 B 細胞　　漿細胞　　釋出具專一　肥大細胞致敏化　去顆粒作用
　　　　　　　　　　　　性的IgE

✚ 圖 14-1　第一型過敏反應發生的機制

4. **減敏療法**：為目前治療過敏之方法；先確定過敏原，接著少量多次注射患者，其後逐漸增加劑量以達減敏效果，目前機轉尚不清楚。但經此法治療後專一性 IgG 抗體濃度上升，而 IgE 濃度下降。

二、第二型過敏反應(Type II Hypersensitivity)

又稱為抗體媒介細胞毒殺型過敏反應(antibody-mediated cytotoxic hypersensitivity)。

1. **定義：由 IgM 及 IgG 所造成**，乃抗體直接作用在細胞或組織上的抗原而使抗原被破壞，所產生的傷害侷限於一特殊組織或細胞形態。

2. **機轉**：抗體直接攻擊細胞或組織上的抗原，**再藉由補體與各種免疫細胞的交互作用，而破壞目標細胞。**

3. 常見疾病：

　(1) **輸血反應**：如 ABO 血型抗原的不合，導致紅血球被破壞而溶血。

　(2) **新生兒溶血性疾病**：母親與胎兒血型不合，當第一胎胎兒血型抗原致敏化母親，使母體產生 IgG 抗體後，再次懷有相同血型的胎兒時，便會造成新生兒溶血，如 **Rh 陰性的母親懷有 Rh 陽性胎兒**。

　(3) **自體免疫溶血性貧血**：為病人對自己紅血球產生自體抗體，而造成溶血，如全身紅斑性狼瘡(SLE)的病人可產生抗紅血球的自體抗體，再引起補體的活化，而使得紅血球被溶解，引起貧血的症狀。

三、第三型過敏反應(Type III Hypersensitivity)

　　因免疫複合體沉積所導致，又稱為免疫複合體媒介型過敏反應(immune complex-mediated hypersensitivity)。

1. **定義**：由 IgM 及 IgG 所造成，乃抗體與廣泛分布的抗原或溶於血清的抗原作用，**形成免疫複合體而沉積，造成沉積所在組織受損**。

2. **機轉**：當抗體與抗原結合免疫複合體時，會經由網狀內皮系統的細胞有效清除，但當這些免疫複合物無法立即清除時，便會活化補體和吞噬細胞，而造成沉積處發炎受損。

3. 常見疾病：

　(1) **血清病**：通常發生於**注射大量抗體作血清療法時**（如抗毒血清），由於抗毒血清對宿主而言為外來物，可促使宿主產生抗體，形成免疫複合物，沉積於血管壁及腎臟，最後引起補體及吞噬細胞之活化，並導致組織發炎受損。

(2) **自體免疫複合體疾病**：病人體內產生大量自體抗體，與自體抗原形成免疫複合物沉積在組織，導致組織受免疫細胞及補體攻擊而受損，如 SLE 引起的**腎衰竭和類風濕性關節炎**。

(3) **阿圖斯氏反應**(Arthus reaction)：免疫複合物沉積於小血管內及其周圍局部組織，常見於皮膚，主要為 IgG 所引起，會造成皮膚的水腫及出血。

四、第四型過敏反應(Type IV Hypersensitivity)

又稱為**遲發型過敏反應**或 T_{DTH} 細胞媒介型過敏反應(T_{DTH}-mediated hypersensitivity)。

1. **定義**：此型反應大多是超過 24~72 小時的過敏反應，且非由抗體所引起，而是與 T 細胞之免疫反應有關。

2. **常見疾病與致病機轉**：

(1) **接觸性皮膚炎**：皮膚與過敏原接觸後，在接觸部位產生過敏反應，此疾病主要發生於表皮。其抗原呈現細胞為蘭氏細胞，浸潤細胞於 3~4 小時後出現於微血管，8 小時後可見單核球細胞浸潤，**其中以 CD4$^+$ T 細胞最多**。而**貼膚試驗**(Patch test)，常用在檢查接觸性皮膚炎，首先將過敏原覆蓋於皮膚上，待 48 小時之後再觀察是否有過敏反應，如果有過敏現象即為陽性反應；如無反應，則需再等 72~96 小時，再觀察是否真的無反應。

(2) **結核菌素過敏反應**：來自**結核桿菌**與**痲瘋桿菌**的可溶性抗原，注射已致敏之個體，12 小時後 T **細胞浸潤於血管周圍並向外擴張，使真皮膠質束瓦解**。

(3) **慢性肉芽腫疾病**：通常是無法破壞之微生物持續存在於巨噬細胞內，引起免疫細胞、巨噬細胞與 T 細胞增生聚集，而形成肉芽腫。

表 14-1 過敏反應的機制			
過敏反應類型	發生時間	機轉	常見疾病
第一型 （立即型或 IgE 媒介型）	2~30 分鐘	IgE 捉到過敏原，並結合到肥大細胞上，使其釋放介質	過敏性鼻炎 食物過敏 氣喘 乾草熱
第二型 （抗體媒介細胞毒殺型）	5~8 小時	以 IgM、IgG 與補體為媒介，或經由 ADCC 而導致細胞進行毒殺作用	輸血反應 新生兒溶血 自體免疫溶血性貧血
第三型 （免疫複合體媒介型）	2~8 小時	免疫複合體的沉積引起補體、白血球的作用，而產生發炎反應	血清病 腎絲球腎炎 全身紅斑性狼瘡 類風濕性關節炎 風濕熱
第四型 （遲發型或 TDTH 細胞媒介型）	24~72 小時	活化的 TDTH 細胞釋放細胞激素，促使巨噬細胞或 Tc 細胞直接破壞組織細胞	接觸性皮膚炎 結核菌素反應 慢性肉芽腫 移植排斥反應

14-2 自體免疫疾病

一、基本介紹

1. 定義：免疫系統對抗自體成分不適當反應，而導致的疾病稱之。

2. 成因：可能包含數種機制：

   (1) 原被隔離於免疫系統外的自體抗原，因為外傷或細菌或病毒的感染導致被釋放到循環組織中，**導致 T 細胞失去對自我反應的耐受性**(self-tolerance)，而**活化了自體免疫反應**。

(2) 第二類的 MHC 分子的異常表現會活化自體免疫的 T 細胞。

(3) 病原的感染也會活化非專一性的多株的 B 細胞，因此對自體抗原反應的 B 細胞可藉由此機制活化。

3. 種類：可分為器官專一性的自體免疫疾病及全身性的自體免疫疾病兩大類。

二、器官專一性的自體免疫疾病

免疫系統直接對單獨器官或腺體的抗原進行攻擊，病理區域多半侷限在目標器官；包括：

1. 橋本氏甲狀腺炎(Hashimoto's thyroiditis)：常出現於中年婦人，個體對甲狀腺球蛋白或甲狀腺過氧化酶產生抗體，干擾碘的攝取，導致甲狀腺素的產量減少。

2. 惡性貧血(pernicious anemia)：病人產生自體抗體與胃黏膜上的**維生素 B_{12} 內在因子**結合所導致。此內在因子與維生素 B_{12} 的吸收有關，而維生素 B_{12} 為造血過程所必須，故引發貧血症狀。

3. **自體溶血性貧血**(autoimmune hemolytic anemia)：

(1) 個體對紅血球的表面抗原產生抗體，引起第二型過敏反應。

(2) 自體溶血性貧血的診斷：**昆氏試驗(Coombs' test)，將自體免疫溶血性貧血患者的紅血球，培養在抗人類 IgG 的抗血清中，紅血球會被凝集。**

4. **古德帕斯丘氏症候群**(Goodpasture's syndrome)：自體抗體 IgG 與患者的腎絲球或肺泡基底膜結合，進而活化補體導致細胞的傷害。

5. **第 2 型糖尿病**(diabetes mellitns type 2)，舊稱**胰島素依賴型的糖尿病**(Insulin-dependent diabetes mellitus)：自體免疫（T 細胞）攻擊胰臟蘭氏小島製造胰島素的 β 細胞所引起的糖尿病。

6. **重症肌無力**(myasthenia gravis)：病人產生**自體抗體**攻擊肌肉運動終板上的**乙醯膽鹼接受器**，阻斷乙醯膽鹼與受體的正常結合，造成補體媒介的細胞溶解作用。

7. **原發性膽汁性肝硬化**(primary biliary cirrhosis)：人體的免疫細胞破壞自己的膽管，引起膽管壞死，膽汁排不出去，引起黃疸、皮膚癢。患者經常可測到抗粒線體抗體(antimitochondria antibodies)的存在。

三、全身性的自體免疫疾病

自體免疫對全身廣泛性的目標抗原反應，導致多種器官組織產生傷害。

1. **全身紅斑性狼瘡**(systemic lupus erythematosus, SLE)：
   (1) 好發於 20~40 歲的女性，女性和男性的罹病比為 10：1，因此**年齡及性別有高度相關性**，屬非器官特異性自體免疫疾病。
   (2) 患者出現發燒、虛弱、關節炎、皮膚炎、胸膜炎及腎臟功能障礙。
   (3) 患者產生多種自體抗體攻擊多種組織抗原，包括 DNA、組蛋白、紅血球等。
   (4) SLE 的實驗診斷著重於**抗核抗體**(antinuclear antibodies)，這些抗體直接攻擊雙股或單股 DNA、核蛋白、組蛋白核仁或 RNA。

2. **多發性硬化症**(multiple sclerosis)：西方國家常見的一種神經功能異常的疾病，患者會產生自體反應的 T 細胞，沿著神經纖維的髓鞘產生發炎反應。成因不明，**流行病學顯示此病環境與遺傳因子相關**。

3. 類風濕性關節炎(rheumatoid arthritis)：
   (1) 好發於 40~60 歲的婦女，主要的症狀是慢性關節炎、血液、心血管及呼吸系統的疾病。
   (2) 多數病人產生 IgM 抗體，稱為類風濕因子。其會與 IgG 的 Fc 區作用形成 IgM-IgG 複合體沉積在關節中，而引起第三型過敏反應。

四、治 療

　　目前自體免疫疾病尚無法治癒，只能減輕因自體免疫所引起的症狀或抑制疫免系統來達到治療的目的。

1. 免疫抑制藥物：
   (1) 硫唑嘌呤(Azathioprine)和環磷酸胺(Cyclophosphamide)可抑制淋巴球的增殖。
   (2) **環孢靈素 A (Cyclosporin A)及 FK506 可阻斷 T 細胞受體的訊息傳遞，抑制抗原活化的 T 細胞。**

2. 移除胸腺。

3. 血漿去除術：類風濕性關節炎和全身紅斑性狼瘡的患者可利用血漿去除術，得到短期的治療。

QUESTI?N 題 | 庫 | 練 | 習

1. 下列何者為延遲型過敏反應？(A)接觸型過敏性皮膚炎　(B)輸血反應　(C)蕁麻疹　(D)過敏性肺泡炎 （101專普一）
   解析 (B)是細胞毒性過敏反應；(C)(D)是立即性過敏反應。

2. 肉芽腫細胞(granuloma cells)不包括：(A)類上皮細胞(epitheloid cells)　(B)巨噬細胞(macrophage)　(C)內皮細胞(endothelial cells)　(D)平滑肌細胞(smooth muscle cells) （101專高二）

3. 重症肌無力症是因下列何種抗體所引起的？(A)抗DNA抗體　(B)抗RNA抗體　(C)抗乙醯膽鹼受器抗體　(D)抗RNP抗體
   （102專高一）

4. 對於魚類、海鮮或是其他食物過敏者，在吃下這類食物後，會很快的出現全身性紅斑、甚至氣管收縮現象，這是由於下列何種抗體所引起？(A) IgA　(B) IgD　(C) IgE　(D) IgG （102專高一）
   解析 食物過敏為第一型IgE媒介之過敏反應。

5. 因免疫複合物沉積(immune-complex deposition)進而誘發補體活化所造成的過敏反應屬於：(A)第一型過敏反應　(B)第二型過敏反應　(C)第三型過敏反應　(D)第四型過敏反應 （102專高二）

6. 下列何種過敏原非引起第四型過敏反應？(A)鎳(nickel)　(B)塵蟎(mite)　(C)橡膠(rubber)　(D)有毒植物（如poison ivy）
   解析 塵蟎會引起第一型過敏反應。 （104專高二）

7. 下列自體免疫疾病，何者屬於非器官特異性(non organ-specific)？(A)全身性紅斑狼瘡(Systemic lupus erythematosus)　(B)重症肌無力(Myasthenia gravis)　(C)橋本氏甲狀腺炎(Hashimoto's thyroiditis)　(D)胰島素依賴型糖尿病(Insulin-dependent diabetes mellitus) （105專高一）
   解析 非器官特異型自體免疫疾病，常是因為免疫複合物的形成，會沉澱在不同組織或器官，如全身性紅斑狼瘡。

解答：　　1.A　　2.D　　3.C　　4.C　　5.C　　6.B　　7.A

8. 下列有關自體免疫疾病的成因，何者錯誤？(A)全身性紅斑狼瘡 (systemic lupus erythematosus)起因於體內無法清除凋亡細胞，致使細胞核內成分暴露誘發自體抗體的形成　(B)微生物感染過程中，微生物抗原可能引發分子模擬(molecular mimicry)機制，致使抗微生物抗原之抗體攻擊自體器官　(C)葛瑞夫茲症(Graves' disease)乃自體抗體結合甲狀腺上皮細胞之甲狀腺刺激素受體 (thyroid stimulating hormone receptor, TSHR)，導致細胞活化增生 (D)自體免疫引起之糖尿病(autoimmune diabetes)乃自體抗體對胰島β細胞的破壞，與T細胞無關　　　　　　　　（105專高二）

解析 (D)自體免疫引起之糖尿病是由T細胞損壞分泌胰島素之胰島β細胞，使患者無法分泌胰島素控制血糖的自體免疫疾病。

9. 下列何者非第二型過敏反應(type II hypersensitivity)引起之疾病？ (A) Rh血型陰性的母體所製造的IgG抗體，透過胎盤進到Rh陽性胎兒造成紅血球破壞　(B)將AB型血輸給O型血的人，引起溶血性輸血反應　(C)小分子藥物或代謝產物引發自體免疫溶血性貧血　(D) 巨量免疫複合體沉積引發血清病(serum sickness)　（106專高二補）

解析 第二型過敏反應為抗體直接作用在細胞或組織上的抗原而使抗原被破壞，所產生的傷害侷限於一特殊組織或細胞形態，如：(1)輸血反應；(2)新生兒溶血性疾病及(3)自體免疫溶血性貧血。

10. 下列何者不屬於第三型過敏反應(type III hypersensitivity)引起之疾病或反應？(A)血清病(serum sickness)　(B)亞都司氏現象 (Arthus reaction)　(C)肺出血－腎炎綜合症(Goodpasture's syndrome)　(D)系統性紅斑狼瘡之腎絲球腎炎(glomerulonephritis of lupus erythematosus)　　　　　　　　　　　　　（107專高一）

解析 (A)(B)(D)第三型過敏反應是由IgM及IgG所造成，乃抗體與廣泛分布的抗原或溶於血清的抗原作用，形成免疫複合體而沉積，造成沉積所在組織受損；(C)乃是因為抗腎小球基底膜(anti-GBM)抗體攻擊腎臟和肺臟所引起的。這種抗體直接作用在細胞或組織上的抗原而使抗原被破壞的過敏反應，屬於第二型過敏反應。

解答：　　8.D　　9.D　　10.C

11. 下列自體免疫疾病中，何者為自體抗體模擬特定分子結合在受體上導致細胞活化及增生，而非造成該細胞的破壞及死亡？(A)全身性紅斑性狼瘡(systemic lupus erythematosus)　(B)重症肌無力(myasthenia gravis)　(C)葛瑞夫茲症(Graves' disease)　(D)風濕性關節炎(rheumatoid arthritis)　　　　　　　　　　（108專高一）

解析 葛瑞夫茲症乃自體抗體結合甲狀腺上皮細胞之甲狀腺刺激素受體(TSHR)，導致細胞活化增生。

12. 有關第一型過敏反應(Type I hypersensitivity)，下列敘述何者錯誤？(A)肥大細胞(mast cell)被過敏原刺激後，釋出組織胺(histamine)、前列腺素(prostaglandins)、白三烯素(leukotrienes)等物質造成氣管擴張，血管收縮　(B)過敏性鼻炎以減敏療法(desensitization)治療可降低IgE但增加IgG的製造，以達到減少肥大細胞被過敏原刺激，所需時間長達一至兩年　(C)避免接觸過敏原是最直接避免發生第一型過敏反應最好的方法　(D)皮膚敏感測試(skin test)及測量血中總IgE與各過敏原專一性IgE是常用之檢測病患是否有第一型過敏疾病的方法　　　　　　（108專高二）

解析 應為氣管收縮、血管擴張。

13. 下列疾病何者不屬於自體免疫疾病(autoimmune disease)？(A)猩紅熱(scarlet fever)　(B)尋常天疱瘡(pemphigus vulgaris)　(C)重症肌無力(myasthenia gravis)　(D)第一型糖尿病　　　（109專高二）

解析 猩紅熱是由化膿性鏈球菌感染所致。

14. 惡性貧血的病因是因為體內產生對抗下列何者的自體抗體？(A)維生素C　(B)維生素B_{12}內在因子(intrinsic factor)　(C)胰島素(insulin)　(D)血清素(serotonin)。　　　　　　　　（110專高一）

解析 惡性貧血是一種自體免疫作用使得胃酸合成少，進而造成內在子生產減少，導致維生素B_{12}的吸收受影響，使得紅血球生成受抑制，造成惡性貧血。

解答：　11.C　　12.A　　13.A　　14.B

15. 因為IgG和可溶性抗原形成免疫複合物(immune complex)造成的過敏反應，屬於哪一型過敏反應？(A)第一型過敏反應　(B)第二型過敏反應　(C)第三型過敏反應　(D)第四型過敏反應（111專高二）

解析 (A)第一型過敏反應：由過敏原引發，造成宿主IgE致敏化肥大細胞，引起去顆粒作用而釋出媒介物，造成發炎等過敏現象；(B)第二型過敏反應：由IgM及IgG所造成，乃抗體直接作用在細胞或組織上的抗原，使其被破壞，所產生的傷害侷限於一特殊組織或細胞形態；(D)第四型過敏反應：與T細胞之免疫反應有關。

16. 下列何種自體免疫疾病，病人體內會有IgG抗體對抗腎臟基底膜上第四型膠原蛋白，引起腎組織內的發炎反應？(A)全身性紅斑狼瘡(Systemic Lupus Erythematosus, SLE)　(B)古德帕斯丘氏症候群 (Goodpasture's syndrome)　(C)類風溼關節炎(Rheumatoid arthritis)　(D)多發性硬化症(Multiple sclerosis)　（112專高二）

解析 古德帕斯丘氏症候群(Goodpasture's syndrome)患者體內自體抗體攻擊肺和腎臟，造成永久性肺、腎損害，經常導致死亡。

17. 下列何種過敏反應主要是由IgE 抗體所引起？(A)第一型過敏反應　(B)第二型過敏反應　(C)第三型過敏反應　(D)第四型過敏反應　（112專高三）

解析 (B)第二型過敏反應由IgM及IgG所造成；(C)第三型過敏反應由IgM及IgG所造成；(D)第四型過敏反應非由抗體所引起，而是與T細胞之免疫反應有關。

18. 下列何者屬於第二型過敏反應？(A)阿圖斯氏反應(Arthus reaction)　(B)全身性過敏反應(systemic anaphylaxis)　(C)結核菌素反應　(D) ABO血型不合造成的溶血與輸血反應　（113專高一）

解析 (A)阿圖斯氏反應屬於第三型過敏反應；(B)全身性過敏反應屬於第一型過敏反應；(C)結核菌素反應屬於第四型過敏反應。

解答：　15.C　16.B　17.A　18.D

MEMO

移植與排斥

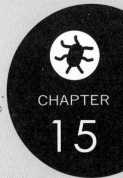

出題率：♥ ♡ ♡

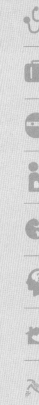

Microbiology and Immunology

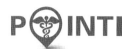

　　移植體排斥反應主要由後天性免疫系統所引起，當再次接受同一提供者的移植體時，所引起的排斥反應將會既專一又快速。

15-1 移植的種類

1. **自體移植**(autograft)：指同一個體，但不同位置間的移植。

2. **同族移植**(syngraft)：又稱同系移植(isograft)，不同個體，但相同 MHC 之間的移植，如同品系(inbred strain)的動物，或同卵雙生的雙胞胎。

3. **同種異體移植**(allograft or homograft)：同種生物但不同 MHC 的個體之間的移植，如 A 品系的老鼠與 B 品系老鼠之間的移植。

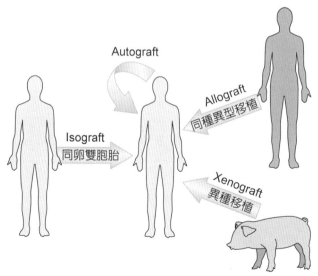

⊕ 圖 15-1　移植的種類

4. **異種移植**(xenograft or heterograft)：不同種生物間的移植，如豬與人之間的器官移植，**最易遭到排斥而失敗**。

15-2　排斥的原因

1. **血型**：如 ABO 血型不合的排斥反應，大多屬於**超急性**(hyperacute)的排斥反應。

2. **MHC 不相容**：同種異體的 MHC（在人類稱為 HLA）是非常易產生免疫反應的，它們不需要 self-MHC 結合，就能刺激 T 細胞活化而引起排斥反應。

15-3　免疫系統所扮演的角色

1. T 細胞的角色：
   (1) T_H 細胞被抗原呈現細胞所刺激而活化，分泌更多的細胞激素，刺激免疫細胞並活化、增加其免疫功能，而產生排斥反應。
   (2) T_C 細胞的功能：抗原呈現細胞除了活化 T_H 細胞外，還會活化 T_C 細胞，使其專一性的執行毒殺移植體。

2. **B 細胞的角色**：移植體被視為外來抗原，B 細胞就會對其產生反應，並在 T_H 細胞的幫助下大量製造抗移植體的抗體，當再次遭遇相同抗原時，就會產生超急性排斥反應。通常此類抗原多為 ABO 系統的抗原。

15-4　免疫抑制(Immunosuppression)

　　任何移植體的成功與否，常歸因於使用的免疫抑制方法，這些方法不外乎避免抗原呈現細胞呈現外來抗原、抑制 T_H 細胞和 T_C 細胞之功能及除去對移植體反應的細胞。但是過度的免疫抑制會造成免疫系統功能嚴重下降，導致個體更易被微生物所感染，因此如何在免疫抑制及免疫系統的功能上求取平衡點，乃是移植成功與否的關鍵所在。

15-5　免疫抑制藥物

1. **類固醇**：抗發炎反應、降低淋巴球數目，減少抗原呈現細胞的活化，且降低 MHC 表現。

2. **烴劑**(alkylating)：干擾細胞 DNA 與 RNA 合成，使活化的淋巴球死亡。如 Azathioprine、Cyclophosphamide。

3. **環孢靈素**(Cyclosporine A)：為一種免疫抑制劑，對淋巴球的親和性遠大於其他細胞。主要功能是抑制 IL-2 的產生，避免 T_H 細胞活化而引起免疫反應，因此可有效抑制宿主對移植體產生排斥的反應。

4. **FK-506**：能協同環孢靈素的作用，並阻斷細胞激素 IL-2、IL-3、IL-4 與 IFN-γ 的製造。

5. **然巴黴素**(Rapamycin)：可抑制 T 細胞上 IL-2 受體訊息活化的途徑，而抑制 T 細胞的活化。

6. **Imuran**：最主要可阻斷 B7 與 CD28 第二訊息傳遞的過程，因而抑制 T 細胞的活化。

15-6　特別的移植情形

1. **特權區**(privileged tissue)：指缺乏淋巴循環或非淋巴細胞可達到的區域。如大腦、眼角膜等。由於缺乏免疫細胞引起排斥反應，故此類移植體可順利地存活在接受者的體內。

2. **移植體對抗宿主疾病**(graft versus host disease, GVHD)：具有免疫能力的移植體，植入免疫功能缺陷的宿主時，**移植體將會被活化而攻擊宿主**，此稱為移植體對抗宿主的免疫反應，**最常見於骨髓的移植**，而多以 T 細胞為主的排斥反應。

QUESTI(?)N 題|庫|練|習

1. 抗排斥的免疫抑制劑的作用，不包括下列何者？(A)抑制毒殺性T淋巴細胞的增生　(B)抑制移植器官的血管增生　(C)抑制輔助性T淋巴細胞的活化　(D)抑制淋巴激素(lymphokine)的製造

   解析) 常用的免疫抑制方法除(A)(C)(D)外，尚包括避免抗原呈現細胞呈現外來抗原及除去對移植體反應的細胞。　　　　　　　　　（97專高二）

2. 下列何種移植手術，最易遭到排斥而失敗？(A)自體移植(autograft)　(B)同系移植(isograft)　(C)同種異體移植(allograft)　(D)異種移植(xenograft)　　　　　　　　　　　　　（97專普一）

   解析) (D)即不同種生物間的移植，如：豬與人之間的器官移植。

3. 現有一腎臟可供移植，其HLA基因型為A(1,2) B(8,44) DR(3,4)；需要接受腎臟移植的患者之HLA基因型分別為：張先生A(2,3) B(3,4) DR(3,5)；許小姐A(1,2) B(44,50) DR(2,5)；林太太A(2,3) B(44,66) DR(3,5)；趙先生A(1,2) B(8,44) DR(3,4)。何人最適合接受此腎臟？(A)張先生　(B)許小姐　(C)林太太　(D)趙先生

   解析) 需HLA相容才可接受移植。　　　　　　　　　　　　（100專高一）

4. 移植體抗宿主疾病(graft-versus-host disease, GVHD)之原因為何？(A)移植的胰臟釋出消化酵素，引起組織損傷　(B)移植的肝臟發生炎性反應，引起內皮損傷　(C)移植的腎臟釋出廢物毒素，引起內皮損傷　(D)移植的骨髓中成熟的T淋巴細胞攻擊宿主

   　　　　　　　　　　　　　　　　　　　　　　　　　（100專高二）

5. 人類腎臟移植時會發生超急性移植排斥反應，主要為下列何種系統不合所引起？(A) ABO血型　(B) RhD系統　(C) Kell系統　(D) MN系統　　　　　　　　　　　　　　　　　　　　（106專高一）

   解析) ABO血型不合的排斥反應，大多屬於超急性(hyperacute)的排斥反應。

解答： 　1.B 　2.D 　3.D 　4.D 　5.A

6. 下列何種器官移植，較可能發生移植體對抗宿主疾病(graft-versus-host disease; GVHD)？(A)肝臟移植　(B)心臟移植　(C)骨髓移植　(D)腎臟移植　　　　　　　　　　　　　　　（110專高一）

解析 GVHD最常見於骨髓的移植，而多以T細胞為主的排斥反應。

7. 下列何種原因會造成器官移植的超急性排斥(hyperacute rejection)？(A) HLA配對不合　(B) ABO血型不合　(C)次要組織相容性抗原(minor histocompatibility antigens)不相容　(D)同種異體辨識間接路徑(the indirect pathway of allorecognition)受到活化

（112專高二）

解析 移植體被視為外來抗原，B細胞就會對其產生反應，並在T_H細胞的幫助下大量製造抗移植體的抗體，當再次遭遇相同抗原時，就會產生超急性排斥反應。通常此類抗原多為ABO 系統的抗原。

MEMO

疫　苗

出題率：♥ ♥ ♡

CHAPTER

16

基本概念 —— 主動免疫與被動免疫

疫苗的種類┬ 減毒疫苗
　　　　　　├ 無活性疫苗
　　　　　　└ 純化的大分子疫苗

台灣地區常規預防接種

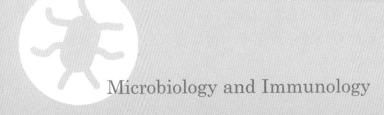

Microbiology and Immunology

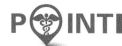

重｜點｜彙｜整

16-1　基本概念

　　當一個健康的個體被外來物所感染時，體內所產生的免疫反應可分為主動免疫及被動免疫，將兩者分述如下。

一、主動免疫(Active Immunity)

1. 由宿主本身免疫系統所產生，是具有保護性與記憶性的免疫反應。

2. 可由自然感染後所產生，或是藉由疫苗接種而產生；注射**混合佐劑的抗原疫苗**是可以最有效而快速誘發抗體產生的方式。

3. 疫苗對於保護幼兒的生存占有重要的角色。如 DTaP-Hib-IPV 五合一疫苗、麻疹腮腺炎德國麻疹混合疫苗(MMR)等疫苗。

4. **小於 6 個月的嬰兒，有來自母親的 IgG 抗體會中和疫苗，降低其作用**，因此某些疫苗通常不給予低於 1 歲的嬰兒注射，如 MMR。

二、被動免疫(Passive Immunity)

1. 將已準備好具特異性抗體，轉移到另一個體內。

2. 例如：**母體藉由胎盤轉移到胎兒的抗體 IgG，或經母乳而獲得 IgA**。

3. 注射抗血清或抗體。

4. 可即時獲得免疫能力。

5. 被動免疫大多用於較危急的感染，可立即幫助宿主對抗外來感染物質，雖然可快速獲得免疫，但保護的時間較短，也容易導致第三型過敏反應。

表 16-1 被動免疫與主動免疫的獲得途徑

形式	獲得途徑
主動免疫	自然感染
	疫苗
被動免疫	來自母親的抗體
	免疫球蛋白
	人類單株抗體
	抗毒素

16-2 疫苗的種類

依微生物的種類、特性或是感染的方式，可將疫苗區分為下列數種形式（表 16-2 及表 16-3）。

表 16-2 減毒與無活性疫苗的比較

	減毒疫苗	無活性疫苗
製造方式	篩選無毒性菌株或利用培養技術，使毒性減弱	利用放射線或化學方式，殺死病原體
施打次數	通常一次即可	需追加多次
穩定性	不穩定	較穩定
免疫種類	活性體液性與細胞性免疫	主要為體液性免疫反應
轉化特性(reversion)	可能會轉化成有毒性菌株	不會轉化
特性	**活疫苗**	**死疫苗**

表 16-3　以整個病原體所製造的疫苗		
疫苗分類	減毒疫苗（活疫苗）	無活性疫苗（死疫苗）
細菌性疫苗	卡介苗(BCG)	霍亂疫苗 全細胞型**百日咳疫苗** 鼠疫疫苗
病毒性疫苗	**口服小兒麻痺疫苗（沙賓）** **麻疹(Measles)疫苗** **腮腺炎(Mumps)疫苗** **德國麻疹(Rubella)疫苗** 水痘疫苗	**注射小兒麻痺疫苗（沙克）** **流感疫苗** A 型肝炎疫苗 日本腦炎疫苗

一、減毒疫苗(Attenuated Vaccine)

1. 利用某些培養的技術，使得致病性的細菌或病毒喪失其致病的特性，但這些微生物仍然具有活性。
2. 由於此類疫苗具有轉活的特性，因此在打入個體後，可促使免疫系統持續活化，並導致免疫的記憶性。
3. 通常只需施打一次即可。
4. 可活化體液性及細胞性免疫反應。
5. **可能轉化(reversion)成具毒性的菌株或造成其他相關的疾病。**

二、無活性疫苗(Inactivated Vaccine)

1. 利用加熱法或是化學試劑**殺死病原體**，使病原體無法活化。
2. 化學試劑處理法，包括使用福馬林(formaldehyde)或是一些烴劑(alkylating agent)，都可成功得到很好的疫苗。
3. 此類疫苗通常需要追加數次才能得到很好的免疫效果。

4. 大多活化體液性免疫反應，很少活化細胞性免疫反應。

5. **不會轉化成具毒性菌株，因此較安全。**

三、純化的大分子疫苗

有些減毒活疫苗或無活性死疫苗仍具有部分危險性，因此便純化病原體的大分子作為疫苗，此種疫苗可分為三大類（表 16-4）：

1. **多醣體疫苗**(polysaccharide vaccines)：
   (1) 有些病原體的莢膜具有抗吞噬作用，將莢膜多醣體與蛋白質結合後，便可增加巨噬細胞或嗜中性白血球的吞噬能力。
   (2) 例如：**肺炎鏈球菌、腦膜炎雙球菌、b 型嗜血桿菌等疫苗。**

2. **類毒素**(toxoid vaccines)：
   (1) 將病原體所分泌的外毒素，去活化之後所形成的疫苗。
   (2) 例如：**白喉類毒素與破傷風類毒素。**

表 16-4 純化大分子的疫苗

疫苗種類	特　性
1. 多醣類莢膜(Capsular polysaccharide)：	
流行性感冒嗜血桿菌(*H. influenza* type b)	**多醣類**
奈瑟氏腦膜炎雙球菌(*N. meningitidis*)	**多醣類**
肺炎鏈球菌(*Strep. pneumoniae*)	**多醣類**
2. 類毒素(Toxoid)：	
白喉(Diphtheria)	**去活性的外毒素**
破傷風(Tetanus)	**去活性的外毒素**
3. 表面抗原(Surface antigen)：	
B 型肝炎病毒(Hepatitis B virus)	**重組 DNA**

3. **抗原重組疫苗**(recombinant antigen vaccines)：
  (1) 利用 DNA 重組技術，以病原體所產生的特定蛋白質成分為抗原所製成的疫苗。或稱為遺傳工程疫苗。
  (2) 例如：B 型肝炎疫苗（以 B 型肝炎病毒的表面抗原製成）、非細胞型百日咳疫苗、人類乳突病毒疫苗（子宮頸癌疫苗）。

16-3　台灣地區常規預防接種

1. DPT 三合一疫苗：可預防白喉(diphtheria)、百日咳(pertussis)、破傷風(tetanus)。
  (1) DTwP：傳統的白喉、破傷風、細胞型百日咳混合疫苗，是利用**破傷風和白喉桿菌**所分泌出來的**外毒素**，經減毒製成**類毒素**，與被殺死的百日咳桿菌混合製成。
  (2) DTaP：新型的白喉、破傷風、非細胞型百日咳混合疫苗，其中的百日咳疫苗部分是從細胞型百日咳疫苗純化出能引起免疫力的蛋白質構造，減少因細胞型百日咳疫苗引起的副作用的機率。

2. MMR 三合一疫苗：此疫苗是用來預防**麻疹、腮腺炎、德國麻疹**的混合活性減毒疫苗，其預防效果可達 95%以上並可獲長期免疫。

3. 五合一疫苗(DTaP-Hib-IPV)：將 DTaP 再加上不活化小兒麻痺(IPV)及 b 型嗜血桿菌(Hib)成分之混合疫苗。

4. 六合一疫苗：五合一疫苗再加入 B 型肝炎疫苗。

5. 流感疫苗：目前台灣使用的流感疫苗是使用雞胚蛋製程所製備的不活化疫苗，並採肌肉注射的方式進行接種。

QUESTI⊙N

1. 下列何者不一定是一個好疫苗所必備的條件？(A)具抗原特異性 (B)無致病性　(C)儲存時之安定性　(D)生產製造之簡便性

（99專普一）

2. 被下列何種病毒感染後，仍可接種疫苗，預防症狀發生？(A)流感病毒　(B)愛滋病毒　(C)狂犬病毒　(D)腸病毒　（99專普一）

3. 下列何種病毒，因其抗原常迅速改變而造成其疫苗須每年更新才有防治效果？(A)流感病毒　(B) B型肝炎病毒　(C)登革熱病毒 (D)疱疹病毒　（99專高一）

解析 流感病毒分為A、B、C三型，以A型流感病毒變異性最高，約隔十幾年就會發生一個抗原性大變異，產生新的毒株，在A型流感亞型內還會發生抗原的小變異，另也可能與其他病毒基因重組導致病毒變異，因此需每年檢測流感病毒變異，更新疫苗。

4. 預防白喉之疫苗成分為：(A)活性減毒的菌株　(B)死菌　(C) DNA　(D)類毒素　（99專高二）

解析 預防白喉的疫苗是將病原體的外毒素去活性後所製成，為類毒素。

5. 下列何種疫苗是從微生物的部分結構製備而成的次單原(subunit) 疫苗？(A)B肝疫苗　(B)沙賓疫苗　(C)卡介苗　(D)天花疫苗

解析 B肝疫苗是純化病毒的大分子，重組其DNA，把病毒產生的特定蛋白質製成疫苗；沙賓疫苗、卡介苗、天花疫苗是減毒活疫苗。

（99專高二）

6. 預防破傷風需注射何種疫苗？(A)流感疫苗　(B)牛痘疫苗　(C) BCG疫苗　(D) DPT疫苗　（101專普二）

7. 下列何種病毒目前尚無有效的疫苗可以預防感染？(A)小兒麻痺病毒(Poliovirus)　(B)登革熱病毒(Dengue virus)　(C)麻疹病毒 (Measles virus)　(D)流行性感冒病毒(Influenza virus)　（101專普二）

解答：　1.D　　2.C　　3.A　　4.D　　5.A　　6.D　　7.B

8. 感染下列哪些病毒後，病人可獲得終身免疫力？ (1)天花病毒(Smallpox virus) (2)單純疱疹病毒(Herpes simplex virus) (3)腺病毒(Adenovirus) (4)腮腺炎病毒(Mumps virus)。 (A) (1)(2)　(B) (3)(4)　(C) (1)(3)　(D) (1)(4)　　　　　　　　　　　　（101專普二）

9. 下列何種細菌性疾病已有類毒素疫苗可作預防？(A)肺炎雙球菌性肺炎　(B)流行性腦膜炎　(C)白喉　(D)李斯特菌症　（105專高一）
解析) (A)(B)為多醣體疫苗；(D)目前未發展出有效疫苗。

10. 下列哪一種疫苗注射方式，可以最有效而快速的誘發抗體產生？(A)低濃度的抗原疫苗　(B)高濃度的抗原疫苗　(C)混合佐劑的抗原疫苗　(D)高純度的蛋白疫苗　　　　　　　　　　（105專高二）

11. 關於經過多次疫苗注射後，所產生的免疫反應下列敘述何者正確？(A)所產生的抗體以IgM為主　(B)誘發的免疫反應比較快(C)抗體的親合力變低　(D)抗體的濃度低　　　　　　（106專高一）
解析) 注射混合佐劑的抗原疫苗是最有效而快速誘發抗體產生的方式。

12. 有關免疫球蛋白IgG的敘述，下列何者正確？(A)主要表現在細胞表面，血清中的含量較IgM少　(B)和補體結合的能力較IgA與補體結合的能力差　(C)由一條重鏈和二條輕鏈組成　(D)可以通過胎盤，由母體傳給胎兒　　　　　　　　　　　　（106專高一）
解析) 母體藉由胎盤轉移到胎兒的抗體IgG，或經母乳而獲得IgA。

13. 所謂MMR三合一疫苗，是針對下列何者病毒之合稱？(A)麻疹、小兒麻痺病毒、腸病毒　(B)麻疹、腮腺炎、德國麻疹　(C)麻疹、腮腺炎、呼吸道融合病毒　(D)麻疹、天花病毒、輪狀病毒
　　　　　　　　　　　　　　　　　　　　　　（106專高二補）
解析) MMR三合一疫苗即麻疹腮腺炎德國麻疹混合疫苗。

14. 預防白喉可注射何種疫苗？(A) DPT三合一疫苗　(B)卡介苗BCG(C)麻疹疫苗MR　(D)牛痘疫苗　　　　　　　　　　（108專高二）
解析) DPT三合一疫苗可預防白喉、百日咳、破傷風。

解答：　　8.D　　9.C　　10.C　　11.B　　12.D　　13.B　　14.A

15. 下列何者目前沒有疫苗可以預防？(A)百日咳桿菌 (B)淋病雙球菌 (C)流行性感冒嗜血桿菌 (D)破傷風桿菌 （110專高一）
    解析) 目前兒童公費疫苗中有白喉破傷風非細菌性百日咳、b型嗜血桿菌及不活化小兒麻痺五合一疫苗可使用。

16. 下列何種疫苗是用活的微生物製備而成？(A) B型肝炎疫苗 (B)百日咳疫苗 (C)沙克疫苗 (D)麻疹疫苗 （112專高一）
    解析) 麻疹疫苗屬於活性減毒疫苗。

MEMO

革蘭氏陽性球菌

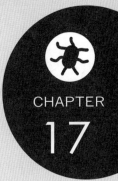

出題率：♥ ♥ ♥

CHAPTER

17

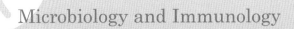

Microbiology and Immunology

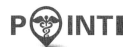

17-1 葡萄球菌屬(*Staphylococcus*)

1. 微球菌科(*Micrococcaceae*)可分為以下四屬：
   (1) **葡萄球菌屬**(*Staphylococcus*)：可使葡萄糖發酵，不具運動性（不具有鞭毛），是最常見的致病菌。
   (2) **微球菌屬**(*Micrococcus*)：可使葡萄糖氧化，不具運動性，為環境或皮膚汙染菌。
   (3) 口腔球菌屬(*Stomatococcus*)：可使葡萄糖發酵，不具運動性，但有莢膜，為呼吸道正常菌叢。
   (4) 動球菌屬(*Planococcus*)：不分解葡萄糖，有運動性，為海洋環境菌。

2. 其中的微球菌屬與葡萄球菌屬十分類似，自由生活於環境中，形成 4~8 球菌排列，菌落呈黃、紅或橘色（表 17-1）。

表 17-1 \ 微球菌與葡萄球菌的比較

特 性	微球菌	葡萄球菌
1. 厭氧下可發酵葡萄糖產生酸	―	＋
2. 改良氧化酶試驗	＋	―
3. 枯草桿菌素(Bacitracin)	S	R
4. Lysostaphin	不溶解	可溶解

註：―，表示陰性；＋，陽性；S，敏感性；R，抵抗性

一、基本特性

1. **革蘭氏陽性細菌**，排列呈葡萄狀(grape-like)聚集（表 17-2）。

2. 在血液培養基(blood agar plate, BAP)上生長菌落較大，**觸酶**(catalase)呈陽性，可與鏈球菌(*Streptococcus*)區分。

3. 細菌代謝碳水化合物所產生的 H_2O_2 對其本身有害，葡萄球菌會**分泌觸酶**加以分解：

$$2H_2O_2 \xrightarrow{\text{觸酶}} 2H_2O + O_2 \uparrow$$

4. **嗜氧菌**，37°C 生長良好，但色素的產生在 20~25°C 則較好。

5. 對乾燥、熱(50°C, 30 min)及 9% NaCl 有較高的抵抗力。

6. 不產生囊孢。

表 17-2 常見的葡萄球菌及其重要特徵			
菌　名	凝固酶產生	溶血型	重要特性
金黃色葡萄球菌 (*Staphylococcus aureus*)	＋	β型	(1) 為最主要的病原菌 (2) 可產生蛋白質 A (3) 可引起化膿性感染、**食物中毒**、**毒性休克症候群**、敗血性休克、蜂窩性組織炎、壞死性筋膜炎等 (4) 是造成**急性心內膜炎**的主因
表皮葡萄球菌 (*Staphylococcus epidermidis*)	－	不溶血	(1) 對 Novobiocin 呈敏感性 (2) 人類表皮的**正常菌叢** (3) 可引起心內膜炎、心導管感染等
腐生葡萄球菌 (*Staphylococcus saprophyticus*)	－	不溶血	(1) 對 Novobiocin 呈抵抗性 (2) 常引起年輕女性尿道發炎

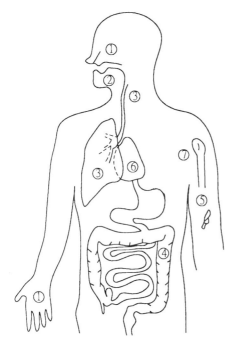

🔵 圖 17-1 金黃色葡萄球菌感染人類所可能導致的疾病

① 金黃色葡萄球菌可能是人體的正常菌叢(normal flora)；

② 導致膿皰症(impetigo)；

③ 呼吸道感染的咽喉炎、氣管炎或肺炎；

④ 食物中毒、腸炎(enteritis)；

⑤ 傷口感染引發膿瘍(abscesses)；

⑥ 心內膜炎(endocarditis)；

⑦ 骨髓炎(osteomyelitis)

二、重要的抗原構造

1. **胜肽聚醣**(peptidoglycan)：
   (1) 可被強酸或溶菌酶所破壞。
   (2) 引發宿主產生 IL-1 與調理性抗體，並有趨化白血球的作用。

2. **台口酸**(teichoic acid)：
   (1) 金黃色葡萄球菌的台口酸含核醣醇。
   (2) 表皮葡萄球菌的台口酸含甘油。
   (3) 微球菌無台口酸。

3. **蛋白質 A** (protein A)：
   (1) 金黃色葡萄球菌細胞壁的重要成分。
   (2) 可與抗體 IgG 的 Fc 片段結合，但 IgG3 除外。
   (3) 免疫學及實驗診斷上的重要工具。

4. 凝固酶(coagulase)：
   (1) **大多數金黃色葡萄球菌的細胞壁皆有凝固酶，又稱為凝固因子**(clumping factor)。
   (2) 血漿中的纖維蛋白原(fibrinogen)可結合至菌體而引起凝集反應，使得纖維蛋白原形成纖維蛋白(fibrin)而使血液凝固。
   (3) 菌體外如附著纖維蛋白可使其不易被吞噬，且與細菌的侵襲力、致病性有關。

5. 莢膜(capsule)：
   (1) 有些金黃色葡萄球菌株會有莢膜。
   (2) 具抗吞噬作用及附著，與該菌的毒力有關。

三、重要的毒素

1. **外毒素**(exotoxins)：
   (1) α-毒素(α-toxin)：
      A. 可溶解紅血球，破壞血小板，與皮膚、組織的壞死有關；**是毛囊炎(folliculitis)最常見的致病菌。**
      B. 造成血液培養基溶血的主因，又稱 α-溶血素(α-hemolysin)。
   (2) β-毒素(β-toxin)：
      A. 對紅血球與白血球皆有毒性。
      B. 在室溫下能加強溶血作用，稱為冷熱溶血素(hot-cold hemolysin)。
      C. B 群鏈球菌可產生 CAMP 因子(CAMP factor)，而加強金黃色葡萄球菌在血液培養基的β-溶血作用。
   (3) γ-毒素(γ-toxin)：可溶解紅血球，但作用機制不清楚。
   (4) δ-毒素(δ-toxin)：
      A. 對熱穩定的大分子蛋白毒素，具類似清潔劑的作用。
      B. 能活化腺苷酸環化酶(adenylate cyclase)而引起細胞活化。

2. **殺白血球素**(leukocidin)：可破壞白血球。

3. **剝落毒素**(exofoliated toxin)，又名**脫皮素**(exfoliatin)：
   (1) 是一種絲胺酸蛋白水解酶，可導致脫皮現象。
   (2) 可能與**葡萄球菌性皮膚剝落症候群**(Staphylococcal scalded skin syndrome, SSSS)有關。
   (3) 好發於小孩，引起嬰兒之 Ritter 氏病(Ritter's disease)。
   (4) 感染之後具特異性抗體，有保護作用，可避免皮膚剝落。

4. **毒性休克症候群毒素**(toxic shock syndrome toxin, TSST)：
   (1) 由**金黃色葡萄球菌**所分泌。
   (2) 為一種超級抗原，會不正常活化宿主免疫反應，而引起休克症狀。
   (3) **常發生於使用衛生棉條或傷口感染者。**

5. **腸毒素**(enterotoxin)：
   (1) 大約有一半的金黃色葡萄球菌會產生腸毒素。
   (2) 有 A~F 型六種，其中以 A 型腸毒素最常引起食物中毒。
   (3) 此毒素**對熱穩定**，煮沸 30 分鐘始可使其變性，因此不易被破壞。
   (4) 對腸道酵素的作用具抵抗力，且不易被分解。
   (5) 腸毒素的基因位於細菌的染色體 DNA 上，但質體所製造的蛋白質可用來調控腸毒素的表現。
   (6) **潛伏時間約 1~8 小時**，會刺激嘔吐中樞引起**噁心、嘔吐、下痢、腹瀉**等症狀。

四、葡萄球菌的抗藥性

1. **常產生β-內醯胺酶**，抗藥性基因位於質體上，對 Penicillin、Ampicillin 等具有β-內醯胺環的抗生素都有抗藥性。

2. 對一些藥物可產生耐藥性，雖被抑制但不會被殺死。

3. 通常帶有抗藥性質體（如 Tetracycline, Erythromycin, Amino-glycosides 等）。

4. 對萬古黴素(Vancomycin)有感受性，可以萬古黴素治療，但自 2001 年開始，台灣亦開始出現革蘭氏陽性球菌的萬古黴素抗藥菌株。

5. 抗 Methicillin 金黃色葡萄球菌(MRSA)或抗 Oxacillin 金黃色葡萄球菌(ORSA)：

   (1) MRSA 或 ORSA 的金黃色葡萄球菌對青黴素類的藥物皆呈抗藥性，但對萬古黴素則呈感受性。

   (2) 常造成院內感染，以萬古黴素靜脈注射治療。

17-2　鏈球菌屬(*Streptococcus*)

一、基本特性

1. 屬於革蘭氏陽性球菌，排列成鏈狀或成對排列。

2. 在血液培養基上菌落較小，且觸酶呈陰性，可與葡萄球菌區分。

(一) 分 類

1. 以溶血型式可將鏈球菌區分為：

   ⇨ α -溶血(α -hemolysis)

   (1) 菌落周圍為不完全溶血，呈草綠色溶血區。

   (2) 如**肺炎鏈球菌**(*Streptococcus pneumoniae*)與草綠群鏈球菌(*Viridans Streptococcus*)。

⇨ β-溶血(β-hemolysis)

(1) 菌落周圍為完全溶血，呈透明溶血區。

(2) 如化膿性鏈球菌(*Streptococcus pyogenes*)與無乳鏈球菌(*Streptococcus agalactiae*)。

⇨ γ-溶血(γ-hemolysis)

(1) 菌落周圍無任何溶血，且無溶血圈出現。

(2) 如牛鏈球菌(*Streptococcus bovis*)。

2. Lancefield（藍氏）血清分型依據：C 醣類(C-carbohydrate)區分出群特異性(group-specific)的**細胞壁**抗原為 A 群到 U 群。

(二) 細胞壁的重要成分

1. **M 蛋白質**(M protein)：

(1) 是 **A 群鏈球菌**(*Streptococcus pyogenes*)主要的毒力因子。

(2) 位於線毛上。

(3) **具抗吞噬作用，可抵抗宿主的免疫吞噬作用。最易侵入血流，造成全身性感染。**

(4) 如果 A 群鏈球菌缺乏 M 蛋白質則不具毒力。

(5) 目前已發現有超過 80 種以上的 M 蛋白質。

(6) 如果產生抗 M 蛋白質的種特異性抗體(type-specific Ab to M protein)，則可保護宿主不受同種 A 群鏈球菌的感染。

(7) 與**鏈球菌**感染後引起宿主的**風濕熱**(rheumatic fever)有關，主要原因是 M 蛋白質與人體心肌的肌纖維膜(sarcolemma)有交叉反應的現象，亦即鏈球菌的 M 蛋白質與人體心肌的抗原非常相似，因此對抗鏈球菌的抗體，可能會對抗宿主的心肌組織，而產生心肌或心瓣膜受損。

2. **C 醣類**(C-carbohydrate)或 **C 碳水化合物**：

(1) Lancefield（藍氏）血清分群的依據。

(2) 可區分群特異性(group-specific)細胞壁的抗原。

(3) 以熱鹽酸、硝酸、formamide、胰蛋白酶、胃蛋白酶或 15 磅高壓滅菌 15 分鐘，皆可萃取出。

(4) A 群鏈球菌之碳水化合物主要是由鼠李糖-N-乙醯-葡萄糖胺(rhamnose-N-acetyl-glucosamine)所組成的細胞壁。

3. **脂台口酸**(lipoteichoic acid)：

(1) 脂台口酸帶負電荷，會與帶正電荷的 M 蛋白質相互作用而形成網狀緻密的結構。

(2) 可與上皮細胞的纖維結合素受體(fibronectin receptor)交互作用，而使菌體容易附著到咽喉的上皮細胞。

(三) 重要的酵素與毒素

1. **鏈球菌性激酶**(streptokinase)：

(1) 又稱為纖維蛋白溶解素(fibrinolysin)。

(2) 可使血中的纖維蛋白溶解酶原(plasminogen)轉變為纖維蛋白溶解酶(plasmin)，進而溶解纖維蛋白，使血塊溶解。

(3) 許多 A 群鏈球菌皆可產生，目前可應用於血栓的治療。

2. **鏈球菌性去氧核酸酶**(streptococcal DNase)：

(1) 能分解 DNA，又稱為鏈道酶(streptodornase)。

(2) 鏈球菌酶的激酶與去氧核酸酶皆有助於液化漏出液、移除膿與壞死的組織，因此稱為酵素性的清瘡作用 (enzymatic debridement)。

3. **玻尿酸酶**(hyaluronidase)：

(1) 能分解組織的玻璃尿酸(hyaluronic acid)。

(2) 又稱為擴散因子(spreading factor)，**有助於細菌在結締組織中擴散**。

4. **化膿性外毒素**(pyrogenic exotoxins A~C)：

(1) 早期稱為**紅斑毒素**(erythrogenic toxin)，現稱為化膿性外毒素。

(2) 與**猩紅熱**(scarlet fever)形成的紅疹有關。

(3) 煮沸 1 小時可破壞毒素的抗原活性。

(4) 其毒素的基因位於潛溶性噬菌體上，一旦有噬菌體感染細菌，即可使鏈球菌產生化膿性的外毒素。

(5) 為一種超級抗原，會使宿主產生不當的免疫反應，而發生休克的現象。

5. **鏈球菌溶血素**(streptolysin)：

(1) **鏈球菌溶血素 O** (streptolysin O, SLO)：

A. 分子量約為 60 kDa 的蛋白質。

B. 還原態才有活性，與氧接觸後不穩定，易氧化而失去活性。

C. 會破壞紅血球、白血球、血小板，與血液培養基上產生的 β型溶血有關。

D. 此抗原可分為 f-位(f-site)與 t-位(t-site)二區，f-位負責與紅血球結合，而 t-位則造成最後的溶血作用。

E. 具抗原性，可引起宿主的免疫反應而產生抗體。

F. **抗－鏈球菌溶血素 O 的抗體**(anti-streptolysin O, ASO)為特異性抗體，可抑制 SLO 的溶血作用。

G. 正常抗－**鏈球菌**溶血素 O 抗體 ASO 的效價< 200 Todd 單位，如 ASO 高於 200，表示可能遭受鏈球菌的感染。

(2) **鏈球菌溶血素 S** (streptolysin S, SLS)：

A. 與血液培養基上的β-溶血有關。

B. 不具抗原性，因此宿主無法產生特異性抗體。

C. 對氧安定，不易被氧化。

D. 會選擇性穿透紅血球細胞膜，引起細胞滲透性溶解，產生溶血作用。

二、實驗室診斷

1. 檢體：咽喉拭子，膿、血液等檢體。

2. 抹片：革蘭氏陽性成鏈狀排列的球菌。

3. 培養：血液培養基或做血液培養(blood culture)。

4. 抗原偵測：凝集試驗、酵素免疫分析法或螢光免疫分析法。

5. **迪克試驗**(Dick test)：

   (1) 檢驗個體對**猩紅熱**的感受性。

   (2) 取**紅斑毒素**(erythrogenic toxin)注射前臂皮下：

   A. 紅腫（陽性反應）：體內無特異性抗體，易受鏈球菌感染而產生猩紅熱。

   B. 無紅腫（陰性反應）：體內有特異性抗體，對猩紅熱有免疫力。

6. **舒茲－卡頓試驗**(Shultz-Charlton test)：

   (1) 檢驗疑似猩紅熱的患者。

   (2) 取紅斑毒素的抗毒素，注射患者的紅疹處，如果紅疹消失為陽性反應，表示皮膚所出現的紅疹由猩紅熱紅斑毒素所引起。

7. **A 群鏈球菌**的鑑定：

   (1) β-溶血。

   (2) Trimethoprim-Sulfamethoxazole (SXT)感受性試驗：A 群與 B 群鏈球菌對 SXT 呈抵抗性，而 C、F 與 G 群對 SXT 則呈感受性。

8. B **群鏈球菌**的鑑定：

(1) β-溶血。

(2) CAMP 試驗(CAMP test)陽性反應：B 群鏈球菌會產生 CAMP 因子，可加強金黃色葡萄球菌 β-溶血素的溶血作用，因而產生箭頭型的溶血區域。

(3) B 群鏈球菌對 SXT 呈抵抗性。

(4) 是屬**婦女生殖道中的常在菌叢**(normal flora)。

9. D **群鏈球菌**（腸球菌與非腸球菌）的鑑定：

(1) β-溶血。

(2) bile esculin 培養基：D 群鏈球菌的腸球菌與非腸球菌皆能在含 4%膽鹽的 bile esculin 培養基上生長。

(3) 6.5% NaCl 培養液：腸球菌可於含 6.5% NaCl 培養液中生長，但非腸球菌則無法生長。

10. **肺炎鏈球菌**：

(1) α-溶血。

(2) 膽鹽溶解試驗(bile solubility test)：以 10%膽鹽可溶解肺炎鏈球菌，因此肺炎鏈球菌的膽鹽溶解試驗呈陽性。

三、臨床疾病

(一) A 群鏈球菌所引起的疾病

1. 丹毒、蜂窩性組織炎、敗血症、膿皰症等（圖 17-2）。

2. 咽喉炎：鏈球菌線毛上脂台口酸與咽喉上皮細胞的纖維結合素結合，而產生咽喉炎。

3. 鏈球菌毒性休克症候群：感染會製造化膿性外毒素的 A 群鏈球菌，會使宿主引起不正常免疫反應而發生休克的現象。

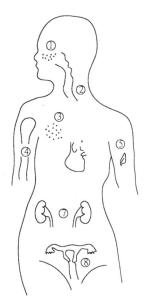

🔴 圖 17-2　A 群鏈球菌感染人之後可能導致的疾病

①在皮膚感染導致丹毒或膿皰症；②鏈球菌性的咽喉炎；③猩紅熱；④骨髓炎；⑤傷口感染導致蜂窩性組織炎；⑥風濕熱；⑦急性腎絲球炎；⑧產褥熱

4. 急性心內膜炎。

5. 鏈球菌感染後疾病(post streptococcal disease)：感染後 1~4 週。

　⇨ **風濕熱**(rheumatic fever)

　(1) 先有上呼吸道感染 A 群鏈球菌，引起鏈球菌性的咽喉炎。

　(2) 後造成宿主的心肌及心瓣膜受損。

　(3) 可能是細菌細胞壁抗原與心臟組織有交叉反應，使得免疫系統產生對抗心肌的抗體，而引起心臟性的風濕熱。

　⇨ **急性腎絲球腎炎**(acute glomerulonephritis)

　(1) 皮膚感染 A 群鏈球菌後，**引起宿主產生大量抗體與鏈球菌的抗原產生免疫反應。**

(2) 導致大量抗體－抗原的免疫複合物沉積在腎絲球的基底膜，而引起第三型的過敏反應。

6. 產褥熱(puerperal fever)：鏈球菌由產道傷口進入感染，而引起子宮內膜的發炎。

7. 1994 年世界上發現多起由 **A 群鏈球菌**引起傷口感染，而導致病人的截肢或死亡，因此將此菌稱為**噬肉菌**(fresh-eating bacteria)。

(二) B 群鏈球菌所引起的疾病

1. 新生兒腦膜炎及敗血症。

2. 5~25%母親產道感染 B 群鏈球菌，而引起新生兒的感染。

3. 引起新生兒腦膜炎最常見的鏈球菌為 B 群鏈球菌。

(三) D 群鏈球菌所引起的疾病

1. 亞急性心內膜炎。

2. 糞腸球菌(*Enterococcus faecalis*)通常引起尿道的感染。

(四) 其他重要的鏈球菌

1. **草綠色鏈球菌：**
   (1) 為人體口腔內之正常菌叢。
   (2) 引起齲齒、感染性心內膜炎、敗血症及許多深部組織嚴重感染。
   (3) **亞急性心內膜炎**常由草綠色鏈球菌所致，其次是腸球菌。
   (4) **轉醣鏈球菌**(*Streptococcus mutans*)為草綠色鏈球菌的一員，為口腔內引起**蛀牙**的主要致病菌。

2. **肺炎鏈球菌：**
   (1) 健康的人鼻咽部中有此細菌。
   (2) 常引起急性與慢性耳炎及竇炎，可引起大葉性肺炎。
   (3) 肺炎鏈球菌引起的肺炎，病患常有**鐵鏽色的痰**。

表 17-3 常見重要的鏈球菌及其導致的疾病					
菌種	Lacefield 分型	溶血型	感染位置	重要診斷的特徵	重要的疾病
化膿性鏈球菌 (*Streptococcus pyogenes*)	A	β	喉部、皮膚	對 Bacitracin 有感受性	咽喉炎、膿皰症、風濕熱、急性腎絲球腎炎、猩紅熱與產褥熱
無乳鏈球菌 (*Streptococcus agalactiae*)	B	β	女性生殖道	CAMP 試驗陽性	新生兒敗血症及腦膜炎
糞腸球菌 (*Enterococcus faecalis*)	D	α or γ	大腸	6.5% NaCl 生長且能在膽鹽下生長及水解 bile esculin	腹部膿腫、尿道感染與心內膜炎
牛鏈球菌或非腸球菌 (*Streptococcus bovis* or non-*enterococcus*)	D	α or γ	大腸	不能在 6.5% NaCl 生長，但可在膽鹽下生長及水解 bile esculin	心內膜炎、大腸癌病人血中可能發現此菌
草綠色鏈球菌 (*Viridans streptococci*)	未分群	α	口腔、咽喉部、大腸、女性生殖道	膽鹽無法溶解菌落	**亞急性心內膜炎**、膿腫及蛀牙
肺炎鏈球菌 (*Streptococcus peumoniae*)	不屬於	α	咽喉部	膽鹽會溶解菌落、莢膜腫脹試驗陽性	**肺炎、腦膜炎**與心內膜炎

四、肺炎鏈球菌的重要特性

1. 革蘭氏陽性的鏈球菌，具有下列二種形態：

    (1) 光滑型→**具多醣類英膜**。

    (2) 粗糙型→**不具多醣類英膜**。

2. 轉形作用(transformation)的發現（圖 17-3）：

    無莢膜粗糙型肺炎鏈球菌＋光滑型肺炎鏈球菌的 DNA

    ↓

    有莢膜光滑型肺炎鏈球菌

3. 較老的肺炎鏈球菌菌株會有自體溶解的現象發生。

4. 莢膜腫脹試驗(capsule swelling test or quellung reaction)：可依肺炎鏈球菌的莢膜抗原區分出型特異性(type-specific)，目前具多醣類的莢膜至少可分為 84 型。

5. **肺炎鏈球菌的莢膜**除有附著於物體表面功用之外，主要是可以保護細菌避免被破壞、抵抗白血球吞噬，使其**具有強的毒力**。

6. 肺炎鏈球菌的毒力因子之一是**破壞抗體 IgG 的蛋白酶**，以便達成細菌在黏膜上的聚集。

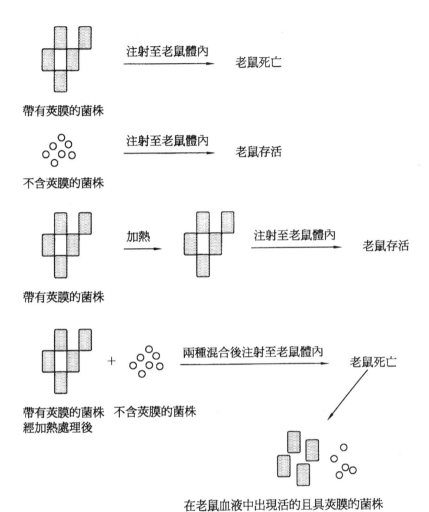

注射至老鼠體內　老鼠死亡

帶有莢膜的菌株

注射至老鼠體內　老鼠存活

不含莢膜的菌株

加熱　　注射至老鼠體內　老鼠存活

帶有莢膜的菌株

＋　　兩種混合後注射至老鼠體內　老鼠死亡

帶有莢膜的菌株　不含莢膜的菌株
經加熱處理後

在老鼠血液中出現活的且具莢膜的菌株

⊕ 圖 17-3　肺炎鏈球菌的轉形作用

五、腸球菌(*Enterococcus*)的重要特性

1. 腸球菌屬包括了糞腸球菌(*E. faecalis*)、屎腸球菌(*E. faecium*)、堅韌腸球菌(*E. durans*)等，但其中 85~90%腸球菌的感染由糞腸球菌所引起。

2. 可能與泌尿道的感染有關。

3. 對 Penicillin、Cephalosporin、Monobactams 的抗藥性強，對 Aminoglycoside 亦有抗藥性，其中以屎腸球菌抗藥性最嚴重。

4. 通常以 Penicillin（或萬古黴素）加上 Aminoglycoside（或 Streptomycin, or Gentamycin）來治療腸球菌的感染。

5. 萬古黴素抗藥性的腸球菌(VRE)，以屎腸球菌對萬古黴素抗藥性最常見，1996 年陸續在台灣發現 VRE 的病例出現。

QUESTI②N

1. 肺炎雙球菌的毒力，與此細菌之何種結構有關？(A)莢膜　(B)細胞壁　(C)細胞質　(D)壁酸(teichoic acid)　　　　（99專高一）

　解析 肺炎雙球菌具有莢膜，除有附著於物體表面功用之外，主要是可以保護細菌避免被破壞、抵抗白血球吞噬，使其具有強的毒力。

2. 下列各種化膿性球菌，何者不屬於革蘭氏陽性菌？(A)葡萄球菌　(B)鏈球菌　(C)肺炎鏈球菌　(D)腦膜炎雙球菌　　　（99專普二）

　解析 腦膜炎雙球菌是屬於革蘭氏陰性菌。

3. 紅斑毒素為何種細菌所分泌？(A)葡萄球菌　(B) A群鏈球菌　(C)腦膜炎雙球菌　(D)肺炎鏈球菌　　　　　　　　　（100專普一）

4. 細菌代謝碳水化合物所產生的H_2O_2對其本身有害，葡萄球菌會分泌何種酶加以分解？(A)纖維蛋白溶解酶　(B)凝固酶　(C)葡萄球菌激酶　(D)觸酶　　　　　　　　　　　　　　（100專普一）

　解析 經由觸酶，發生催化反應而分解。

5. 亞急性心內膜炎與下列何菌相關？(A)金黃色葡萄球菌　(B) A群β溶血型鏈球菌　(C)肺炎鏈球菌　(D)草綠色鏈球菌　（100專高二）

　解析 亞急性心內膜炎常由草綠色鏈球菌感染所致，其次是腸球菌所致；金黃色葡萄球菌則是造成急性心內膜炎的主因。

6. 細菌感染後引起的急性腎絲球腎炎、風濕熱，多半是下列何者所引起的？(A) A群鏈球菌　(B)肺炎鏈球菌　(C)金黃色葡萄球菌　(D)白色念珠菌　　　　　　　　　　　　　　　（100專普二）

7. 下列何者可釋放耐熱之腸毒素？(A)金黃色葡萄球菌　(B)產氣莢膜桿菌(*Clostridium perfringens*)　(C)傷寒桿菌　(D)鏈球菌

　解析 金黃色葡萄球菌的腸毒素耐熱，加熱100°C、30分鐘仍可保留部分活性；產氣莢膜桿菌產生的腸毒素不耐熱，加熱100°C瞬間被破壞，而大部分鏈球菌不耐熱。　　　　　　（101專高一）

解答：　1.A　　2.D　　3.B　　4.D　　5.D　　6.A　　7.A

8. 肺炎鏈球菌引起的肺炎(streptococcal pneumonia)，病患通常會有什麼顏色的痰？(A)粉紅色　(B)綠色　(C)鐵鏽色　(D)黃色

解析) (A)肺水腫時，血球會滲出至周邊組織，而咳出粉紅色泡沫的痰；(B)綠膿桿菌感染時會咳出綠色的痰；(C)肺炎鏈球菌引起肺炎時，因肺泡內的血漿與紅血球滲出而咳出鐵鏽色的痰；(D)金黃色葡萄球菌引起之肺炎會出現黃色的痰。　　　　（101專高一）

9. 以下何種細菌不屬於革蘭氏陰性菌屬？(A)奈瑟氏菌屬(*Neisseria* species)　(B)腸球菌屬(*Enterococcus* species)　(C)弧菌屬(*Vibrio* species)　(D)曲狀桿菌屬(*Campylobacter* species)　　　　（101專高一）

解析) 腸球菌屬是革蘭氏陽性球菌。

10. 金黃色葡萄球菌(*Staphylococcus aureus*)不會引起下列何種疾病？(A)敗血性休克　(B)蜂窩性組織炎　(C)壞死性筋膜炎　(D)急性腎絲球腎炎　　　　（101專普一）

解析) (D)病因是感染A群β型溶血性鏈球菌。

11. 亞急性心內膜炎，大多由何者引起？(A)草綠色鏈球菌(*Streptococcus viridans*)　(B)β溶血性鏈球菌(β-hemolytic *Streptococcus*)　(C)肺炎雙球菌(*Streptococcus pneumonia*)　(D)金黃色葡萄球菌(*Staphylococcus aureus*)　　　　（101專高二）

解析) 亞急性心內膜炎常由草綠色鏈球菌感染所致，其次是腸球菌所致；金黃色葡萄球菌則是造成急性心內膜炎的主因。

12. 下列何種球菌不是革蘭氏陽性菌？(A)葡萄球菌(*Staphylococcus*)　(B)鏈球菌(*Streptococcus*)　(C)奈瑟氏球菌(*Neisseriae*)　(D)腸球菌(*Enterococcus*)　　　　（101專高二）

13 下列何者會引起毒癮者心內膜炎？(A) A族鏈球菌(Group A *Streptococcus*)　(B)淋病雙球菌(*Neisseria gonorrhoeae*)　(C)腦膜炎雙球菌(*Neisseria meningitidis*)　(D) 金黃色葡萄球菌(*Staphylococcus aureus*)　　　　（101專普二）

解析) 毒癮者若用不潔針頭施打毒品也容易造成感染性心內膜炎，其致病菌主要是金黃色葡萄球菌。

解答：　　8.C　　9.B　　10.D　　11.A　　12.C　　13.D

14. 有關葡萄球菌的敘述，下列何者錯誤？(A)絕對厭氧性 (B)能生成觸酶 (C)可以在9% NaCl培養基中生長 (D)易產生抗藥性

（102專高一）

15. 肺炎雙球菌的構造中，何者與其致病力有關？(A)酶 (B)莢膜 (C)細胞壁 (D)外毒素 （102專高二）

16. 下列何者並非葡萄球菌腸毒素引起的食物中毒之特徵？(A)潛伏期短（通常在四小時內發生） (B)嚴重嘔吐 (C)腹瀉 (D)發燒

解析 葡萄球菌腸毒素引起的食物中毒之特徵為潛伏期短、噁心嘔吐、腹瀉下痢等，發燒並非其特徵。 （103專高一）

17. 下列何種酶是由葡萄球菌分泌的？(A)凝固酶(coagulase) (B)琉璃醣酶(hyaluronidase) (C)鏈球菌激酶(streptokinase) (D)去氧核醣核酸酶(deoxyribonucleic enzyme) （103專高二）

解析 大多數的金黃色葡萄球菌的細胞壁皆有凝固酶，又稱為凝固因子(clumping factor)。

18. 毛囊炎(folliculitis)最常見的致病菌為：(A)鏈球菌 (B)金黃色葡萄球菌 (C)大腸桿菌 (D)綠膿桿菌 （104專高一）

19. 關於肺炎鏈球菌(*Streptococcus pneumoniae*)的敘述，下列何者錯誤？(A)健康成人上呼吸道可能有此菌之寄生 (B)主要毒力因子是多醣體莢膜 (C)疫苗尚未發展成功 (D)對Penicillin之抗藥性與Penicillin-binding proteins有關 （104專高二）

解析 (C)疫苗已發展成功，並常規接種於幼童。

20. 有關化膿性鏈球菌之敘述，下列何者錯誤？(A)為具周鞭毛之產芽孢菌 (B) β型溶血之鏈球菌在血液培養基上會形成透明環 (C)為猩紅熱致病菌 (D)急性腎絲球腎炎為感染之併發症 （105專高一）

解析 化膿性鏈球菌屬於革蘭氏陽性球菌，故其無芽胞、無鞭毛。

21. 下列何者為婦女生殖道中的常在菌叢 (normal flora)？ (A) Streptococcus agalactiae (B) Streptococcus pyogenes (C) Leuconostoc spp. (D) Streptococcus pneumoniae （105專高二）

解答： 14.A 15.B 16.D 17.A 18.B 19.C 20.A 21.A

解析 (B)為化膿性鏈球菌，會造成急性咽炎、急性扁桃體炎等；(C)為白色念珠菌，會造成陰道感染；(D)肺炎鏈球菌，會造成肺炎。

22. 化膿性鏈球菌溶血情形屬於哪一群？(A) α溶血　(B) β溶血　(C) γ溶血　(D) δ溶血　　　　　　　　　　　　　　　　（105專高二）

解析 化膿性鏈球菌又稱A群鏈球菌，其溶血型為β，故選B。

23. 下列何種疾病是由葡萄球菌引起的？(A)急性腎絲球腎炎　(B)食物中毒　(C)風濕熱　(D)咽喉炎　　　　　　　　　　　（106專高一）

解析 葡萄球菌主要可分為三類：(1)金黃色葡萄球菌可引起化膿性感染、食物中毒、毒性休克症候群、敗血性休克、蜂窩性組織炎、壞死性筋膜炎等疾病；(2)表皮葡萄球菌可引起心內膜炎、心導管感染等疾病；(3)腐生葡萄球菌則可引起年輕女性尿道發炎，故只有(B)選項符合黃金葡萄球菌可引起的病症。

24. 婦女經期使用的衛生棉條不潔時，會引起毒性休克症候群，是下列何種細菌產生之毒素所引起的？(A)腦膜炎雙球菌(*Neisseriae meningitidis*)　(B) A族性鏈球菌(*group A Streptococcus*)　(C)金黃色葡萄球菌(*Staphylococcus aureus*)　(D)淋病雙球菌(*Neisseriae gonorrhoeae*)　　　　　　　　　　　　　　　　　（106專高二）

解析 毒性休克症候群毒素是由金黃色葡萄球菌所分泌，會不正常活化宿主免疫反應，而引起宿主產生休克症狀，常發生於使用不潔衛生棉條或傷口感染者。

25. 下列何者不屬於腸內細菌科(Enterobacteriaceae)？(A)變形桿菌屬(*Proteus spp.*)　(B)大腸桿菌屬(*Escherichia spp.*)　(C)沙門氏菌屬(*Salmonella spp.*)　(D)腸球菌屬(*Enterococcus spp.*)（106專高二補）

解析 腸球菌屬是革蘭氏陽性球菌。

26. 抗methicillin金黃色葡萄球菌(MRSA)之抗藥性機制為何？(A)使用替代的代謝途徑　(B)核糖體結構改變　(C)產生β-lactamase分解methicillin　(D)細菌染色體突變造成青黴素結合蛋白(PBPs)構造改變　　　　　　　　　　　　　　　　　　　（107專高一）

解答：　22.B　23.B　24.C　25.D　26.D

27. 造成呼吸道感染的細菌，下列敘述何者較為正確？(A) *Legionella pneumophila* 造成龐緹亞克熱(Pontiac fever)的症狀較退伍軍人病嚴重且致死率高　(B) *Streptococcus pneumoniae* 常伴隨呼吸道感染　(C) *Acinetobacter baumannii* 因能產生孢子常造成院內感染　(D) *Corynebacterium diphtheriae* 的感染群僅限於成人

   解析 (A) *Legionella pneumophila* 引起的肺炎，稱為退伍軍人病(Legionaire's disease)或龐提耶克熱(Pontiac fever)；(C)不動桿菌(*Acinetobacter baumannii*)因不挑剔生長環境，且具抗藥性，容易造成院內感染；(D) *Corynebacterium diphtheriae* 的感染群不限於成人。　　　　　　　　　　　　　　（109專高一）

28. 藍氏(Lancefield)血清學分類法，主要是依溶血性鏈球菌之何種構造的抗原不同加以分類？(A)細胞壁　(B)細胞膜　(C)細胞質　(D)細胞核。　　　　　　　　　　　　　　　　　　　　（110專高一）

   解析 藍氏血清分型依據 C 醣類(C-carbohydrate)區分出群特異性(group-specific)的細胞壁，抗原為 A 群到 U 群。

29. 婦女經期衛生棉條不潔，引起之毒性休克症候群(toxic shock syndrome)，為下列何種細菌產生之毒素所引起的？(A)腦膜炎雙球菌(*Neisseriae menigitidis*)　(B)金黃色葡萄球菌(*Staphylococcus aureus*)　(C) A族鏈球菌(group A *Streptococcus*)　(D)淋病雙球菌(*Neisseriae gonorrhoeae*)　　　　　　　　　　　（110專高二）

   解析 毒性休克症候群毒素由金黃色葡萄球菌所分泌。會不正常活化宿主免疫反應，而引起休克症狀，常發生於使用衛生棉條或傷口感染者。

30. 下列何者並非葡萄球菌腸毒素引起的食物中毒之特徵？(A)嘔吐　(B)潛伏期長（通常在24小時後發生）　(C)噁心　(D)腹瀉

   解析 潛伏時間約1~8小時。　　　　　　　　　　　　（112專高三）

解答：　27.B　28.A　29.B　30.B

31. 治療金黃色葡萄球菌造成的院內感染,下列何種抗生素最可能有效?(A)紅黴素(Erythromycin) (B)萬古黴素(Vancomycin) (C)氯黴素(Chloramphenicol) (D)青黴素(Penicillin) (113專高一)

解析 MRSA或ORSA的金黃色葡萄球菌對青黴素類的藥物皆呈抗藥性,但對萬古黴素則呈感受性。

解答: 31.B

革蘭氏陰性球菌

奈瑟氏雙球菌 ┬ 基本特性
        ├ 淋病雙球菌
        └ 腦膜炎雙球菌

莫拉氏雙球菌

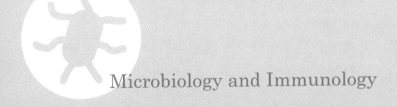

Microbiology and Immunology

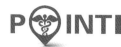

18-1　奈瑟氏雙球菌(Neisseria)

一、基本特性

1. 為革蘭氏陰性的雙球菌，兼性細胞內寄生、絕對需氧菌，菌體呈腎形，害怕脂肪酸、鹽類、乾燥、日光、熱、消毒劑，因此奈瑟氏雙球菌的抵抗力較弱。**會被膜攻擊複合體(MAC)溶解而死亡**。

2. 通常以巧克力培養基(chocolate agar)或 Thayer-Martin 培養基在含 5% CO_2 中培養。

3. 引起的疾病：
   (1) **淋病雙球菌**：菌體無莢膜，會引起淋病。
   (2) **腦膜炎雙球菌**：菌體有莢膜，會引起腦膜炎。
   (3) 其他非致病性的奈瑟氏雙球菌其抵抗力較強，常為人類呼吸道的正常菌叢，因此不具致病性。
   (4) 人類是奈瑟氏雙球菌的唯一宿主，通常為人與人之間的傳染疾病。

二、淋病雙球菌(Neisseria gonorrhoeae)

1. 分類：
   (1) 血清型(serotypes)：依細菌的細胞壁外膜，可將淋病雙球菌區分為 16 種血清型以上。
   (2) 營養型(auxotypes)：
   　　A. 如以營養成分需求來區分，則至少有 30 種以上營養型的奈瑟氏雙球菌。

B. 例如：AHU⁻ auxotype 變異株：從全身擴散性的淋病患者身上所分離，大多需要 arginine、hypoxanthine 及 uracil 等胺基酸的提供才能生長，且對青黴素呈高度感受性。

2. 抗原構造：

(1) **線毛（纖毛）**：毒力因子，**可幫助細菌進行黏附作用**。

(2) **脂多醣體**：具抗原特異性，可抵抗宿主免疫反應。

(3) **IgA1 蛋白酶**：可分解 IgA1，以破壞宿主黏膜免疫的攻擊，提供細菌感染黏膜的重要成分。

3. 淋病雙球菌含產生β-內醯胺酶的質體，而產生β-內醯胺酶之質體與淋病雙球菌抗青黴素類的抗藥性有關，此種淋病雙球菌稱為抗青黴素淋菌(PPNG)。

4. 淋病雙球菌可侵入宿主的嗜中性白血球及黏膜的上皮細胞，藉以逃避宿主的免疫反應。

5. 引起的疾病：

(1) 男性：常引發尿道炎，一般較不如女性感染來得嚴重。

(2) 女性：**子宮內頸、陰道、尿道、輸卵管發炎，嚴重時可能導致不孕**(20%)，白血球內 G(－)雙球菌為重要診斷線索。

(3) 淋病雙球菌性關節炎則較少見。

(4) **新生兒眼炎**(ophthalmia neonatorum)：通常可以四環黴素、紅黴素或 1% $AgNO_3$ 來預防。

6. 治療與預防：

(1) 治療：早期曾使用大量青黴素治療，但在 1980 年代抗藥菌株大量增加，因此美國疾病管制中心建議配合多種抗生素治療，如 Fluoroquinolone、Cefriaxone 與 Deoxycycline 等。

(2) 預防：包括教育、積極檢測慢性帶原者、固定性伴侶與避免不正常的性行為，才是根除淋病的最好方法，臨床上**無疫苗**使用。

三、腦膜炎雙球菌(*Neisseria menigitidis*)

1. 分類：
   (1) 血清型：以莢膜抗原區分為 13 種血清型以上。
   (2) 以 A、B、C、Y 及 W135 最常引起人類的臨床疾病。
   (3) 細菌的莢膜為製成疫苗的主要成分。

2. 抗原構造：
   (1) **莢膜**：具抗免疫系統吞噬作用，與細菌的毒力有關。
   (2) **線毛**：黏附鼻咽腔的黏膜細胞，因此**與菌體黏附作用有關**。
   (3) **脂多醣體**：可產生內毒素，引起宿主發燒。
   (4) **IgA 蛋白酶**：感染黏膜所需，因 IgA 蛋白酶可水解 IgA，而抑制黏膜的免疫攻擊。

3. 疾病：
   (1) 常由**飛沫傳染**，可由**上呼吸道侵入宿主體內**（圖 18-1）。
   (2) 如果由**鼻咽部入侵**，可引起流行性腦脊髓膜炎、菌血症、全身性血管凝血及沃特豪斯－弗里德里克森二氏症候群 (Waterhouse-Friderichsen syndrome)（嚴重敗血症及急性腎上腺素缺乏）等較嚴重的症狀。
   (3) 2001~2002 年之間，曾在台灣軍隊中引起多起感染病例，患者大多出現流行性腦脊髓膜炎的症狀。

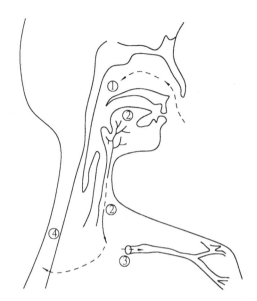

⊕ 圖 18-1 腦膜炎雙球菌的感染途徑及其致病機制。①細菌由鼻咽腔感染，②細菌經淋巴系統進入血流，③進入血管可能導致敗血症，④進入腦脊髓腔而引起腦膜炎

4. 治療與預防：
   (1) 治療：常使用黃胺藥、青黴素、頭芽孢素、氯黴素與立放平來治療。
   (2) 預防：可使用以血清型 A、C、Y 與 W135 的莢膜所製造的多價疫苗來預防腦膜炎雙球菌（血清型 B 無疫苗預防）。

18-2 莫拉氏雙球菌(*Moraxella catarrhalis*)

1. 形態與奈瑟氏雙球菌相似，亦為革蘭氏陰性的雙球菌。

2. 感染之後症狀通常較輕微，只造成呼吸道感染的疾病，如支氣管炎或肺部疾病，在臨床上並不如奈瑟氏菌嚴重。

3. 在血液培養基、巧克力培養基與營養培養基皆可生長，但是在 Thayer-Martin 培養基與紐約培養基則無法生長，可以此判斷此菌。

4. 治療與預防：可用抗生素療法，如頭芽孢素、紅黴素、四環黴素與 SXT 等抗生素來治療。

表 18-1　革蘭氏陰性球菌的比較

細　菌	在 Thayer-Martin 或紐約培養基上生長	葡萄糖的利用 (Glucose)	麥芽糖的利用 (Maltose)	DNA 水解酶 (DNase)
淋病雙球菌 (N. gonorrhoease)	＋	＋	－	－
腦膜炎雙球菌 (N. meningitidis)	＋	＋	＋	－
莫拉氏雙菌 (M. catarrhalis)	－	－	－	＋

QUESTI⦿N

1. 腦膜炎球菌(*Neisseria meningitidis*)的主要感染途徑為：(A)表皮 (B)尿道　(C)胃腸道　(D)鼻咽部　　　　　　　　　　　　（94專普一）

2. 下列何者會在女性泌尿生殖系統引起無症狀感染，最可能導致骨盆發炎或輸卵管損傷，造成不孕？(A)白色念珠菌　(B)淋病雙球菌　(C)大腸桿菌　(D)梅毒密螺旋體(*Treponema pallidum*)
　　　　　　　　　　　　　　　　　　　　　　　　　　　（96專高一）

3. 有關淋病雙球菌(*Neisseria gonorrhoeae*)之敘述，下列何者錯誤？(A)為革蘭氏陰性菌，菌毛與其毒力有關　(B)不耐乾燥，為接觸傳染　(C)常經由受感染的產道而引起新生兒眼炎　(D)為人類鼻咽部的正常菌叢　　　　　　　　　　　　　　　　　　（97專普一）

4. 下列何者不會分泌外毒素？(A)淋病雙球菌　(B)綠膿桿菌　(C)炭疽桿菌　(D)白喉棒狀桿菌　　　　　　　　　　　　　　（98專高二）

5. 淋病雙球菌以下列何種結構吸附於尿道黏膜上皮細胞？(A)莢膜 (B)細胞壁　(C)纖毛　(D)鞭毛　　　　　　　　　　　　（99專高二）

6. 下列何者會引起新生兒眼炎？(A) A族鏈球菌 (group A *Streptococcus*)　(B)淋病雙球菌(*Neisseria gonorrhoeae*)　(C)腦膜炎雙球菌(*Neisseria meningitidis*)　(D)金黃色葡萄球菌(*Staphylococcus aureus*)　　　　　　　　　　　　（102專高二）

7. 下列何者是腦膜炎雙球菌(*Neisseria meningitidis*)的最主要傳染途徑？(A)飲水汙染　(B)伺機感染　(C)飛沫傳染　(D)接觸傳染
　解析 腦膜炎雙球菌經由飛沫傳染，可由上呼吸道侵入宿主體內。
　　　　　　　　　　　　　　　　　　　　　　　　　　　（103專高一）

8. 奈瑟球菌(*Neisseria* spp.)具有菌毛(pilus)構造，其主要由何種蛋白質構成？(A)鞭毛蛋白(flagellin)　(B)混濁蛋白質(Opa protein) (C)菌毛蛋白(pilin)　(D)黏蛋白酶(mucinase)　　　　　　（104專高一）
　解析 線毛（又稱菌毛）是由線毛素（又稱菌毛蛋白）所組成，多出現於G(–)細菌，較鞭毛短且細，可分為一般線毛及性線毛。

解答：　　1.D　　2.B　　3.D　　4.A　　5.C　　6.B　　7.C　　8.C

9. 針對淋病雙球菌(*Neisseria gonorrhoeae*)造成的疾病，下列何者錯誤？(A)主要造成生殖泌尿道感染　(B)臨床上透過疫苗已可以有效預防疾病發生　(C)是革蘭氏陰性菌，具有內毒素，可造成發燒　(D)可能會造成皮疹及關節炎　　　　　　　　（107專高二）

解析 (B)淋病雙球菌的預防，目前僅能透過教育、積極檢測慢性帶原者、固定性伴侶與避免不正常的性行為等，無法藉由疫苗來預防疾病。

10. 補體活化後最終形成膜攻擊複合體(membrane attack complex, MAC)。下列何者較易受到這項防禦機制的作用而死亡？(A) B型肝炎病毒(Hepatitis B virus)　(B)奈瑟氏菌(*Neisseria*)　(C)葡萄球菌(*Staphylococcus*)　(D)鏈球菌(*Streptococcus*)　　　（111專高一）

腸內桿菌

出題率：♥ ♥ ♥

CHAPTER

19

Microbiology and Immunology

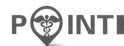

19-1 腸內桿菌(*Enterobacteriaceae*)總論

一、基本特性

1. 所有腸內桿菌皆具有下列三特性：
   (1) 可發酵葡萄糖呈陽性。
   (2) 硝酸還原(nitrate reduction)呈陽性。
   (3) 細胞色素氧化酶(cytochrome oxidase)呈陰性。

2. 生長良好，在有氧或兼性厭氧情況培養 18~24 小時即可觀察到菌落。

3. 短的 G(−)桿菌，**院內感染**常見的細菌，對抗生素常有抗藥性。

4. 存在於人類或動物的腸道、土壤、水及腐生物中，最常自臨床檢體中分離出來。

5. 革蘭氏陰性桿菌依其引起疾病的位置可區分如表 19-1。

表 19-1 革蘭氏陰性桿菌的區分	
感染部位的來源	**菌　　種**
腸道	
1. 腸道內與腸道外	大腸桿菌、沙門氏桿菌等
2. 主要在腸道內	志賀氏桿菌、霍亂弧菌、幽門螺旋桿菌、彎曲桿菌等
3. 主要在腸道外	克雷白氏桿菌、沙雷氏桿菌、變形桿菌與綠膿桿菌等
動物來源	布魯氏桿菌、法蘭西斯桿菌、巴斯德桿菌與耶爾辛氏菌

表 19-2	腸道相關革蘭氏陰性桿菌引起疾病的頻率	
感染的部位	常見病原菌	少見病原菌
腸道	沙門氏桿菌、志賀氏桿菌、彎曲桿菌、幽門螺旋桿菌	大腸桿菌、霍亂弧菌與耶爾辛氏菌
尿道	大腸桿菌	克雷白氏菌、綠膿桿菌與變形桿菌

二、抗原的構造

腸內桿菌通常具有下列三種抗原：

1. **體抗原**(somatic antigen, O-Ag)：
   (1) 位於脂多醣類的重複單元，體抗原又稱為 O 抗原。
   (2) 對熱、酒精穩定。
   (3) 引發宿主產生的抗體多以 IgM 為主。

2. **莢膜抗原**(capsule antigen, K-Ag)：
   (1) 位於莢膜，並非所有腸內桿菌科皆有莢膜抗原，而莢膜抗原又稱為 K 抗原。
   (2) 對熱不穩定，會干擾 O 抗血清的凝集反應，因此可以先加熱將莢膜抗原去活性。
   (3) 與抗宿主吞噬作用及毒力有關，如大腸桿菌表現 K_1 抗原與新生兒腦膜炎有關；而沙門氏桿菌的莢膜抗原又稱為 Vi 抗原，顯示與毒力(virulence)有關。

3. **鞭毛抗原**(flagella antigen, H-Ag)：
   (1) 加熱或酒精會破壞鞭毛抗原。
   (2) 由鞭毛素所組成，為蛋白質成分，而鞭毛抗原又稱 H 抗原。
   (3) 引發宿主產生抗體的主要抗原為 IgG。
   (4) 並非所有腸內桿菌皆有 H 抗原，無鞭毛的細菌，如志賀氏桿菌、克雷白氏菌皆無鞭毛，即無運動性，因此亦無 H 抗原。

表 19-3	腸內桿菌常引起的疾病
主要病原菌	**常見的疾病**
大腸桿菌(*Escherichia*)	尿道感染、**旅行者下痢**、**新生兒腦膜炎**、菌尿症
志賀氏桿菌(*Shigella*)	桿菌性痢疾(dysentery)
沙門氏桿菌(*Salmonella*)	傷寒(typhoid fever)、腸結腸炎(enterocolitis)
克雷白氏菌(*Klebsiella*)	肺炎、尿道感染
腸內桿菌(*Enterobacter*)	肺炎、尿道感染
沙雷氏(*Serratia*)	肺炎、尿道感染
變形桿菌(*Proteus*)	肺炎、尿道感染
耶爾辛氏桿菌(*Yersinia*)	鼠疫、腸結腸炎

三、毒力因子

1. **內毒素**(endotoxin)：**所有腸內桿菌科皆有**，因為所有腸內桿菌皆為革蘭氏陰性桿菌，其細胞壁皆具有**脂多醣體**，此為內毒素的主要成分，可引起宿主發燒。

2. **腸毒素**(enterotoxin)：有些腸內桿菌會分泌腸毒素，此是一種外毒素(exotoxin)，可刺激宿主腹瀉、下痢或嘔吐。如志賀氏桿菌分泌的志賀毒素(Shiga toxin)、大腸桿菌分泌的對熱安定毒素(ST)與對熱不安定毒素(LT)。

3. **穿透腸道表層**(invasive)：部分腸內桿菌具有穿透腸胃道黏膜上皮細胞的功能，造成腸損傷或引起其他器官的病變。如腸侵襲性大腸桿菌(enteroinvasive *E. coli*)、沙門氏桿菌或志賀氏桿菌等。

4. **莢膜**(capsule)：細菌的莢膜有二個主要特性，最主要是抗宿主的吞噬作用，另一個功能則是與毒力有關，因此具有莢膜的細菌感染之後，引起宿主的疾病亦較嚴重。如大腸桿菌、沙門氏桿菌及克雷白氏菌等。

表 19-4	常引起下痢的革蘭氏桿菌		
細 菌		引起宿主發燒	糞便中的白血球
腸毒素引發的下痢			
1. 大腸桿菌(*Escherichia coli*)		－	－
2. 霍亂弧菌(*Vibrio cholerae*)		－	－
侵襲性發炎所引發的下痢			
1. 沙門氏桿菌(*Salmonella*)		＋	＋
2. 志賀氏桿菌(*Shigella*)		＋	＋
3. 空腸彎曲桿菌(*Campylobacter*)		＋	＋

19-2 腸內桿菌個論

一、志賀氏桿菌(*Shigellae*)

(一) 引起的疾病

1. 常見**桿菌性痢疾**主要的病原體，**不侵入血流**，但會使患者產生嚴重的下痢。

2. 大多數的感染是經水源、飲水或食物而傳染，尤其環境衛生較差的地區。

(二) 重要性質

1. 非乳糖發酵性**革蘭氏陰性桿菌**。

2. 鑑定特性：發酵葡萄糖不產氣，不產生 H_2S，不具運動性，因此無 H 抗原。

3. 以 O 抗原不同而分為四群：A 群、B 群、C 群及 D 群。

   (1) 衛生狀況良好的國家常流行 D 群志賀氏桿菌，其次為 B 群志賀氏桿菌；而衛生狀況不佳的國家則常流行 A 群志賀氏桿菌。

(2) A 群志賀氏桿菌引起的下痢最嚴重，而 D 群志賀氏桿菌引起的下痢最輕微但最常見。

(3) 在台灣，目前以 D 群志賀氏桿菌的感染是最常見的桿菌性痢疾病原菌。

4. 通常只需少量細菌（約 100~1,000 隻）即會引起疾病，潛伏期約 1~2 天，在酸性環境中易死亡。

5. 傳播方式：除了水源外，以**人－人**的方式傳播（**糞口傳染**），特別是無症狀的帶菌者。而人與人之間的傳播有四個主要因子 (four factors, 4F)，包括：手指(fingers)、蒼蠅(flies)、食物 (food)、**糞便**(feces)。

6. 會侵襲**迴腸與結腸的黏膜上皮細胞**並在其內繁殖，再引起血性下痢，黏液及白血球會出現在糞便中，其致病過程為：志賀氏桿菌由口腔進入→進入黏膜下的 M 細胞→穿透黏膜細胞→引起潰瘍→血性下痢(bloody diarrhea)（通常**先水瀉，接著伴隨著黏液及膿或白血球**）。

7. 志賀氏桿菌的毒素：

(1) 內毒素：志賀氏桿菌為革蘭氏陰性菌，其細胞壁最主要的成分為脂多醣體，即為內毒素。

(2) A 群痢疾志賀氏桿菌外毒素的特性：

　　A. 為對熱不穩定的蛋白質。

　　B. 具有抗原性，能引發宿主產生抗毒素。

　　C. 可引起實驗動物致死的外毒素。

　　D. 其作用類似腸毒素與神經毒素。

　　E. **可使 60S rRNA 失去活性，而抑制蛋白質的合成**。

(三) 實驗室診斷

1. 糞便檢體中出現大量黏液、紅血球及白血球。

2. 糞便檢體中出現白血球，除了志賀氏桿菌之外，亦有可能是其他侵襲性的微生物引起，如沙門氏桿菌、痢疾阿米巴、彎曲桿菌等。

(四) 預防與治療

1. 腸道的 IgA 抗體可能有保護作用。

2. 注意公共衛生、水源、食物、環境衛生等。

3. 治療：補充水分與電解質，及 Ciprofloxacin、Chloramphenicol、Ampicillin、Tetracycline 與 Trimethoprim-sulfamethoxazole 等抗生素療法。

二、沙門氏桿菌屬(*Salmonella*)

(一) 引起疾病

1. **腸結腸炎** (enterocolitis)：感染鼠傷寒沙門氏桿菌(*Salmonella typhimurium*)所引起（圖 19-1）。

2. **傷寒**(typhoid fever)：在患者腹部出現玫瑰疹(rose spot)，通常是由傷寒(*Sal. typhi*)及副傷寒沙門氏桿菌(*Sal. paratyphi*)所引起。

3. **敗血症**(septicemia)：主要由沙門氏豬霍亂桿菌(*S. choleraesuis*)所引起，由腸胃道傳入血流，引起菌血症與高弛張熱。

4. **腸熱病**(enteric fever)：由傷寒沙門氏桿菌及副傷寒沙門氏桿菌感染所引起，病菌經糞口傳染，可導致腸潰瘍、出血，甚至**腸壁穿孔**。

表 19-5 沙門氏桿菌所引起疾病的比較

項　目	傷寒及副傷寒	敗血症	腸胃炎
潛伏的時間	約 7~20 天	不一定	約 8~48 小時
宿主發燒的症狀	逐漸發燒有高平原區	快速上升	通常較低
血液培養的時間	1~2 週內呈陽性	高燒期呈陽性	陰性
糞便培養的時間	第 2 週開始呈陽性，疾病早期呈陰性	不常呈陽性	發作後很快呈陽性
常見病原菌	傷寒桿菌、副傷寒桿菌 A 群與 B 群	沙門氏豬霍亂桿菌	鼠傷寒沙門氏桿菌腸炎沙門氏桿菌
臨床重要症狀	胸腹部玫瑰疹、**血性下痢**	菌血症、敗血症或高弛張熱	嘔吐、腹瀉與糞便中白血球存在

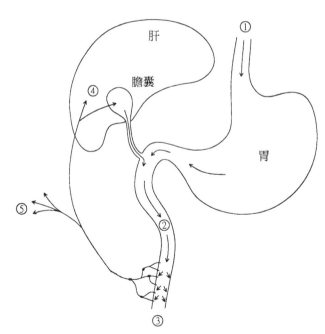

⊕ 圖 19-1　沙門氏桿菌的傳染途徑及其致病機制

①沙門氏桿菌藉由食入性感染；②感染腸道引起上皮細胞發炎或潰瘍；③侵入淋巴及血液；④感染肝臟或膽囊，再循環至腸道或成為慢性帶原者；⑤感染其他器官，如腎臟或胰臟等

(二) 重要性質

1. **非乳糖發酵性革蘭氏陰性桿菌**，對膽鹽(bile salt)具有抗性。

2. 沙門氏桿菌之特性可與志賀氏桿菌區分：

　　(1) 發酵葡萄糖產氣。

　　(2) 產生硫化氫。

　　(3) **有周鞭毛，因此具運動性**。

3. 抗原種類（圖 19-2）：

　　(1) **O 抗原**：細胞壁的體抗原。

　　(2) **H 抗原**：沙門氏桿菌具有周鞭毛，因此具有 H 抗原。

　　(3) **Vi 抗原**：會干擾 O 抗血清的凝集反應，與細菌的侵襲力及毒力有關。

4. 大約有 3% 傷寒的病人，沙門氏桿菌可能會進入膽囊中，而使宿主成為慢性帶菌者。

5. 除了**傷寒沙門氏桿菌**是藉由**人與人之間傳播**；其他的沙門氏桿菌則以動物、家禽或蛋及人來傳播。

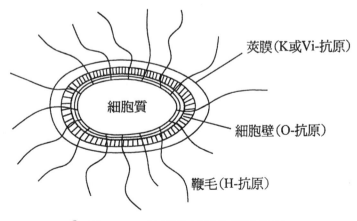

⊕ 圖 19-2　沙門氏桿菌的重要抗原

表 19-6	沙門氏桿菌的血清型分類	
菌　種	血清型(Serogroup)	O 抗原
S. paratyphi A	A	1, 2, 12
S. paratyphi B	B	1, 4, 5, 12
S. paratyphi C	C	6, 7
S. typhimurium	B	1, 4, 5, 12
S. typhi	D	9, 12
S. choleraesuis	C	6, 7

(三) 實驗室診斷

1. 傷寒檢體的採檢：
   (1) **血液或骨髓檢體**：於發病第一週採檢。
   (2) **糞便**：發病第二及第三週採檢。
   (3) **尿液**：發病第三週分離細菌，以尿液為主。
   (4) 必要時做骨髓培養及十二指腸液引流。

2. **唯達試驗**(Widal test)：沙門氏桿菌感染後 2~3 週，血中會出現凝集性抗體，加入沙門氏桿菌抗原（O、H 與 Vi 抗原）做凝集試驗，以血中的抗體效價來輔助傷寒的臨床診斷，各種凝集試驗的判讀如下：
   (1) **O 抗體**效價 ≧ 1:160，表示目前正感染或活動性感染。
   (2) **H 抗體**效價 ≧ 1:160，表示過去曾感染或曾接種過疫苗。
   (3) **Vi 抗體**效價增加，表示患者為慢性帶菌者。

(四) 預防與治療

1. 注意公共衛生、個人及環境與飲食的衛生。

2. 補充水分及電解質，Ceftriazone、Chloramphenicol、Trimethoprim-sulfamethoxazole 或第三代的頭芽孢素。

3. 慢性帶菌者給 Ampicillin、Ciprofloxacin 或膽囊切除。

4. 疫苗：**目前有死菌疫苗及活的減毒疫苗。**

三、大腸桿菌(*Escherichia coli*)

(一) 常見引起的疾病

1. **泌尿道感染：為最常引起泌尿道感染的菌種。**

2. **敗血症：**免疫不全者或新生兒感染，使大腸桿菌侵入血流而引起全身性敗血症。

3. **新生兒腦膜炎：**除了先前（第 17 章）介紹的 B 群鏈球菌之外，K1 血清型的大腸桿菌亦常引起新生兒腦膜炎。

4. **腹瀉：**大腸桿菌產生的**腸毒素**易引起腹瀉，而旅行者通常不像當地的居民具有免疫力，故容易感染而導致腹瀉，稱為**旅行者腹瀉**(traveler's diarrhea)。在未開發國家之嬰兒腹瀉常是由大腸桿菌引起，**也是用來評量食品衛生的細菌。**

(二) 重要性質

1. 大腸桿菌是糞便與結腸中最多的兼性厭氧菌，但數目最多的細菌仍是專性厭氧菌—類桿菌屬(*Bacteroides*)。

2. 能發酵乳糖，在 EMB 培養基上菌落呈金屬光澤的外觀。

3. 具有 O 抗原、H 抗原與 K 抗原。

4. 其中 O55、O111 血清型的大腸桿菌常引起新生兒下痢。

5. 大腸桿菌的線毛、莢膜、內毒素與腸毒素皆與致病性有關。

6. 腸道感染時，大腸桿菌會以線毛黏附至十二指腸與迴腸，再產生腸毒素(LT, ST)或 Verotoxin，而引起宿主下痢。

(三) 重要毒素

1. **大腸桿菌對熱不安定的腸毒素**(heat-labile enterotoxin of *E. coli*, LT)：
   (1) 刺激小腸細胞的腺苷酸環化酶(adenylate cyclase)活性增加，使 cAMP 增加，因而阻止腸道細胞對氯離子及水分的吸收，最後引起宿主下痢。
   (2) 此毒素對熱不安定，65°C 處理 30 分鐘會失去活性。
   (3) 毒素的基因位於質體 DNA 上。
   (4) 與霍亂弧菌的腸毒素有交叉反應。
   (5) 會刺激宿主體內產生中和性抗體，因此具有保護作用。

2. **大腸桿菌對熱安定的腸毒素**(heat-stable enterotoxin of *E. coli*, ST)：
   (1) 此毒素煮沸 30 分鐘不會失去活性，對熱安定。
   (2) 毒素亦由質體調控。
   (3) 刺激小腸細胞的鳥糞苷酸環化酶(guanylate cyclase)活性增加，使 cGMP 增加，因而阻止腸道細胞對鈉離子的吸收，最後引起宿主下痢。

3. verotoxin：
   (1) 是由 *E. coli* 的 O157：H7 血清型所產生。
   (2) 可導致出血下痢或溶血性尿毒症候群。
   (3) 對 vero 細胞（一種養殖的非洲綠猴腎臟細胞）有毒性，因此稱為 verotoxin。
   (4) 毒素的作用可能是將人類核糖體 28S rRNA 的腺苷移除，進而抑制蛋白質的合成。

4. **莢膜**及**內毒素**：與系統性感染有關，如莢膜 K1 血清型的大腸桿菌常引起新生兒腦膜炎。

(四) 致病性

大腸桿菌依其致病性的不同可分為下列六種。

1. **腎致病性大腸桿菌**(nephropathogenic *E. coli*, NPEC)：
   (1) 會製造溶血素。
   (2) 細菌菌體上的 P 線毛可與細胞上血型抗原 P 物質相黏附，使細菌易附著到腸道細胞上。

2. **腸致病性大腸桿菌**(enteropathogenic *E. coli*, EPEC)：
   (1) EPEC 黏附至小腸黏膜細胞上，小腸微絨毛會被破壞。
   (2) 一旦小腸缺少微絨毛，便喪失其吸收的特性，而引起水性下痢。

3. **腸產毒性大腸桿菌**(entertoxigenic *E. coli*, ETEC)：
   (1) 細菌的群落因子(colonization factor)與 ETEC 黏附至小腸上皮細胞有關。
   (2) ETEC 產生腸毒素主要有二種，即為 LT 與 ST。
   (3) 可能會引起腹瀉、水瀉與**旅行者下痢**等疾病。

4. **腸出血性大腸桿菌**(enterhemorrhagic *E. coli*, EHEC)：
   (1) EHEC 會產生 Verotoxin（或稱類志賀毒素 shiga-like toxin）。所以 EHEC=VTEC (verotoxigenic *E. coli*)=STEC (shiga toxin producing *E. coli*)。
   (2) 引起出血性下痢、溶血性尿毒症候群(hemolytic ureamic syndrome)，甚至急性腎衰竭。
   (3) EHEC O157:H7 血清型最常發生，其不會利用山梨醇 (sorbitol)，MUG 試驗呈陰性，β-galactosidase 亦為陰性，因此可以 Mac Conkey/Sorbitol 培養基做 EHEC 的篩檢試驗。
   (4) 日本於 1996 年 7 月發生數千人感染 O157：H7 血清型的大腸桿菌；而台灣於 2001 年底亦發生第一例 O157：H7 大腸桿菌感染。

5. **腸侵襲性大腸桿菌**(enteroinvasive *E. coli*, EIEC)：

(1) 產生的疾病十分類似志賀氏桿菌的感染。

(2) 非乳糖發酵或緩慢乳糖發酵性。

(3) EIEC 侵襲小腸黏膜上皮細胞而致病，可能伴隨發燒及糞便中帶有白血球的現象。

6. **腸凝集性大腸桿菌**(enteroaggregative *E. coli*, EAEC)：

(1) 引起急性及慢性下痢。

(2) 能黏附到人類細胞，如 HEp-2 (D-mannose resistant)細胞株。

(3) EAEC 毒力因子目前並不清楚。

(五) 飲水檢驗

1. 大腸菌群(coliform)：指大腸桿菌、沙雷氏菌、克雷白氏菌與腸內細菌等腸道菌群，均能發酵乳糖產酸產氣。

2. **可做為公共衛生檢查水源受到糞便汙染的指標。**

3. 通常大腸桿菌只存在大腸中，若水中檢驗出大腸桿菌，則為真正糞便汙染指標。

4. 適於飲用的水規定為每 100 mL 水中沒有或少於 1 個大腸菌群。

(六) 預防與治療

1. 治療：

(1) 尿道感染：口服 Sulfonamide 或 Ampicillin。

(2) 敗血症：注射第三代 Cephalosporin（可同時給予 Amino-glycoside）。

(3) 新生兒腦膜炎：Ampicillin 再加上 Cefotaxime。

2. 預防：水源、食物或院內感染都應受到完善的監控，並維持高水平的衛生標準。

表 19-7　常見鑑別培養基與腸內桿菌分離的菌落特徵				
培養基 菌種	MAC	EMB	XLD	SS	BS
志賀氏桿菌 (*Shigella*)	無色	無色	無色	無色	不長
沙門氏桿菌 (*Salmonella*)	無色	無色	紅色菌落有 黑色中心點	無色菌落有 黑色中心點	深綠色 至黑色
大腸桿菌 (*E. coli*)	紅色菌落	深紅色菌落 具有金屬光澤	黃色	粉紅色	不長
克雷白氏菌 (*Klebsiella*)	紅色黏稠 菌落	紫色	黃色	粉紅色	不長
腸內細菌 (*Enterobacter*)	紅色	紫色	黃色	粉紅色	不長
變形桿菌 (*Proteus*)	無色但有 游走現象	無色	紅色到黃色	無色	不長

註：MAC=MacCokey agar; EMB=Eosin-Methylene Blue agar; XLD=
　　Xylose-Lysine Deoxycholate agar; SS=Salmonella Shigella gar;
　　BS=Bismuth Sulfate ager.

四、克雷白氏桿菌屬(*Klebsiella*)

1. 引起疾病：

(1) 肺炎：多由肺炎克雷白氏桿菌(*Klebsiella pneumoniae*)所引起。

(2) 尿道感染與菌血症。

(3) **院內感染**的重要病原。

2. 重要性質：

(1) 舊稱為肉芽腫杯盞狀菌屬(*Calymmatobacterium*)，是**革蘭氏陰性菌**。

(2) 肺炎克雷白氏桿菌約有 5%是出現在正常人的呼吸道及糞便。

(3) 具有大的**莢膜**，菌落呈黏稠狀，可增加細菌對宿主的致病力。

(4) 肺炎克雷白氏桿菌、產酸克雷伯氏菌(*K. oxytoca*)常造成院內感染。

(5) 細菌無鞭毛，因此不具運動性。

五、腸內細菌(*Enterobacter*)

1. 引起疾病：

(1) 尿道感染與敗血症通常由產氣腸桿菌、陰溝腸桿菌所引起。

(2) 可能造成院內感染。

2. 重要性質：

(1) 產氣腸桿菌小的莢膜，具抗吞噬作用。

(2) 有鞭毛具運動性。

六、沙雷氏桿菌(*Serratia*)

1. 引起疾病：引起肺炎、菌血症及心內膜炎等院內感染。

2. 重要性質：黏質沙雷氏桿菌在培養時菌落呈紅色，非常容易觀察。

3. 預防與治療：以第三代頭芽孢素為主。

七、變形桿菌(*Proteus*)

1. 引起疾病：
   (1) 尿道感染、菌血症、肺炎。
   (2) **奇異變形桿菌**(*Proteus mirabilis*)**常因導尿管感染或其他侵入性方式而引起尿道的感染**，而普通變形桿菌(*Proteus vulgaris*)則是院內感染的重要病原。

2. 重要性質：
   (1) 只有離開腸道才會造成感染。
   (2) 具有快速水解尿素，會產生二氧化碳與氨，提高 pH 值，使尿液偏鹼性，可能因而易造成尿道結石。
   (3) 運動性極強，在培養基上菌落會有游走現象(swarming)。
   (4) 變形桿菌的某些菌株與立克次體具有相同的多醣類（即 O 抗原），故利用變形桿菌的某些菌株抗原(OX-2, OX-19, OX-k)可以與立克次體感染的病人血清凝集，稱為外斐氏試驗(Weil-Felix test)。

3. 預防與治療：Aminoglycosides、Trimethoprim-sulfamethoxazole (SXT)或頭芽孢素治療。

表 19-8　主要腸內桿菌的生化反應

	克雷白氏肺炎桿菌	綠膿桿菌	產氣桿菌	變形桿菌	大腸桿菌	傷寒桿菌	志賀氏桿菌
乳糖發酵 (lactose)	＋	－	＋	－	＋＋	－	－
蔗糖發酵 (sucrose)	／	－	＋	／	／	－	－
吲哚試驗 (indole)	－	－	－	＋	＋	－	／
甲基紅 (methyl red)	－	－	－	＋	＋	＋	＋
維比反應 (V-P)	＋	／	＋	／	－	－	－
檸檬酸 (citrate)	＋	＋	＋	／	－	／	－
尿素酶 (urease)	＋	－	－	＋	－	－	－
硫化氫 (H_2S)	－	－	－	＋	－	＋	－
運動性 (motility)	－	＋	＋	＋	／	＋	－

註：＋：陽性反應；－：陰性反應；／：不一定（某些陽性某些陰性）。

QUESTI❓N

1. 下列有關大腸桿菌(*Escherichia coli*)之敘述，何者錯誤？(A)為腸道之正常菌叢　(B)會導致泌尿道感染　(C)內毒素為引起腹瀉的主因　(D)目前沒有很好的疫苗可以預防　　　　　　（96專普一）

   解析 大腸桿菌產生的腸毒素會刺激小腸細胞的腺苷酸環化酶，使其活性增加，因而阻止腸道細胞對氯離子及水分吸收受阻，最後引起宿主下痢。

2. 下列何菌之存在為水被糞便汙染的指標？(A)沙門氏桿菌(*Salmonella* spp.)　(B)霍亂弧菌(*Vibrio cholerae*)　(C)大腸桿菌(*Escherichia coli*)　(D)志賀氏桿菌(*Shigella* spp.)　　（96專普二）

3. 下列何者不是外毒素的特性？(A)蛋白質為其主要成分　(B)耐高溫，皆需以100°C以上之溫度才可破壞其活性　(C)可製成類毒素(D)由細菌產生後釋出胞外　　　　　　　　　（96專普二）

   解析 較不安定，加熱60°C以上毒性常迅速被破壞。

4. 下列何者是造成院內感染最主要的細菌？(A)百日咳桿菌(Bordetella pertussis)　(B)腸炎沙門氏菌(Salmonella enteritidis)(C)結核分枝桿菌(Mycobacterium tuberculosis)　(D)大腸桿菌(Escherichia coli)　　　　　　　　　　　　　　（96專高二）

5. 下列何者不是內毒素的特性？(A)可引起發燒的症狀　(B)含有脂多醣(lipopolysaccharide)　(C)存在於細菌之細胞質內，細菌溶解後方才釋出　(D)主要由革蘭氏陰性菌產生　　（97專普一）

   解析 因為所有腸內桿菌皆為革蘭氏陰性桿菌，其細胞壁皆具有脂多醣體，此為內毒素的主要成分。

6. 下列何者最常引起住院後之泌尿道感染？(A)大腸桿菌(*Escherichia coli*)　(B)淋病雙球菌(*Neisseria gonorrhoeae*)　(C)克雷白氏桿菌(*Klebsiella* spp.)　(D)白色念珠菌(*Candida albicans*)

   （97專普二、97專高一）

解答：　　1.C　　2.C　　3.B　　4.D　　5.C　　6.A

7. 下列何者分解尿素產生氨，使尿液偏鹼性，易引起泌尿道結石？
   (A)奇異變形桿菌(*Proteus mirabilis*)　(B)奈瑟氏淋病雙球菌
   (*Neisseria gonorrhoeae*)　(C)大腸桿菌(*Escherichia coli*)　(D)幽門
   螺旋桿菌(*Helicobacter pylori*)　　　　　　　　　　　（98專普一）

8. 有關腸熱症(enteric fever)之敘述，下列何者正確？(A)所有的沙門
   氏菌(*Salmonella* spp.)均能引起此病症　(B)為侷限在腸胃道的疾
   病，會使腸道異常發熱　(C)可能併發腸穿孔　(D)為一種急性感
   染，不會產生帶菌者　　　　　　　　　　　　　　　（98專普二）

   解析 腸熱病因感染傷寒沙門氏桿菌及副傷寒沙門氏桿菌引起，病菌經
   糞口傳染，病菌經糞口傳染，可導致腸潰瘍、出血，甚至腸壁穿
   孔。若未經治療，可帶菌長達一年以上，成為慢性帶原者。

9. 有關沙門氏桿菌(*Salmonella*)之敘述，下列何者錯誤？(A)經糞口
   途徑傳染　(B)一般只需要很少細菌量（100~200個）即可致病
   (C)通常造成人類及動物的疾病　(D)引起的主要症狀是腹瀉

   解析 細菌數量一般要達到10^5~10^8才會發生臨床症狀。　（99專普一）

10. 有關志賀氏菌(*Shigella*)之敘述，下列何者錯誤？(A)主要引起痢
    疾　(B)症狀依感染菌種不同，可由輕症到重症　(C)腹瀉最初由
    水瀉開始，接著含有黏液和血液　(D)感染後以用抗毒素合併抗
    生素治療為主。　　　　　　　　　　　　　　　　　（99專高一）

    解析 感染後以抗生素治療為主。

11. 有關志賀氏痢疾桿菌(*Shigella dysenteriae*)之敘述，下列何者錯
    誤？(A)經由糞口傳染　(B)腹瀉最初為水瀉，接著變黏稠且帶有
    血液　(C)侷限在腸胃道的疾病，很少入侵血液　(D)已有很好的
    疫苗可以預防　　　　　　　　　　　　　　　　　　（99專普二）

    解析 預防方法是注意環境、食物與水源的衛生，以及增加腸道IgA抗
    體給予保護作用。

解答：　　7.A　　8.C　　9.B　　10.D　　11.D

12. 有關內毒素的敘述，下列何者正確？(A)主要成分為脂多醣 (lipopolysaccharide) (B)由真菌或黴菌的細胞質內產生的毒素 (C)毒性僅對血球細胞有作用 (D)經特殊處理能製成疫苗

解析 內毒素革蘭氏陰性菌細胞壁的化學成分，其毒性對身體細胞皆有反應。 （99專高二）

13. 有關沙門氏菌(*Salmonella*)之敘述，下列何者錯誤？(A)在已開發國家是由食物引起之腹瀉的主要病菌之一 (B)幾乎都是藉汙染的食物或飲料經口造成感染 (C)人畜共通的疾病 (D)一旦感染，必定造成菌血症 （100專高一）

解析 一般沙門氏菌會造成噁心、嘔吐、腹痛與腹瀉症狀，通常可痊癒，但*S. typhi*是傷寒致病菌，則會造成菌血症。

14. 有關克雷白氏肺炎桿菌(*Klebsiella pneumoniae*)的敘述，下列何者錯誤？(A)革蘭氏陰性桿菌 (B)致病性細菌具有莢膜 (C)健康個體的呼吸道或腸道中不會有此菌存在 (D)治療以抗生素為主

（100專普一）

解析 克雷白氏肺炎桿菌常態存於健康人體呼吸道與腸道中，是一種伺機性感染的病原細菌，當人體免疫力下降時會感染致病。

15. 下列何者最常引起未開發國家嬰兒之腹瀉？(A)大腸桿菌 (*Escherichia coli*) (B)霍亂弧菌(*Vibrio cholerae*) (C)沙門氏桿菌 (*Salmonella* spp.) (D)志賀氏桿菌(*Shigella* spp.) （100專普一）

解析 大腸桿菌藉由水或食物傳染，發生於生食及衛生條件不佳的情況，常是未開發國家嬰兒腹瀉的原因。

16. 下列何者是引起旅遊者腹瀉最常見的細菌？(A)腸炎沙門氏桿菌 (Salmonella enteritidis) (B)大腸桿菌(Escherichia coli) (C)志賀氏桿菌(Shigella dysenteriae) (D)霍亂弧菌(Vibrio cholerae)

解析 最常引起旅遊者腹瀉的是細菌，以大腸桿菌最多見，其次是病毒（輪狀病毒）。 （100專高二）

解答： 12.A 13.D 14.C 15.A 16.B

17. 有關志賀氏菌(*Shigella*)之敘述，下列何者正確？(A)少量細菌（200個）即足以造成感染　(B)腹瀉症狀為水瀉，很少含有黏液和血液　(C)經常侵入血液造成菌血症　(D)通常以疫苗作為預防方式　　　　　　　　　　　　　　　　　　　　　（100專高二）

解析 (B)症狀為發燒、腹痛，先水瀉、後為帶血與黏膜的腹瀉；(C)病菌不侵入血液內；(D)預防方式是阻斷糞－口傳染途徑。

18. 下列何者是革蘭氏陰性桿菌？(A)白喉棒狀桿菌(Corynebacterium diphtheria)　(B)大腸桿菌(Escherichia coli)　(C)炭疽桿菌(Bacillus anthracis)　(D)肉毒桿菌(Clostridium botulinum)　　　　（100專普二）

解析 (A)是不產孢子的革蘭氏陽性桿菌；(C)是產孢子的革蘭氏陽性桿菌，為桿菌屬；(D)是產孢子的革蘭氏陽性桿菌，為梭菌屬。

19. 下列有關傷寒沙門氏桿菌之敘述，何者正確？(A)侵襲性強，幾十個菌即能致病　(B)會造成全身性感染的腸熱病　(C)病原菌不會進入血液　(D)引起人畜共通疾病　　　　　　　　　（101專普一）

解析 (A)沙門氏桿菌至少約十萬隻以上的細菌才能致病；(C)會進入血液引起敗血症；(D)有些沙門氏桿菌會引起人畜共通疾病，但傷寒沙門氏桿菌僅對人類致病。

20. 志賀氏桿菌主要引起下列何種疾病？(A)細菌性腦膜炎　(B)細菌性痢疾　(C)肺炎　(D)尿道炎　　　　　　　　　　　（102專高一）

21. 用來評量食品衛生的細菌為何？(A)大腸桿菌(Escherichia coli)　(B)空腸曲狀桿菌(Campylobacter jejuni)　(C)赤痢志賀氏桿菌(Shigella dysenteriae)　(D)傷寒沙門氏桿菌(Salmonella typhi)

解析 大腸桿菌除了是用來評量食品衛生指標外，通常也是用來檢查水源是否受到糞便汙染的指標。　　　　　　　　　（103專高一）

22. 下列何者可以產生對熱不穩定的腸毒素，造成類似霍亂的感染？(A)腸炎沙門氏菌(*Salmonella enteritidis*)　(B)金黃色葡萄球菌　(C)痢疾志賀氏桿菌(*Shigella dysenteriae*)　(D)大腸桿菌（103專高二）

解析 大腸桿菌產生的腸毒素易引起腹瀉，造成類似霍亂的感染。

解答：　17.A　18.B　19.B　20.B　21.A　22.D

23. 下列何者屬於革蘭氏陰性細菌？ (A)丙酸桿菌(*Propionibacterium* spp.)　(B)梭狀芽孢桿菌(*Clostridium* spp.)　(C)肉芽腫杯盞狀菌 (*Calymmatobacterium* spp.)　(D)奴卡氏菌(*Nocardia* spp.)。

解析 (C)選項是克雷白氏桿菌屬(*Klebsiella*)的舊稱，克雷白氏桿菌屬是 革蘭氏陰性菌。　　　　　　　　　　　　　　（105專高二）

24. 下列何者是引起體內各器官伺機性感染的主要細菌？ (A)傷寒沙 門氏桿菌(*Salmonella typhi*)　(B)大腸桿菌(*Escherichia coli*)　(C) 變形桿菌屬(*Proteus spp.*)　(D)克雷白氏桿菌屬(*Klebsiella spp.*)

解析 克雷白氏桿菌屬是造成院內感染的重要病原。　　（106專高一）

25. 下列何者不是革蘭氏陽性桿菌？ (A)白喉棒狀桿菌(*C. diphtheria*) (B)大腸桿菌(*E. coli*)　(C)炭疽桿菌(*Bacillus anthracis*)　(D)肉毒 桿菌(*C. botulium*)　　　　　　　　　　　　（106專高二）

解析 大腸桿菌是腸內桿菌中的兼性厭氧菌。

26. 下列何者不是腸內桿菌的抗原？ (A) O抗原　(B) H抗原　(C)莢膜 (D) E抗原　　　　　　　　　　　　　　　　（106專高二）

解析 腸內桿菌通常具有三種抗原：體抗原（O抗原）、莢膜抗原（K 抗原，沙門氏桿菌的莢膜抗原又可稱為Vi抗原，其顯示為與毒力 有關）、鞭毛抗原（H抗原）。

27. 下列何者是志賀菌毒素(Shiga toxin)的作用目標？ (A) RNA轉錄 (B) DNA複製　(C)蛋白質合成　(D)細胞膜穩定度　（106專高二補）

解析 A群痢疾志賀氏桿菌外毒素的特性之一為使60S rRNA失去活性， 而抑制蛋白質的合成，進而造成感染。

28. 下列何者最常引起新生兒的細菌性腦膜炎？ (A)奈瑟氏腦膜炎球 菌　(B)大腸桿菌　(C)肺炎鏈球菌　(D)結核分枝桿菌

解析 (A)引起腦膜炎；(C)引起肺炎；(D)引起肺結核。　（108專高一）

29. 有關奇異變形桿菌(*Proteus mirabilis*)之敘述，下列何者錯誤？ (A) 是造成由食物引起之腹瀉的重要病菌　(B)經常造成尿道感染 (C)特性為產生大量的尿素酶　(D)為革蘭氏陰性菌　（108專高二）

解析 奇異變形桿菌為腸道正常菌群的常見菌種，常因導尿管感染或其 他侵入性方式而造成尿道感染。

解答：　23.C　24.B/D　25.B　26.D　27.C　28.B　29.A

30. 下列針對 *Bacillus cereus* 造成的疾病，何者正確？(A)可使用 penicillin 治療　(B)產生腸毒素造成類似炭疽熱的症狀　(C)不耐熱腸毒素(heat-labile enterotoxin)會引發嘔吐型食物中毒　(D)感染眼睛後會造成嚴重的組織破壞　　　　　　　（109專高一）

解析（A）可使用抗生素療法，如 ciprofloxacin、gentamicin 或 vancomycin；(B)產生腸毒素造成食物中毒；(C)不耐熱腸毒素主要會引發下痢。

31. 沙門氏菌屬(*Salmonella spp.*)主要的感染途徑為何？(A)輸血傳染　(B)蚊子叮咬　(C)飛沫傳染　(D)飲食傳染　　　　　　（109專高二）

32. 關於各型大腸桿菌(*Escherichia coli*)的敘述，下列何者正確？(A)志賀毒性大腸桿菌(*Shiga toxin-producing E. coli; STEC*)主要透過未煮熟的食物傳染，嚴重時會引發出血性腹瀉　(B)腸毒素性大腸桿菌(*Enterotoxigenic E. coli; ETEC*)常以人傳人的方式造成旅行者腹瀉　(C)腸聚集性大腸桿菌(*Enteroaggregative E. coli; EAEC*)只會導致持續性腹瀉，並不會造成發炎反應　(D)腸病源性大腸桿菌(*Enteropathogenic E. coli; EPEC*)具有志賀毒素(Shiga toxin)　　　　　　　　　　　　　　　　（110專高一）

解析志賀毒性大腸桿菌(STEC)或稱出血性大腸桿菌(EHEC)，此類型大腸桿菌所分泌之毒素非常相似志賀毒素（痢疾志賀氏桿菌所分泌的毒素），患者是因食用受毒素汙染的奶、肉、菜或果汁（生食或加熱不完全）而發病（症狀為急性腹瀉，嚴重時有出血的狀況）。有時也被稱為猴腎細胞毒素產生性大腸桿菌(VTEC)，因為分泌的毒素會對猴腎細胞(Vero cell)產生細胞毒殺的效應。

解答：　30.D　31.D　32.A

革蘭氏陰性桿菌

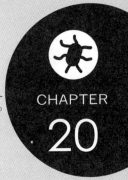

葡萄糖非發酵
革蘭氏陰性桿菌
├ 假單胞菌屬 ─┬ 基本特性
│   ├ 綠膿桿菌
│   ├ 假鼻疽單胞菌
│   └ *Stenotrophomonas*
│   *maltophilia*
└ 不動桿菌屬

需氧性革蘭氏
陰性短小桿菌
├ 耶耳辛氏桿菌
├ 法蘭西斯桿菌
├ 巴斯德桿菌
├ 布魯氏桿菌
└ 退伍軍人桿菌

其他革蘭氏陰性桿菌
├ 嗜血桿菌
├ 博德氏桿菌
└ 伽氏陰道桿菌

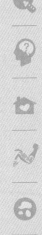

Microbiology and Immunology

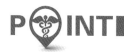

20-1 葡萄糖非發酵革蘭氏陰性桿菌

一、假單胞菌屬(*Pseudomonas*)

(一) 基本特性

1. 假單胞桿菌及其相關細菌皆不發酵葡萄糖，而是藉由氧化作用來代謝葡萄糖。

2. 假單胞桿菌是需氧性的革蘭氏陰性桿菌，**無芽孢**，大多為腐生菌，寄生在水源土壤、腐化的有機物，也可在醫院潮濕的環境處發現。

3. 在正常人身上，假單胞桿菌通常為正常菌叢，但對於醫院內的患者、免疫不全或免疫抑制的病人極易被感染，因此一般認為此類細菌多屬伺機性感染，而且在院內感染(nosocomial infection)的比例上極高。

4. 假單胞菌屬引起的疾病：

    (1) **綠膿桿菌**(*Pseudomonas aeruginosa*)：常由傷口或燒傷感染，而引發腦膜炎、尿道感染、壞死性肺炎等疾病。

    (2) **假鼻疽單胞菌**(*Burkholderia pseudomallei*)：引起類鼻疽病(melioidosis)，患者常會有皮下化膿性感染或淋巴腺炎，有時會引起肺部的疾病或支氣管炎。

    (3) **馬鼻疽單胞菌**(*Burkholderia mallei*)：造成馬鼻疽病(glanders)，細菌不具運動性，常引起家畜動物的鼻疽病（表20-1）。

表 20-1	常見的葡萄糖非發酵革蘭氏陰性桿菌及其引起的疾病
菌　種	引起疾病
綠膿桿菌 (*Pseudomonas aeruginosa*)	肺部感染：囊性纖維病人 耳部感染：中、外耳炎 皮膚感染：毛囊炎 其他疾病：如菌血症、心內膜炎、尿道炎等
假鼻疽單胞菌 (*Burkholderia pseudomallei*)	皮下化膿性感染、淋巴腺炎、發燒、肺炎、類鼻疽病
馬鼻疽單胞菌 (*Burkholderia mallei*)	馬鼻疽病
嗜麥芽寡養單胞菌 (*Stenotrophomonas maltophilia*)	傷口感染、肺炎、菌血症、尿道感染
不動桿菌(*Acinetobacter*)	呼吸道、尿道、傷口的感染，常引起菌血症

(二) 綠膿桿菌(*Pseudomonas aeruginosa*)

1. 專性好氧菌，有端鞭毛，因此具有運動性。

2. 在自來水水中能生長，存於自然環境中、結腸及皮膚上。

3. 綠膿桿菌最常被分離，**常引起院內或伺機性感染**。

4. 免疫力不正常者易引發**伺機性感染**(opportunistic infection)，感染部位可出現藍綠色的膿(verdoglobin)及螢光色素。

5. 在培養基上有甜甜或類似葡萄的氣味，可出現β型溶血與綠色螢光菌落。

6. 綠膿桿菌可產生綠膿菌素(pyocyanin)，為藍色非螢光色素與另一種綠色的螢光色素(fluorescin)。

7. 由囊性纖維病變(cystic fibrosis)病人身上分離的綠膿桿菌非常黏稠，因過度製造細菌外的多醣類，而導致細菌菌落過於黏稠。

8. 在 42°C 能生長，不發酵葡萄糖而以氧化方式利用葡萄糖。

9. 抗原構造與毒素：

(1) 線毛：負責黏附到宿主上皮細胞上。

(2) 莢膜：由囊性纖維病變的病人身上分離的綠膿桿菌非常黏稠，通常與毒力有關。

(3) 脂多醣體：為革蘭氏陰性細菌的細胞壁內毒素成分。

(4) 酵素有許多種包括：彈性蛋白溶解酶、蛋白酶、溶血素、磷脂酶 C 等，皆可破壞宿主的細胞。

(5) 外毒素 A：引起組織壞死與實驗動物死亡，其作用機制與白喉毒素相似，可抑制宿主細胞蛋白質合成。

10. 螢光群的假單胞菌（銅綠假單胞菌、螢光假單胞菌、戀臭假單胞菌）對許多抗生素都有抗性。

11. BAP 上綠膿桿菌菌落大，帶毛玻璃狀邊緣，產生 β 型溶血，具有特殊味道。

12. 治療：不以單一藥物治療，通常是 Penicillin 加上 Aminoglycoside 或新一代的 Quinolones 與新一代的 Cephalosporin。

(三) 假鼻疽單胞菌(*Burkholderia pseudomallei*)

1. 本是屬於假單胞菌屬，但現被分類成 *Burkholderia* 菌屬。

2. 屬革蘭氏陰性桿菌，具運動性、好氧性，可在水、土壤及腐生物上生長。

3. 培養時菌落從黏稠光滑到粗糙皺縮，顏色則由奶油色到橘色。

4. 生長於 42°C，氧化葡萄糖與乳糖，但無法進行無氧發酵。

5. 最常見的類鼻疽病(melioidosis)是肺部感染與皮下化膿性感染。

6. 治療：抗生素治療，如 Trimethoprim-Sulfamethoxazole、頭芽孢素等。

(四) 嗜麥芽寡養單胞菌(*Stenotrophomonas maltophilia*)

1. 在血液培養基上的菌落為淡紫～綠或灰色。

2. 院內感染常分離，特別是長期使用抗生素的病人，最易受到感染，而引起的症狀甚為多樣化，如肺炎、菌血症、傷口感染等症狀。

3. 在臨床是很常被分離出來的葡萄糖非發酵性革蘭氏陰性桿菌。

二、不動桿菌屬(*Acinetobacter*)

1. 好氧性革蘭氏陰性球桿菌，有時以雙球菌形式出現（易與奈瑟氏雙球菌混淆），廣泛存在於環境中。

2. 鮑氏不動桿菌(*A. baumannii*)最常被分離，屬於正常菌叢。

3. 無鞭毛，因此無運動性，故被命名為不動桿菌。

4. 常造成的院內感染與室內加濕器的裝置有關。

5. **可引起免疫力差者之肺炎、尿道炎或敗血症。**

6. 是近年來院內感染菌株中名列前茅，具抗藥性，不易殺死。

20-2　需氧性革蘭氏陰性短小桿菌

一、耶耳辛氏桿菌(*Yersinia*)

(一) 引起的疾病

1. **鼠疫桿菌**(*Yersinia pestis*)：引起鼠疫(plague)與**黑死病**。

2. **假結核耶耳辛氏桿菌**(*Y. pseudotuberculosis*)：引起下痢、腹瀉或發燒。

3. 腸結腸炎耶耳辛氏桿菌(*Y. enterocolitica*)：引起下痢、腹瀉、發燒、潰瘍等。

(二) 重要特性

革蘭氏陰性的桿菌，具有莢膜，以魏松氏染色法(Wayson's stain)呈雙極性染色(bipolar staining)，有如安全別針形的外觀。

◆ 鼠疫桿菌(*Yersinia pestis*)

1. 傳播以**鼠蚤**為重要病媒，其傳播方式如圖 20-1 所示。

2. 在 30°C 生長最快，對噬菌體有感受性，不具運動性，而鼠疫桿菌能在血管內增殖，並可在血液抹片中找到菌體。

3. 重要致病因子：

   (1) 內毒素：細菌細胞壁成分。

   (2) 莢膜抗原：F1 抗原具有抗宿主免疫系統的吞噬作用，亦可分解補體而防禦免疫的攻擊。

   (3) V-W 抗原：基因位於質體上，可能與細菌的毒力有關。

4. 引起的疾病：**經鼠蚤叮咬而引起鼠疫，會有淋巴腺病變**、敗血症、血管內凝血、肺炎、腦膜炎等嚴重症狀。曾在中世紀的歐洲造成 2,500 萬人死亡，俗稱「**黑死病**」。

   依感染途徑可分為：

   (1) **肺炎鼠疫**(pneumonic plaque)：**吸入性造成感染**，傳染性極高，死亡率 100%，患者會出現呼吸困難，全身發紅，皮膚出血呈紫黑色，潛伏期約 2~3 天，為典型的黑死病。

   (2) **腺鼠疫**(bubonic plaque)：鼠蚤叮咬人體而感染，出現下肢**淋巴腺腫**，尤其在鼠蹊部，死亡率約 50%。

   (3) **敗血性鼠疫**(septicemia plaque)：鼠疫桿菌可藉由**淋巴**擴散到血液及全身，而引起皮膚或黏膜出血。

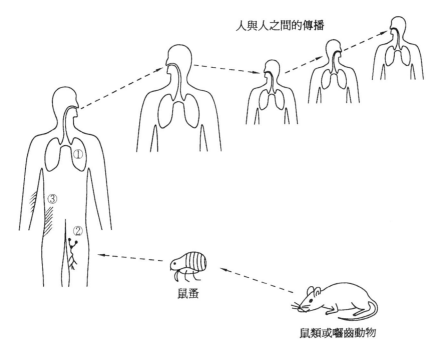

人與人之間的傳播

鼠蚤

鼠類或囓齒動物

✛ 圖 20-1　鼠疫桿菌的傳播方式與其致病性

①肺鼠疫可藉由空氣傳播；②腺鼠疫形成淋巴腺腫；③全身性的黑死病

◆ 假結核耶耳辛氏桿菌(*Yersina pseudotuberculosis*)

1. 會入侵腸黏膜，特別是淋巴結，常導致宿主腹瀉。

2. 25°C 生長最快，具有運動性，但在 37°C 運動性消失。

3. 常存於動物腸道中，4°C 中做寒冷增殖法(cold enrichmend)後再接種於 MacConkey 培養基上。

◆ 腸結腸炎耶耳辛氏桿菌(*Yersinia enterocolitica*)

1. 約超過 50 多種血清型，其中以 O3、O8、O9 血清型最常引起人類的疾病。

2. 存於動物腸道中，其中 O1 型最能致病，製造對熱安定之腸毒素，而使感染的宿主產生腹痛、腹瀉等腸胃道疾病。

(三) 治療與預防

1. 治療：以抗生素治療，如 Streptomycin 或 Tetracycline。

2. 預防：應撲滅老鼠，加強環境衛生或注射疫苗來預防。

二、法蘭西斯桿菌(*Francisella*)

(一) 引起的疾病

1. 土拉倫斯法蘭西斯桿菌(*Francisella tularensis*)：可引起齧齒類之**兔熱病**(tularemia)。

2. 常引起野生哺乳動物的感染，人類因接觸野生動物或經吸血的節肢動物叮咬而感染，如：壁蝨、蚊子等。

3. 感染後會引起淋巴結腫大、肉芽腫，併有膿瘍與壞死的現象。

(二) 重要特性

1. 土拉倫斯法蘭西斯桿菌為高傳染性細菌，須於生物安全箱操作。

2. **分為 A、B 二型，A 型致病力較強**。

3. 為革蘭氏陰性桿菌，但菌體相當小，外觀似球桿菌，無鞭毛，因此不具運動性。

4. 具有莢膜，可以雙極性染色法(bipolar staining)觀察菌體外觀。

5. 法蘭西斯桿菌具有抗吞噬作用，可侵入網狀內皮系統，**感染巨噬細胞**並於內生存，再形成慢性肉芽腫。

(三) 治　療

可以 Streptomycin、Tetracycline 治療。

三、巴斯德桿菌(*Pasteurella*)

(一) 引起的疾病

1. 敗血性巴斯德桿菌(*Pasteurella multocida*)：由貓或狗咬傷的傷口而感染。

2. 經咬傷的傷口感染，易引起淋巴腺炎或蜂窩性組織炎，或是經患者口咽部的感染而引起慢性呼吸道的疾病。

(二) 重要特性

1. 是革蘭氏陰性桿菌，具有莢膜，可以雙極性染色法鑑定。

2. 可在健康動物的口咽部或人類的口腔中發現此菌，而人類大多是被動物咬傷而感染。

3. 為人畜共通疾病(zoonosis)。

(三) 治 療

　　可以青黴素、四環黴素或頭芽孢素治療。

四、布魯氏桿菌(*Brucella*)

(一) 引起的疾病

1. 感染人引起早低晚高的波狀熱(undulant fever)、馬爾他熱、地中海熱。

2. 可由血液、骨髓、淋巴結、尿液、CSF 分離布魯氏桿菌。

3. 人類常因食入未經消毒的牛乳或直接接觸帶原的動物而感染。

4. 侵犯牛、羊、豬的乳腺及懷孕的子宮，引起動物的死產、早產或流產。

5. 感染後會引起宿主發燒、畏寒、肌肉酸痛，未經治療的病患，體溫會有高高低低的變化，因而稱為波狀熱，如圖 20-2。

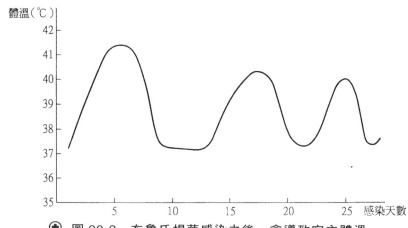

圖 20-2 布魯氏桿菌感染之後，會導致宿主體溫有高低起伏的現象，因此稱之為波狀熱

(二) 重要特性

1. 革蘭氏陰性桿菌或球桿菌，不定形，可在血液培養基上生長，但培養時間較長，通常超過一週以上。

2. 動物為儲存宿主，可經由汙染之牛奶製品或皮膚接觸而感染人類，亦為人畜共通疾病。

3. 重要致病菌（表 20-2）：

　(1) **地中海布魯氏桿菌**(*Brucella melitensis*)：主要感染羊，可引起馬爾它熱(Malta fever)。

　(2) 流產布魯氏桿菌(*Brucella abortus*)：感染牛，生長時需 3~10% CO_2。

　(3) 豬布魯氏桿菌(*Brucella suis*)：常感染豬，可引起化膿的症狀。

4. 可侵入網狀內皮系統，亦可在巨噬細胞內生長，而形成慢性肉芽腫。

表 20-2	布魯氏桿菌的重要特性		
菌　種	對 CO_2 的需求	加入 Basic fuchsin 是否生長	感染的動物
地中海布魯氏桿菌	－	＋	羊
流產布魯氏桿菌	＋	＋	牛
豬布魯氏桿菌	－	－	豬

(三) 治療與預防

1. 預防：將牛奶以巴氏滅菌法處理、注意動物的免疫、撲殺感染的動物等皆可預防布魯氏桿菌的傳染。

2. 治療：仍以鏈黴素及四環黴素治療。

五、退伍軍人桿菌(*Legionella*)

(一) 引起的疾病

1. 嗜肺性退伍軍人桿菌(*Legionella pneumophilia*)：
   (1) 最早在 1876 年夏天在費城的退伍軍人協會發生，造成許多會員感染引發嚴重的肺炎或死亡，由患者的身上分離出的細菌便稱之為退伍軍人桿菌。
   (2) 感染之後約有 2~10 天的潛伏期，開始出現發燒、頭痛，並且引起肺炎，稱為退伍軍人病(Legionaire's disease)或龐提耶克熱(Pontiac fever)。
   (3) 在 1993 年台灣地區亦曾發生多名醫護人員感染退伍軍人病而導致腎衰竭。

2. 其他的退伍軍人桿菌可引起**非典型肺炎**(atypical pneumonia)。

(二) 重要性質

1. 革蘭氏陰性桿菌，但在標準的革蘭氏染色只被輕微染色，故需加長番紅染色的時間或以 Carbolfuchsin 取代，可更清楚觀察細菌的外觀。

2. 需高濃度的鐵及半胱胺酸(cysteine)才能生長，無法生長在一般培養基上。

3. **周遭環境的水是退伍軍人桿菌主要的傳染來源，如空調系統中的水、冷氣冷卻水塔或蓮蓬頭，皆可經人類呼吸道而傳染**，但不會經由人－人的方式傳染。

4. 退伍軍人病與年紀較大及酒精有關，而癌症及免疫被抑制或腎臟移植也是危險因素之一。

(三) 治療與預防

1. 預防：常清洗水塔，或消毒水源，可有效預防退伍軍人桿菌的傳播。

2. 治療：以紅黴素或立放平等抗生素療法來治療。

20-3 其他革蘭氏陰性桿菌

一、嗜血桿菌(Haemophilus)

(一) 引起的疾病

1. **流行性感冒嗜血桿菌**(*Haemophilus influenzae*)：**引起腦膜炎、上呼吸道感染及敗血症。**

2. **杜克氏流行性嗜血桿菌**(*Haemophilus ducreyi*)：**引起軟性下疳**(chancroid)。

3. **埃及流行性嗜血桿菌**(*H. aegypticus*)：引起急性結膜炎、粉紅眼。

(二) 重要性質

1. **革蘭氏陰性桿菌或球桿菌**，有多醣類的莢膜可作為血清之分型及細菌的毒力因子。

2. 流行性感冒嗜血桿菌有六種血清型(a~f)，其中 **b 型**(type b)**最常引起嚴重的感染**。

3. **b 型流行性感冒嗜血桿菌的莢膜**是由多核醣醇磷酸鹽所組成，**可作為疫苗**的成分。

4. 流行性感冒嗜血桿菌可經由上呼吸道進入人體，而細菌可分泌 IgA 蛋白酶，防禦宿主的免疫反應，使細菌容易附著在呼吸道黏膜層，而使呼吸道上皮細胞受損，嚴重的話甚至可引起**腦膜炎**，依衛福部疾管署公告資訊，主要感染 **5 歲以下幼童**。

5. 流行性感冒嗜血桿菌生長時需加入 X 因子(hematin)與 V 因子(nicotinamide adenine dinucleotid, NAD)，因此常用巧克力培養基來分離嗜血桿菌。

6. 血液培養基上，若流行性感冒嗜血桿菌在金黃色葡萄球菌菌落周圍，其菌落會較大，因金黃色葡萄球菌可分泌 V 因子，再加上溶血所釋放出的 X 因子，可供嗜血桿菌生長所需，此稱為衛星現象(satellite phenomenon)。

7. 生長因子需求試驗（表 20-3）：
   (1) **生長時 X 與 V 因子都需要**：流行性感冒嗜血桿菌、埃及嗜血桿菌、溶血嗜血桿菌。
   (2) **生長時需要 X 因子**：杜克氏嗜血桿菌。
   (3) **生長時需要 V 因子**：副流行性感冒嗜血桿菌、副溶血嗜血桿菌。

表 20-3 各種嗜血桿菌對 V 因子與 X 因子的需求		
菌種 \ 需求	V 因子	X 因子
流行性感冒嗜血桿菌	＋	＋
副流行性感冒嗜血桿菌	＋	－
溶血嗜血桿菌	＋	＋
副溶血嗜血桿菌	＋	－
腐生嗜血桿菌	－	－
杜克氏嗜血桿菌	－	＋

(三) 治療與預防

1. 預防：以 b 型流行性感冒嗜血桿菌的多醣類莢膜所純化出來的疫苗，可成功保護暴露於嗜血桿菌高危險性的幼兒。

2. 治療：

   (1) Ceftriaxone：治療流行性感冒嗜血桿菌引起的腦膜炎。

   (2) Rifampin：與流行性感冒嗜血桿菌引起的腦膜炎病人接觸後之預防治療。

二、博德氏桿菌(*Bordetella*)

(一) 引起的疾病

1. **百日咳桿菌**(*B. pertussis*)：引起百日咳(whooping cough)。

2. 副百日咳桿菌(*B. parapertussis*)：較溫和之咳嗽。

3. **支氣管敗血性博德氏桿菌**(*B. bronchiseptica*)：引起類百日咳症狀(pertussis-like syndrome)。

4. **禽博德氏菌**(*B. avium*)：鳥禽類之鼻氣管炎。

表 20-4	各種博德氏桿菌所導致的疾病		
	呼吸道感染	生長於博德－根古培養基時間	常引起的疾病
B. pertussis	+	3~6 天	百日咳
B. parapertussis	+	1~3 天	較溫和的咳嗽
B. bronchiseptica	+	1~2 天	呼吸道感染
B. avium	+	2 天	鳥禽類的呼吸道感染

(二) 重要性質

1. 有莢膜之**革蘭氏陰性桿菌**，需有氧的情況始能生長。

2. 多醣體的莢膜是重要的毒力因子，以甲苯胺藍(toluidine blue)染色會出現雙極的異染顆粒。

3. 經由**呼吸道飛沫傳染**，具高度傳染力，唯一對人類有致病性，主要感染 5 歲以下的小孩。

4. 致病機制：細菌以線毛附著於有纖毛之上皮細胞，再分泌百日咳毒素，而毒素將抑制性的 G 蛋白(G-protein)進行 ADP 核糖基化(ADP-ribosylation)，因而促使腺苷酸環化酶(adenylate cyclase)活化、cAMP 增加，使得 cAMP 依賴性蛋白激酶活化，因而持續刺激上呼吸道，而導致持續咳嗽（圖 20-3）。

5. 百日咳：潛伏期約 7~14 天，患者會歷經以下三個階段的病症。
   (1) **黏膜期（卡他期）**(catarrhal stage)：類似感冒、打噴嚏、發燒，此時**細菌繁殖最快**，亦是**最容易傳染的時期**。
   (2) **發作期**(paroxymal stage)：咳嗽劇烈，易分泌黏液而使呼吸道受阻。
   (3) **恢復期**：約 2~4 週後可進入恢復期，咳嗽漸減，最後痊癒。

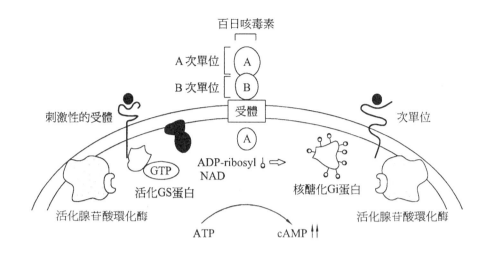

🔵 圖 20-3　百日咳毒素的作用機制

6. 毒素：

(1) **百日咳毒素**(pertusis toxin)：由 A 次單位及 B 次單位所組成，可使咽喉上皮細胞持續活化。

(2) 腺苷酸環化酶毒素(adenylate cyclase toxin)：可抑制嗜中性白血球的吞噬與殺菌能力。

(3) **氣管毒素**(tracheal toxin)：由細胞壁的胜肽聚醣所組成，可抑制咽喉上皮細胞的纖毛運動。

(4) **皮膚壞死毒素**(dermonecrotic toxin)：可使血管出血，亦可能會導致百日咳局部上皮細胞的壞死。

(5) **絲狀血球凝集素**(filamentous hemagglutinin)：負責使細菌黏附到上皮細胞。

7. 博德氏桿菌一般常用博德－根古培養基(Bordet-Gengou medium)來培養。

(三) 治療與預防

1. 預防：可使用殺死的百日咳桿菌作為疫苗，如**白喉破傷風非細菌性百日咳、b 型嗜血桿菌及不活化小兒麻痺五合一疫苗**，可有效預防博德氏桿菌的感染。

2. 治療：以紅黴素或 Ampicillin 治療。

三、伽氏陰道桿菌(*Gardnerella vaginalis*)

(一) 引起的疾病

1. 細菌性陰道炎（或稱為非特異性陰道炎）：
   (1) 患者會出現像漿糊般的白帶。
   (2) 生殖道的 pH>4.5。
   (3) 有魚腥臭味。
   (4) 顯微鏡檢查可發現線索細胞(clue cell)，但無白血球與乳酸桿菌或陰道滴蟲的感染。

2. 常出現產後敗血症、子宮內膜炎、陰道膿瘍等生殖道的疾病。

(二) 重要性質

1. 革蘭氏陰性桿菌，外觀呈多形性，無鞭毛不具運動性。

2. 約有 70%左右健康婦女陰道中是正常菌群。

3. 細菌性陰道炎婦女陰道抹片中會出現上皮細胞與革蘭氏染色陰性的細菌，即稱為線索細胞。

(三) 治　療

給予 Ampicillin 與 Metronidazole 抗生素治療。

QUESTION

1. 有關退伍軍人症桿菌(*Legionella pneumophila*)的敘述，下列何者正確？(A)革蘭氏陽性厭氧菌　(B)主要是造成呼吸道感染　(C)安匹西林(Ampicillin)為主要之治療藥物　(D)人類為主要的儲菌原

   解析 屬革蘭氏陰性桿菌；水是主要的傳染來源，不會經由人－人的方式傳染；以紅黴素或立放平等抗生素治療。　（93、96專普二）

2. 有關不動桿菌(*Acinetobacter baumannii*)的敘述，下列何者正確？(A)可引起免疫力差者之肺炎、尿道炎或敗血症　(B)很少出現於環境中　(C)為機會性致病菌，很少造成院內感染　(D)並不具有抗藥性，臨床上容易治療　（96專普一）

   解析 不動桿菌廣泛存在於環境中，對老人、小孩及病人造成伺機性感染，為院內感染常見菌株之一，具抗藥性，臨床上不易殺死。

3. 下列何者最常引起兒童的急性會厭炎？(A) B型莢膜流行性感冒嗜血桿菌(*Haemophilus influenzae* capsular type B)　(B)大腸桿菌(*Escherichia coli*)　(C)化膿性鏈球菌(*Streptococcus pyogenes*)　(D)白色念珠菌(*Candida albicans*)　（98專高一）

   解析 (B)最常引起尿道感染；(C)最常引起風濕熱、猩紅熱等；(D)最常引起鵝口瘡、尿布疹。

4. 有關流行性感冒嗜血桿菌(*Haemophilus influenzae*)之敘述，下列何者錯誤？(A)分為6個血清型，以a型最具致病性　(B)為人類上呼吸道的正常菌叢，一般不致病　(C)為引起幼兒細菌性腦膜炎的重要細菌　(D)已有疫苗可以預防　（98專普二）

   解析 分為6個血清型，以b型最具致病性。

5. 有關綠膿桿菌的敘述，下列何者正確？(A)為革蘭氏陽性桿菌　(B)不能在自然界獨立生存，必須寄生　(C)是造成院內感染的重要細菌　(D)目前抗藥性不普遍，多以單一抗生素治療即可　（99專普一）

   解析 (A)為革蘭氏陰性桿菌；(B)不需寄生，藉由機會感染來致病；(D)對大部分抗生素具有抗藥性。

解答：　1.B　　2.A　　3.A　　4.A　　5.C

6. 有關百日咳的敘述，下列何者正確？(A)僅由內毒素引起　(B)主要是呼吸道飛沫傳染　(C)是人畜共通的疾病　(D)目前沒有有效的疫苗可供使用 　　　　　　　　　　　　　　　　　　　　(99專普二)

　　解析 (A)百日咳桿菌的致病物質有莢膜、菌毛、內毒素、多醣體；(C)僅對於人類具有致病性；(D)目前有五合一疫苗可以預防。

7. 下列何者是退伍軍人病(Legionellosis)的感染途徑？(A)輸血　(B)蚊子咬傷　(C)水空氣微粒　(D)鼠類咬傷 　　　　　　(101專高二)

8. 百日咳菌(*Bordetella pertussis*)最具感染性的臨床症狀期是：(A)發作期(paroxysmal stage)　(B)卡他期(catarrhal stage)　(C)潛伏期(latent stage)　(D)恢復期(convalescent stage) 　　(101專普二)

9. 下列有關鼠疫桿菌之敘述，何者錯誤？(A)曾橫掃歐洲，導致俗稱之黑死病　(B)造成人畜共同傳染病　(C)節肢動物有參與其傳播　(D)肺鼠疫主要藉由跳蚤及鼠類傳染 　　　　　(101專普二)

　　解析 肺鼠疫藉由空氣傳播，吸入患者飛沫而感染。

10. 有關百日咳菌(*Bordetella pertussis*)的敘述，下列何者正確？(A)檢出率最高為咽喉檢體，且必須注意低溫輸送　(B)於後疫苗時期感染此菌之族群只涵蓋青少年　(C)傳染性最高之時期為突發期(paroxysmal stage)　(D)與臨床症狀中造成纖毛無法正常運作，以排出氣管中之黏液相關之主要致病毒素為氣管毒素(Tracheal cytotoxin) 　　　　　　　　　　　　　(103專高二)

　　解析 (A)需採取鼻咽拭子，而非咽喉，否則會使檢出率大大降低；(B)於後疫苗時期感染此菌之族群涵蓋青少年及成人；(C)傳染性最高之時期為卡他期(cartarrhal stage)。

11. 百日咳菌(*Bordetella pertussis*)的感染是由吸入感染性飛沫開始，其臨床症狀分三期，於何時期中菌數會達到最高峰？(A)潛伏期(latent stage)　(B)卡他期(catarrhal stage)　(C)突發期(paroxymal stage)　(D)恢復期(convalescent stage) 　　　(105專高二)

　　解析 卡他期是細菌繁殖最快亦為最易傳染的時期。

解答：　6.B　7.C　8.B　9.D　10.D　11.B

12. 在幼童常見造成細菌性腦膜炎的主要致病原為何？(A)流行性感冒嗜血桿菌(Haemophilus influenzae) (B)綠膿桿菌(Pseudomonas aeruginosa) (C)腦膜炎雙球菌(Neisseria meningitidis) (D)肺炎雙球菌(Streptococcus pneumonia) （106專高一）

解析 流行性感冒嗜血桿菌能引起多種侵襲性疾病，其中以腦膜炎威脅性最大，依疾管署公告資訊，主要感染為5歲以下幼童，其中大約有15~30％病患更會出現水腦、腦炎、腦室炎、聽覺障礙、視覺障礙、運動失調、智能不足、抽搐、偏攤等可能的後遺症。

13 偶發性退伍軍人症遍布全球，但感染大部分發生於何時？(A)春天和夏初 (B)夏末和秋天 (C)冬末和春天 (D)冬天和春初

解析 周遭環境的水是退伍軍人桿菌主要的傳染來源，如空調系統中的水、冷氣冷卻水塔或蓮蓬頭，皆可經人類呼吸道而傳染，且此疾病最早是在1876年夏天在費城的退伍軍人協會發生，故可推斷(B)選項應較為適宜。 （106專高二補）

14. *Bordetella pertussis*造成百日咳的病程中，哪一時期菌量最高，也最具傳染力？(A)潛伏期(incubation period) (B)黏膜期(catarrhal phase) (C)陣發期(paroxysmal phase) (D)恢復期(convalescent phase) （107專高二）

解析 (B)百日咳之潛伏期約7至14天，在黏膜期（又稱卡他期）時，病人有類似感冒、打噴嚏、發燒，此時細菌繁殖最快，亦是最容易傳染的時期。而病人在陣發期時，咳嗽劇烈，易分泌黏液而使呼吸道受阻。最後，病人約在2至4週可進入恢復期，咳嗽漸減，最後痊癒。

15. 對於臨床症狀尚不明顯的布魯氏桿菌症(brucellosis)，通常是以下列何種檢測來鑑定？(A)病人體內分離、培養的布魯氏桿菌 (B)病人血液中的布魯氏桿菌特有的抗原 (C)病人血液中的專一性抗體反應 (D)傳統染色與顯微鏡檢查 （108專高二）

解答： 12.A 13.B 14.B 15.C

16. 關於土倫法蘭西斯桿菌(*Francisella tularensi*)的敘述，下列何者正確？(A)對清除細菌來說，抗體免疫比細胞免疫重要　(B) A 型菌比B型菌的毒性強　(C)可利用乙內醯胺(β-lactam)類抗生素降低死亡率　(D)主要引發戰壕熱(trench fever)　　　　　（110專高二）

解析 土倫法蘭西斯桿菌分為A、B二型，A型致病力較強，主要感染囓齒類動物；人類則會引起土拉倫斯桿菌症(tularemia)。

17. 法蘭西氏土倫桿菌(*Francisella tularensis*)主要感染何種人體細胞？(A)巨噬細胞　(B)上皮細胞　(C)基底細胞　(D)自然殺手細胞　　　　　（112專高一）

解析 法蘭西氏土倫桿菌具有抗吞噬作用，可侵入網狀內皮系統，感染巨噬細胞並於內生存。

18. 造成軟性下疳(chancroid)的病原菌為何？(A)尿素放線菌(*Actinobacillus ureae*)　(B)流行性嗜血桿菌(*Haemophilus influenzae*)　(C)杜克氏嗜血桿菌(*Haemophilus ducreyi*)　(D)泡沫狀嗜血桿菌(*Haemophilus aphrophilus*)　　　　　（112專高三）

解析 杜克氏嗜血桿菌造成感染者的生殖器出現一或多個軟性下疳(chancroid)，它是一種極為疼痛之潰瘍，局部淋巴結發炎腫大。

解答：　16.B　17.A　18.C

MEMO

弧菌屬、彎曲桿菌屬、螺旋桿菌及其他相關細菌

出題率：♥ ♥ ♡

Microbiology and Immunology

P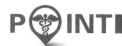INT　　　　　　　　　　　重｜點｜彙｜整

21-1　弧菌屬(*Vibrios*)

一、臨床上常見的弧菌

1. 霍亂弧菌(*Vibrio cholerae*)：
   (1) 血清型 O1 及 O139：由食物或水感染，引起**霍亂**(cholera)、嘔吐、水瀉。
   (2) non-O1 血清型：由食物或水感染，引起類似霍亂的下痢，但較輕微，非腸道的感染則較少見。

2. 腸炎弧菌(*V. parahaemolyticus*)：由海水或水產動物感染，引起**腸胃炎**、非腸道的感染。

3. 創傷弧菌(*Vibrio vulnificus*)：引起**傷口感染**。

二、霍亂弧菌的重要性質

1. 主要經由**汙染的飲用水或食物傳染**，霍亂潛伏期約 1~4 天，有噁心、嘔吐、腹絞性下痢、**洗米水樣的糞便**等情況發生。

2. 存於海中及水表面，逗點形彎曲的**好氧菌**。

3. 有單一端鞭毛，具運動性，但無芽孢亦無莢膜，為革蘭氏陰性細菌。

4. 能生長於高 pH (8.5~9.5)下，但會被酸快速殺死，因此適合以鹼性的培養基來增殖。

5. 霍亂弧菌在 TCBS (thiosulfate-citrate-bile-sucrose)培養基上為**黃色菌落**；以霍亂紅試驗呈紅色，**為陽性反應**。

6. 發酵蔗糖及甘露糖，但不發酵阿拉伯糖，對化學複合物 O/129 有感受性，因此可與氣單胞菌屬(*Aeromonas species*)（呈抗性）區分。

7. 霍亂弧菌具**耐鹽性**(halotolerant)，甚至加入 NaCl 亦**可刺激弧菌生長**。

8. 抗原構造：H 抗原與 O 抗原。
   (1) **O1 群**(O1 group)的霍亂弧菌可引起典型霍亂，如 E1 Tor 菌株。
   (2) 非 O1 群(Non-O1)的霍亂弧菌則引起類似霍亂的疾病，但較輕微。

9. **霍亂弧菌的腸毒素：**
   (1) 以 O1 血清型與 O139 血清型最常產生。
   (2) 結構：**毒素由一個 A 次單位及五個 B 次單位所組成**，最後由**雙硫鍵**連接而成。
   (3) 機制：當毒素分泌出來後，**B 次單位負責與細胞膜之** GM$_1$ gangliosides **結合**，再將 **A 次單位送入胞內**經由 ADP-ribosylation 而加強腺苷酸環化酶的活性，刺激 cAMP 增加，使得腸道氯離子及水再吸收受阻，並使 HCO$_3^{2-}$(bicarbonate) 流失，最後造成下痢、脫水及酸中毒（圖 22-1）。

10. 霍亂弧菌**不具侵襲性**，但會分泌**腸毒素、內毒素及黏蛋白酶**，與致病性有關。

11. 霍亂弧菌不耐酸，主要經由水和食物傳染，很少藉由人與人之間的傳播，而且感染時需要有很多的細菌數（約 $10^8 \sim 10^{10}$）才會致病；一旦感染人類，可能會有脫水、腹瀉、低血鉀症與酸中毒等嚴重的症狀。

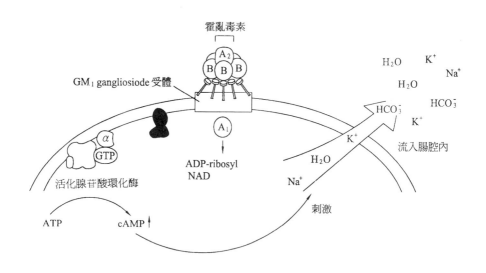

⊕ 圖 21-1　霍亂毒素的致病機制

三、腸炎弧菌(V. parahaemolyticus)的重要性質

1. 腸炎弧菌（又稱為副溶血弧菌）在 TCBS (thiosulfate-citrate-bile-sucrose)培養基上為綠色菌落。

2. **好鹽性**細菌，在 1~7% NaCl 環境才能生長。

3. 在血液培養基上生長良好，**氧化酶試驗為陽性**。

4. 經由**未煮熟或汙染的帶殼海鮮**而感染，潛伏期約 12~24 小時。

5. 能產生溶血素，可黏附並入侵腸黏膜，而引起急性腸胃炎。

四、海洋創傷弧菌(V. vulnificus)的重要性質

1. 為**好鹽性**的細菌，主要來自**海水**。

2. 處理海貝類或海生動物的漁民**易經由皮膚感染**，而引起腫脹、紅斑甚至壞死。

3. 發生**敗血症**的死亡率高達 50%以上。

4. TCBS 培養基上為**藍綠色菌落**。

五、治療與預防

1. **胃酸**具有保護力，腸腔產生的 IgA 亦有保護力，病人血清中也有抵抗霍亂弧菌的抗體(≧ 1:20)。

2. 治療：**首要補充水分**與**電解質**，以免水分大量流失而引發休克，再加上抗生素療法，如**四環黴素**、**胺基醣苷類抗生素**與**氯黴素**。

3. 控制霍亂的方法：

   (1) 飲水以氯消毒及避免食物受到汙染。

   (2) **隔離患者，消毒排泄物及嘔吐物。**

   (3) 加強檢疫與防疫措施。

   (4) 撲滅蒼蠅，加強環境衛生。

   (5) 霍亂疫苗的預防接種：死菌疫苗約 3~6 月內有效。

   (6) 避免食用生冷食物。

21-2 彎曲桿菌屬(*Campylobacter*)

一、引起的疾病

1. **空腸彎曲桿菌**(*Campylobacter jejuni*)：小孩之腸炎，**易引發周邊神經病變**（Guillain-Barré 症候群），出現水性有惡臭之下痢，而分泌的**腸毒素**會引起**出血性下痢**，並有發燒及腹痛。

2. **胎兒彎曲桿菌**(*Campylobacter fetus*)：引起菌血症、腸胃炎。

二、重要性質

1. 需要較低濃度之氧氣，如 5% O_2、10% CO_2、85% N_2，才可生長良好。

2. 外觀呈 S 形(S-shaped)、逗點形、海鷗翅膀形或彎曲狀的革蘭氏陰性桿菌。

3. 有單端鞭毛，因此有運動性。

4. 空腸彎曲桿菌之最佳生長溫度為 42°C，而胎兒彎曲桿菌則為 37°C。

5. 感染途徑：牛、雞、狗為主要細菌之來源，而人與人之間可以是糞口傳播。

6. 具侵襲性，而且亦可分泌細胞致病毒素、內毒素與腸毒素，因此感染後常造成急性腸胃炎，甚至侵入血流而導致敗血症。

三、治療與預防

1. Erythromycin 與 Ciprofloxacin 等抗生素可用於空腸彎曲桿菌之腸炎的治療。

2. Aminoglycoside 等抗生素用於胎兒彎曲桿菌所導致菌血症的治療。

21-3 幽門螺旋桿菌(*Helicobacter pylori*)

一、重要性質

1. 1982 年由澳洲二位醫師由胃黏膜檢體中所分離。

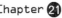

2. 菌體型態及培養環境與彎曲桿菌非常類似，與彎曲桿菌區別的
特性包括有：

(1) **多層鞘鞭毛**。

(2) 強烈**尿素**水解能力。

(3) **獨特的脂肪酸組成**（含高比率的 14 個碳飽和脂肪酸，低比
率的 16 個碳飽和脂肪酸）。

3. **基本特性**：

(1) 革蘭氏陰性桿菌，具有螺旋形的外觀，在菌體的一端具**有
4~6 根的端叢鞭毛**，因此具有運動性。

(2) 生長時需較低濃度氧氣（5% O_2、10% CO_2 與 85% N_2），培
養於 35~37°C。

(3) 氧化特性：**強烈尿素酶(urease)陽性**、**氧化酶(oxidase)陽性**、
觸酶(catalase)陽性，但**不會還原硝酸**。

4. 幽門螺旋桿菌在消化性潰瘍所扮演的角色：

(1) **超過 95%的十二指腸潰瘍(duodenal ulcers)及 70~80%的胃潰
瘍(gastric ulcers)皆可分離出幽門螺旋桿菌**。

(2) 在長期追蹤消化性潰瘍的病人可發現，若是感染幽門螺旋桿
菌的病人則易再復發。

(3) 以抗生素撲滅幽門螺旋桿菌感染後，病人的消化性潰瘍不易
再復發（再復發率為<15%）。

5. **流行病學**：

(1) 人類幽門螺旋桿菌感染可能來自**其他個體、動物或環境**。

(2) 可能是**人與人之間的傳播**或是**家族之內的散布**。

(3) 幽門螺旋桿菌的感染最後可能導致**胃癌**（圖 21-2）。

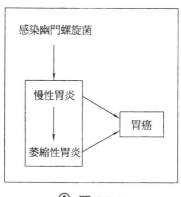

🔸 圖 21-2

二、致病因子

1. **空泡性細胞毒素**(vacuolating cytotoxin, Vac A)：
   (1) 可阻斷胃黏膜上皮細胞之 vacuolar-type ATPase 及 Na^+K^+-type ATPase，而影響 H^+-pump，造成不可逆反應。
   (2) 使細胞內外 pH 值梯度及水滲透性發生改變，而使細胞質持續產生空泡，最終將使細胞脹破。

2. **氨**(ammonia)：
   (1) 細菌可分泌**尿素酶**(urease)水解尿素，產生大量的**氨**，使 pH 升高。
   (2) 大量的氨會破壞胃黏膜，而引起胃發炎反應。

3. **磷脂質酶**(phospholipase)：會破壞胃上皮細胞膜的**雙層磷脂質**，而使細胞膜受損，產生發炎反應。

4. **其他**：血小板活化因子(platelet-activating factor)、蛋白酶與黏附因子及運動性等，皆可一同輔助細菌參與破壞胃黏膜的能力。

三、實驗診斷

1. 胃組織培養細菌。

2. 胃組織偵測**尿素酶**活性：快速尿素檢測(CLO-test)、Pyloritek、克氏尿素培養基(Christensen's urea agar)皆是測尿素酶活性的快速診斷法。

3. 吉姆沙染色劑(Giemsa stain)、嗜銀染色法(Warthin-Starry silver stain)染色後觀察組織中的細菌。

4. 偵測血清中特異性抗體。

5. **尿素呼氣試驗**(Urea breath test, UBT)：

$$\text{Urea}\,(^{14}\text{C 標幟}) \xrightarrow{\text{尿素酶}} \text{NH}_3 + {}^{14}\text{CO}_2\,(\text{呼出氣體})$$

將尿素代謝成 $^{14}\text{CO}_2$，即可測出含放射線的氣體，因此可確認幽門螺旋桿菌分泌的尿素酶，顯示幽門螺旋桿菌存在。

四、治療與預防

1. 目前治療幽門螺旋桿菌的方法，仍建議以多重抗生素療法為主。

2. 常用的**抗生素三重療法**(triple therapy)如下：

    (1) Metronidazole、Clarithromycin 與**鉍鹽**(Bismuth)。

    (2) Amoxicillin、Clarithromycin 與**鉍鹽**。

3. 其他抗生素或抑酸劑，如：Erythromycin、Ranitidine 與胃乳等。

21-4 其他相關細菌

一、氣單胞菌屬(*Aeromonas*)

1. 引起的疾病：
   (1) **嗜水氣單胞菌**(*Aeromonas hydrophila*)可引起下痢。
   (2) 除了攝食**汙染的食物**或**飲水**之外，亦可能因**皮膚傷口**而感染。
2. **重要性質**：
   (1) 常存於**新鮮的淡水**中，有運動性。
   (2) 在血液培養基上可產生大的 **β-溶血區**。
   (3) 對化學複合物 O/129 有抗性，無法生長於 6% NaCl 的培養基。
   (4) 可產生**溶血素**、**細胞毒素**與**腸毒素**，而引起腸胃炎或腹瀉。
   (5) 因伺機性而感染，如喝生水、腸胃道或肝臟疾病、胃的酸度降低與長期抗生素治療或免疫抑制的病人皆有可能被感染。
3. 治療與預防：以抗生素治療為主，如**四環黴素**、**胺基醣苷類抗生素**與**頭芽孢素**皆可。

二、鄰單胞菌屬(*Plesiomonas*)

1. **引起的疾病**：**類志賀鄰單胞菌**(*Plesiomonas shigelloides*)常引起下痢。
2. 重要性質：
   (1) 存於**新鮮的淡水**中。
   (2) 有運動性，端鞭毛。
   (3) 人類因接觸或攝食而感染此菌，感染之後會有輕微的腸胃炎。
3. **治療與預防**：與氣單胞菌相同，以**抗生素**治療。

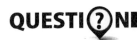 題｜庫｜練｜習

1. 有關霍亂弧菌(*Vibrio cholerae*)的敘述，下列何者正確？(A)主要經由汙染的飲用水傳染　(B)是嚴重的人畜共通的致病菌　(C)經常侵入血液造成菌血症　(D)產生的毒素經常侵入血流，破壞組織　　　　　　　　　　　　　　　　　　　　　　　（97專高一）

　　解析 自然狀況下，霍亂弧菌很少藉由人與人之間的傳播，不具侵襲性，但會分泌腸毒素、內毒素及黏蛋白酶。

2. 有關曲狀桿菌(*Campylobacter*)之敘述，下列何者正確？(A)感染曲狀桿菌最常造成腹瀉　(B)限於人與人之間的感染　(C)經常導致院內感染　(D)引起胃潰瘍及胃癌　　　　　　　　（97專高二）

　　解析 (B)牛、雞、狗為主要細菌的來源，而人與人之間可以由糞口傳播；(C)大腸桿菌、不動桿菌及綠膿桿菌較常導致院內感染；(D)感染後常造成急性腸胃炎。

3. 下列何者最常和十二指腸、胃潰瘍有關？(A)腸炎沙門氏菌(*Salmonella enteritidis*)　(B)大腸桿菌(*Escherichia coli*)　(C)幽門螺旋桿菌(*Helicobacter pylori*)　(D)空腸曲狀桿菌(*Campylobacter jejuni*)　　　　　　　　　　　　　　　　　　　　　　　　（97專高二）

　　解析 (A)會引起腸胃炎；(B)會引起尿道感染、敗血症、新生兒腦膜炎及旅行者下痢；(D)會引起出血性下痢。

4. 下列何菌最常汙染海產，造成感染？(A)腸炎弧菌(*Vibrio parahaemolyticus*)　(B)臘狀桿菌(*Bacillus cereus*)　(C)痢疾志賀氏桿菌(*Shigella dysenteriae*)　(D)腸炎沙門氏桿菌(*Salmonella enteritidis*)　　　　　　　　　　　　　　　　　　　　　　（97專普一）

　　解析 腸炎弧菌感染後，能產生溶血素，可黏附並入侵腸黏膜，而引起急性腸胃炎。

解答：　1.A　2.A　3.C　4.A

5. 有關幽門螺旋桿菌(*Helicobacter pylori*)之敘述，下列何者錯誤？
(A)可生存於人類之胃腸道黏膜　(B)與消化性潰瘍有密切關聯性
(C)可以尿素呼氣試驗法(Urea breath test)檢測　(D)經由傷口感染
（97專普二）

解析 可經由其他個體、動物、環境、人與人之間或家族之間散布感染。

6. 有關曲狀桿菌(*Campylobacter*)之敘述，下列何者錯誤？(A)革蘭氏陰性菌　(B)感染後常造成急性腸胃炎　(C)家禽及家畜的致病菌　(D)能在胃內高酸環境生存
（98專普一）

解析 需要較低濃度之氧氣才可生長良好。

7. 下列何者沒有動物宿主？(A)霍亂弧菌(*Vibrio cholerae*)　(B)曲狀桿菌 (*Campylobacter spp.*)　(C)耶辛氏腸炎桿菌 (*Yersinia enterocolitica*)　(D)腸炎沙門氏菌(*Salmonella enteritidis*)（99專高一）

8. 下列何者是測試幽門螺旋桿菌(*Helicobacter pylori*)最快捷的方法？(A)尿素酶測試(urease test)　(B)氧化酶測試(oxidase test)
(C)觸酶測試(catalase test)　(D)黏附素測試(adhesins test)

解析 尿素酶測試：將胃黏膜組織置入尿素及酸鹼度顯試劑之試劑，若試劑變色，代表存在有幽門螺旋桿菌，尿素因被尿素酶分解而改變酸鹼度，使試劑變色。
（100專普二）

9. 尿素呼吸檢查(urea breath test)主要是針對下列何者的檢驗？(A)痢疾志賀氏菌(*Shigella dysenteriae*)　(B)沙門氏菌(*Salmonella*)
(C)曲狀桿菌(*Campylobacter*)　(D)幽門螺旋桿菌(*Helicobacter pylori*)
（101專高一）

解析 幽門螺旋桿菌分解尿素的能力強，受試者食入含有C^{13}或C^{14}同位素的尿素後，胃中的幽門螺旋桿菌所分泌的尿素酶可將同位素中的尿素分解為氨與含C^{13}的CO_2，CO_2由血液吸收，經肺臟排出，檢測測試者呼氣中是否有同位素的CO_2，即可確定之。

解答：　5.D　6.D　7.A　8.A　9.D

10. 尿素呼氣試驗法(urea breath test-UBT)可用來檢驗何種細菌的感染？(A)淋病雙球菌(*Neisseria gonorrhoeae*)　(B)肺炎退伍軍人病桿菌(*Legionella pneumophila*)　(C)胃幽門螺旋桿菌(*Helicobacter pylori*)　(D)流行性感冒嗜血桿菌(*Haemophilus influenzae*)

（101專普二）

11. 對於霍亂病人的護理，何者錯誤？(A)負壓隔離病人　(B)補充水分　(C)補充電解質　(D)使用抗生素消除細菌　（103專高一）

解析 霍亂的主要傳染途徑是「糞口」傳染，應採接觸隔離。

12. 下列何者與胃癌的發生有密切關係？(A)金黃色葡萄球菌(*Staphylococcus aureus*)　(B)幽門螺旋桿菌(*Helicobacter pylori*)　(C)空腸曲狀桿菌(*Campylobacter jejuni*)　(D)綠膿桿菌(*Pseudomonas aeruginosa*)　（103專高一）

解析 超過95％的十二指腸潰瘍及70~80％的胃潰瘍皆可分離出幽門螺旋桿菌，於流行病學調查，感染最後可能導致胃癌。

13. 下列有關曲狀桿菌(*Campylobacter spp.*)的治療、預防與控制，何者錯誤？(A)可以用抗生素治療　(B)必要時以防止水源汙染來預防　(C)適當處理食物　(D)引起之胃腸炎護理時需減少水分攝取

解析 引起之胃腸炎護理時需增加水分攝取。　（103專高二）

14. 幽門螺旋桿菌在胃內菌落化(colonization)的決定因子為何？(A)馬尿酸水解酶　(B)尿素酶　(C)氧化酶　(D)觸酶　（106專高二補）

解析 幽門螺旋桿菌可分泌尿素酶(urease)水解尿素，產生大量的氨，使pH升高，故可透過胃組織偵測尿素酶活性來顯示存在。

15. 下列對弧菌(Vibrio)的敘述，何者為正確？(A)霍亂弧菌(*Vibrio cholerae*)可以忍受胃酸的環境　(B)*Vibrio cholerae* 造成的疾病不需治療即可痊癒　(C)創傷弧菌(*Vibrio vulnificus*)常透過傷口感染導致敗血症　(D)腸炎弧菌(*Vibrio parahaemolyticus*)會透過海鮮引發嚴重腸胃炎及嚴重血便，致死率極高　（109專高一）

解答：　10.C　11.A　12.B　13.D　14.B　15.C

解析　(A)霍亂弧菌生長於高pH (pH8.5~9.5)下，但會被酸快速殺死；(B)霍亂弧菌造成下痢、脫水及酸中毒，無法自癒。應補充水分與電解質，並加上抗生素療法；(D)腸炎弧菌引起急性腸胃炎，也可發生食物中毒，糞便少數為血便，恢復快。

16. 關於幽門螺旋桿菌(*Helicobacter pylori*)的敘述，下列何者錯誤？(A)是一種人畜共通的傳染病　(B)會引起急性胃炎並引發胃潰瘍 (C)抗生素治療多使用β-lactam合併macrolide使用　(D)偵測幽門螺旋桿菌可透過尿素呼吸測試法來進行　　（109專高二）

解析　幽門螺旋桿菌易由患者糞便汙染食物、飲水。屬於人與人之間的傳播或是家族之內的散布。

17. 下列何種細菌感染，常與食用受污染的帶殼海鮮所發生的食物中毒相關？(A)腸炎弧菌(*Vibrio parahaemolyticus*)　(B)傷寒沙門氏菌(*Salmonella Typhi*)　(C)鼠疫耶氏桿菌(*Yersinia pestis*)　(D)痢疾志賀氏菌(*Shigella dysenteriae*)　　（113專高一）

解析　(B)引起傷寒；(C)引起鼠疫與黑死病；(D)引起痢疾。

18. 下列何種細菌感染所造成的腸炎，最可能引發周邊神經病變（Guillain-Barré症候群）？(A)大腸桿菌(*Escherichia coli*)　(B)幽門螺旋桿菌(*Helicobacter pylori*)　(C)霍亂弧菌(*Vibrio cholerae*) (D)空腸彎曲桿菌(*Campylobacter jejuni*)　　（113專高一）

解析　免疫力不足者若感染空腸彎曲桿菌，會刺激T細胞增生，而產生大量的抗體及細胞毒素會破壞許旺細胞(Schwann's cell)及髓鞘，導致神經傳導阻斷引發周邊神經病變。

革蘭氏陽性桿菌

出題率：♥ ♡ ♡

無芽孢形成的 ┬ 白喉棒狀桿菌
革蘭氏陽性桿菌 └ 李斯特單核球桿菌

有芽孢形成的 ┬ 炭疽桿菌
革蘭氏陽性桿菌 └ 仙人掌桿菌或蠟狀桿菌

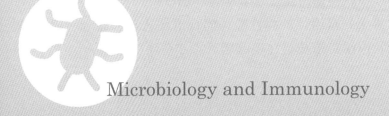

Microbiology and Immunology

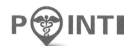

22-1 無芽孢形成的革蘭氏陽性桿菌

一、白喉棒狀桿菌(*Corynebacterium diphtheriae*)

(一) 引起的疾病

1. 白喉(diphtheria)是由白喉棒狀桿菌(*Corynebacterium diphtheriae*)所引起。

2. 伺機性感染則大多由類白喉桿菌(*Diphtheroids*)所引起。

(二) 重要性質

1. 革蘭氏陽性桿菌,呈棍棒狀,常以籬笆柵欄或 V、L 形排列,類似中文的「人」字。

2. 含有異染顆粒(metachromatic granules),其為高度聚合的多磷酸,是以高能磷酸鍵儲存的方式,能被甲基藍染成較深色。

3. 人類是白喉棒狀桿菌唯一的自然宿主,以飛沫傳播;常感染上呼吸道及皮膚傷口。

4. 必須能在咽喉感染,才能分泌白喉毒素而使宿主致病;白喉棒狀桿菌不會侵襲深層組織,亦不進入血流,主要藉由分泌毒素而使人致病。

5. 白喉毒素(diphtheria toxin):
   (1) 由白喉棒狀桿菌所產生。
   (2) 白喉毒素的基因位於溫性噬菌體或潛溶性噬菌體上,因此白喉棒狀桿菌必須被溫性噬菌體感染才會產生毒素。

(3) 白喉毒素由 **A 次單位**及 **B 次單位**所組成，有雙硫鍵相連接：

A. **B 次單位**可以與真核細胞膜之受體結合，而幫助 **A 次單位**進入細胞內。

B. 待 **A 次單位**進入細胞內，會經由 ADP 核糖基化(ADP-ribosylation)而**抑制延伸因子**(elongation factor-2, EF-2)的活性，使**蛋白質合成停止**而使咽喉上皮細胞死亡。

6. 宿主對白喉棒狀桿菌的反應：

(1) 咽喉局部黏膜發炎反應，紅血球、白血球及纖維蛋白的出現可形成**灰白色的偽膜**(pseudomembrane)，進而使上呼吸道阻塞。

(2) 在咽喉上的白喉棒狀桿菌仍會持續分泌毒素，造成心臟、肝臟、腎臟、腎上腺壞死，引發心肌炎、出血、神經傷害等現象，嚴重時甚至還會致死。

(3) 當感染白喉棒狀桿菌之後，宿主可產生中和性抗毒素的抗體。

7. **錫克氏試驗**(Schick test)：偵測病人體內是否有白喉毒素抗體，做法如下：

(1) 注射 0.1 mL 的白喉毒素至病人皮內。

(2) 若病人體內無白喉毒素抗體，注射處會出現發炎現象。

(3) 若有白喉毒素抗體，則注射處不會出現發炎現象，表示該個體有中和性的抗體存在。

(三) 治療與預防

1. 臨床症狀強烈暗示是白喉時，需立即治療，而不需等待實驗室報告。

2. 抗生素的治療：如青黴素或紅黴素。

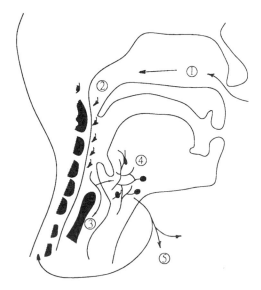

✚ 圖 22-1　白喉棒狀桿菌的傳染方式及其致病機制

①由鼻咽腔感染；②在咽喉處分泌毒素，破壞上皮細胞，形成偽膜；③偽膜繼續擴散；④使淋巴腺腫大；⑤白喉毒素藉由血流可能破壞其他器官

3. 白喉毒素抗血清的治療（單純給予抗生素治療時往往無法治癒，須配合抗血清治療）。

4. 施打**白喉類毒素**做成的**疫苗**，進行主動免疫以預防白喉棒狀桿菌。為維持主動免疫能力，注射時間超過 10 年以上者，必要時可再追加一次減量破傷風、白喉、非細胞性百日咳混合疫苗 (Tdap)。

二、李斯特單核球桿菌(*Listeria monocytogenes*)

(一) 引起的疾病

　　李斯特單核球桿菌**易感染懷孕婦女、胎兒、新生兒及免疫抑制的成人**，可引起**腦膜炎、敗血症**與**新生兒的肉芽腫疾病**。

(二) 重要性質

1. 革蘭氏陽性桿菌，呈中國字形的排列。
2. 在 **22°C** 可出現**翻滾運動**(tumbling movement)，但在 37°C 則消失，由此可鑑別李斯特菌與白喉棒狀桿菌。
3. 在血液培養基上可產生**小的 β-溶血區**，在 4°C 能生長。
4. 孕婦可經由胎盤或生產過程而感染給胎兒與新生兒。
5. 廣泛分布於動物、植物及土壤。在美國最主要是由於**食入未經巴斯德法消毒之乳酪**，而感染李斯特單核球桿菌。
6. 李斯特菌是**兼性細胞內寄生的細菌**，能入侵單核吞噬細胞內並在其內繁殖，且可引發肉芽腫出現。
7. 能製造**李斯特溶血素 O** (Listeriolysin O)，可在細胞膜上打洞，此與溶血及能在單核球吞噬細胞內存活有關。
8. 患者常有**單核球增多症**，在血清中可發現**寒冷凝集素**(cold agglutinin)。

(三) 治療與預防

1. 抗生素治療：以青黴素或 Ampicillin、胺基醣苷類及紅黴素，或血管內注射 Trimethoprim-sulfamethoxazole (SXT)來治療。
2. 李斯特單核球桿菌易感染懷孕婦女、胎兒、器官移植患者、癌症病人，因此應避免生食或食用未煮熟之動物性食品。

22-2 有芽孢形成的革蘭氏陽性桿菌

一、炭疽桿菌(*Bacillus anthracis*)

(一) 引起的疾病

　　動物及人的炭疽病(anthrax)是由炭疽桿菌所引起，可依感染的方式不同而區分為三種疾病：

1. **肺炎性炭疽病**(pulmonary anthrax)：又稱**毛工病**(woolsorter's disease)，主要是經常處理動物皮毛的工人，因吸入炭疽孢子而感染，**死亡率非常高，但很少引發肺炎。**

2. **皮膚性炭疽病**(cutaneous anthrax)：又稱**惡性膿皰**，在傷口處形成水疱，迅速浮腫，最後形成壞死性的焦痂。

3. **胃腸性炭疽病**(gastrointestinal anthrax)：細菌或芽孢經食入而進入宿主體內，受感染的患者會有出血、腹水等症狀，**死亡率極高。**

(二) 重要性質

1. 大的**革蘭氏陽性桿菌**，方形尾端**含有芽孢**，經常排列成鏈狀，好氧性，在培養基上菌落有切割玻璃的外觀，如**水母頭**(medusa-head)或蛇髮女妖頭髮外觀。

2. 由**麩胺酸**(D-glutamate)**所組成的莢膜**是由質體 pXO-2 所製造的**毒力因子，具抗吞噬作用，可存活在巨噬細胞內。**

3. **桿菌屬中唯一不具運動性者，通常不具溶血性。**

4. 芽孢能在土壤中持續數年，因此容易經草食性動物食入感染。

5. 人類通常是因動物製品所含的**芽孢**而感染，為**人畜共通傳染病**。

6. 可由**皮膚**、**黏膜**或**呼吸道**而入侵，因而引起不同形式的炭疽病。

7. 質體 pXO-1 能製造三種炭疽毒素：

 (1) **保護性抗原**(protective antigen)：負責與宿主細胞結合，而使另二個毒素易於進入細胞內。

 (2) **致死因子**(lethal factor)：可水解細胞的 MAPKK-2 (mitogen-activated protein kinase kinase)，而阻止細胞的轉錄作用，最後導致細胞死亡。

 (3) **水腫因子**(edema factor)：具有腺苷酸環化酶的特性，可使 ATP 轉變成 cAMP，進而干擾細胞的滲透壓平衡，導致病灶處大區域的水腫。

8. 炭疽桿菌及其孢子是常使用的生物戰劑(biological weapons)，自第一次、第二次世界大戰，參戰國如日本、美國等皆積極研發炭疽生物戰劑，例如於 2001 年美國世貿大樓，經 911 攻擊事件一星期之後，因含炭疽孢子信件的散播，而導致 30 多人因而感染炭疽病。

(三) 實驗室診斷

1. 檢體：病灶處的**膿**、**體液**、**血液**或**痰液**。

2. 染色的抹片：大的革蘭氏陽性桿菌，經常排列成鏈狀，以**免疫螢光染色技術**可快速診斷炭疽病。

3. 培養：一般實驗室不能分離炭疽桿菌，需有安全防護箱才能分離培養。

4. 致病性的測定：

(1) 動物接種：將細菌或病處的滲出物注射入天竺鼠，觀察在 48 小時內敗血性致死的情形。

(2) **阿斯柯利試驗**(Ascoli test)：炭疽桿菌的抗原與炭疽桿菌的抗血清會形成**沉澱環**。

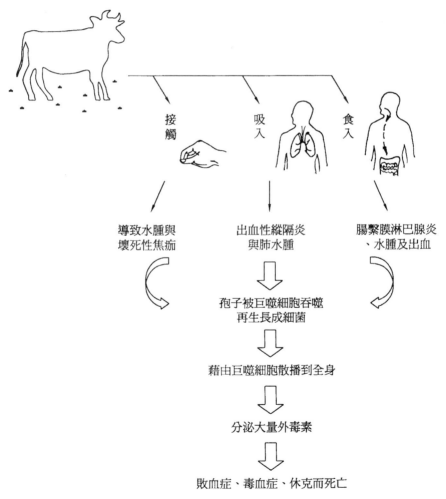

接觸　　　　　吸入　　　　　食入

導致水腫與　　　出血性縱隔炎　　腸繫膜淋巴腺炎
壞死性焦痂　　　與肺水腫　　　　、水腫及出血

孢子被巨噬細胞吞噬
再生長成細菌

藉由巨噬細胞散播到全身

分泌大量外毒素

敗血症、毒血症、休克而死亡

⊕ 圖 22-2　炭疽桿菌的感染途徑與臨床致病機轉

(四) 治療與預防

1. 以抗生素來治療，常用青黴素、四環黴素或紅黴素治療。

2. 疫區的動物屍體與製品需滅菌，接觸病人需穿保護衣。

3. 高危險群可以施打純化的保護性抗原製成的疫苗。

4. 疫區的動物可以施打**活的減毒疫苗**。

二、仙人掌桿菌或蠟狀桿菌(*Bacillus cereus*)

(一) 引起的疾病

1. **食物中毒**、嘔吐或腹瀉。

2. 引起眼睛感染、敗血症。

(二) 重要性質

1. 於穀物或米飯的芽孢在蒸煮後還能存活，當米飯置於保溫狀態時，芽孢可以萌芽而生長成細菌。

2. 蠟狀桿菌會製造二種腸毒素：**對熱安定毒素**(ST)與**對熱不安定毒素**(LT)。

3. **食物中毒**的臨床症狀有兩種：

   ⇨ **短潛伏型**

   (1) 潛伏期約 1~6 小時。

   (2) 以噁心、嘔吐為主，又稱**嘔吐型**。

   (3) 米飯為主要帶菌者。

   (4) 與金黃色葡萄球菌腸毒素性食物中毒相似。

   (5) 以對熱安定的腸毒素為主。

⇨ **長潛伏型**

(1) 潛伏期約 6~24 小時。

(2) 以下痢為主,又稱**腹瀉型**。

(3) 以肉類或蔬菜為主要傳染途徑。

(4) 類似產氣梭孢桿菌(*Clostridium perfringens*)性食物中毒。

(5) 產生以對熱不安定的腸毒素為主。

(三) 實驗室診斷

1. 即使病人糞便中出現蠟狀桿菌並無法診斷,因正常人糞便中可能原本就有,需數目大於 10^5 細菌 / 每克糞便,始可判斷其是否感染,而引起食物中毒。

2. 以**熱處理**或**乙醇芽孢選擇法**處理糞便或食品,再分離出蠟狀桿菌。

(四) 治療與預防

1. 症狀治療再加上抗生素療法,如 Ciprofloxacin、Gentamicin 或 Vancomycin。

2. 米飯的保存與處理必須小心。

QUESTI?N 　題｜庫｜練｜習

1. 下列何者為用來檢驗白喉毒素之試驗？(A)錫克氏試驗(Schick test) (B)迪克氏試驗(Dick test) (C)舒查二氏試驗(Shultz- Charlton test) (D)肥達試驗(Widal test) 　　　　　　　　　　　　（95專普一）

2. 有關白喉毒素之敘述，下列何者錯誤？(A)會破壞宿主之核糖體 (B)為AB毒素 (C)可製成類毒素 (D)其生成與潛溶性噬菌體有關 　　　　　　　　　　　　　　　　　　　　　　　　（97專高二）

   解析 白喉毒素會使宿主核糖體的蛋白質合成停止，而使咽喉上皮細胞死亡。

3. 有關炭疽桿菌之敘述，下列何者錯誤？(A)細菌的莢膜為致病原因之一 (B)屬於人畜共通疾病 (C)其內毒素毒性極強 (D)可製成生化武器 　　　　　　　　　　　　　　　　　　（98專普一）

   解析 炭疽桿菌會藉由巨噬細胞散播到全身，並分泌大量外毒素，會導致敗血症、毒血症，甚至休克而死亡。

4. 下列何者因產生毒素而致病？(A)立克次菌(*Rickettsiae*) (B)黴漿菌(*Mycoplasma*) (C)奈瑟氏淋病雙球菌(*Neisseria gonorrhoeae*) (D)白喉桿菌(*Corynebacterium diphtheriae*) 　　　　　（99專普一）

5. 美國911事件後發生信件郵包具有感染性的粉狀物質，此具感染性物質是下列何者？(A)芽孢 (B)莢膜 (C)質體 (D)細菌的營養體 　　　　　　　　　　　　　　　　　　　　　　（99專高一）

   解析 美國911事件後發生信件郵包具有感染性的粉狀物質是炭疽桿菌(*Bacillus anthracis*)，其具有芽孢，感染途徑為消化道、呼吸道及皮膚。

6. 滅菌不完全之乳製品或冰品最容易遭受下列何種細菌汙染？(A)紅斑丹毒菌(*Erysipelothrix rhusiopathiae*) (B)單核球增多性李斯特菌 (*Listeria monocytogenes*) (C)白喉桿菌(*Corynebacterium diphtheriae*) (D)多殺性巴斯德桿菌(*Pasteurella multocida*)

   解析 李斯特菌的生長環境溫度為2~40°C，未徹底消毒的牛奶、乳製品或冰品，即可能帶有致病菌。 　　　　　　　（100專高一）

解答： 　1.A 　2.A 　3.C 　4.D 　5.A 　6.B

7. 下列何者是李斯特菌(*Listeria monocytogenes*)主要傳染途徑？(A)血液或輸血　(B)吃生蠔　(C)食用未經完全消毒之乳製品　(D)傷口感染　　　　　　　　　　　　　　　　　　（107專高一）

解析 李斯特單核球桿菌廣泛分布於動物、植物及土壤。在美國最主要是由於食入未經巴斯德法消毒之乳製品，故由上可知，本題的選項為(C)。

8. 關於白喉桿菌(*Corynebacterium diphtheriae*)的敘述，下列何者正確？(A)透過人畜共通的方式傳染　(B)會造成呼吸道症狀，也有機會造成皮膚感染　(C)臨床上會鑑定出感染源後再進行治療　(D)感染後會引發保護性免疫力　　　　　　　　（108專高一）

解析 (A)飛沫傳播；(C)需立即治療，而不需等待實驗室報告；(D)感染痊癒後可終身免疫。

9. 關於細菌引發食物中毒的敘述，下列何者錯誤？(A)金黃色葡萄球菌(*Staphylococcus aureus*)造成的食物中毒，常因食物被腸毒素污染　(B)空腸曲狀桿菌(*Campylobacter jejuni*)造成的腸胃炎，常因為病人食用受感染的雞肉　(C)單胞李斯特菌(*Listeria monocytogenes*)主要感染健康人，引發嚴重侵襲性感染　(D)仙人掌炭疽桿菌(*Bacillus cereus*)產生的腸毒素會引發水瀉　（109專高二）

解析 李斯特菌易感染懷孕婦女、胎兒、器官移植患者、癌症病人。

10. 下列哪一種細菌與引起非典型肺炎(atypical pneumonia)較為無關？(A)李斯特菌(*Listeria monocytogenes*)　(B)肺炎黴漿菌(*Mycoplasma pneumoniae*)　(C)退伍軍人桿菌(*Legionella pneumophila*)　(D)肺炎披衣菌(*Chlamydophila pneumoniae*)

（111專高一）

解析 李斯特菌可引起腦膜炎、敗血症與新生兒的肉芽腫疾病。

解答：　　7.C　　8.B　　9.C　　10.A

11. 下列針對炭疽桿菌(*Bacillus anthracis*)的敘述，何者正確？(A)很少引發肺炎　(B)多醣體莢膜是一重要的毒力因子　(C)皮膚型炭疽病的致死率最高　(D)腸胃型炭疽病會造成上吐下瀉，致死率極低　　　　　　　　　　　　　　　　　　　（112專高二）

　解析〉(B)麩胺酸(D-glutamate)所組成的莢膜是由質體pXO-2所製造的毒力因子，是一重要的毒力因子；(C)(D)肺炎性炭疽病與胃腸性炭疽病的致死率較高。

MEMO

厭氧菌

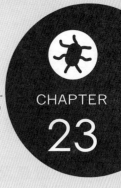

出題率：♥ ♥ ♡

Microbiology and Immunology

P◯INT
重 | 點 | 彙 | 整

23-1 厭氧菌總論

一、厭氧菌的分類

依微生物對氧氣的關係可分為：

(一) 專性好氧菌(Obligate Aerobes)

1 生長時絕對需要氧氣存在。

2. 在其電子傳遞鏈中以氧為最終電子接受者。

3. 好氧真核細胞利用氧合成固醇類及不飽和脂肪酸。

4. 例如：結核分枝桿菌、綠膿桿菌…等。

(二) 兼性厭氧菌(Facultative Anaerobes)

1. 生長時不一定須氧氣存在，但在有氧下生長較佳。

2. 生長在有氧下以氧為最終電子接受者，而生長在無氧下則以發酵作用產生能量。

3. 例如：腸內桿菌、粉刺丙酸桿菌，其中**粉刺丙酸桿菌**
*(Propionibacterium acnes)*又稱痤瘡桿菌，**會引起青春痘，需使用抗生素才能消除。**

(三) 氧耐受性厭氧菌(Aerotolerant Anaerobes)

1. 屬厭氧菌，但在低濃度的氧氣($2 \sim 8\%$ O_2)存在下仍能生長。

2. 通常帶有微量的過氧歧化酶(superoxide dismutase, SOD)及有或無觸酶的活性。

3. 例如：**梭狀芽孢桿菌**(*Clostridium*)。

(四) 專性厭氧菌(Obligate Anaerobes)

1. 生長時有氧氣出現則會導致細菌死亡。

2. 以發酵作用或厭氧呼吸作用產生能量。

3. 例如：類桿菌屬(*Bacteroides* spp.)。

(五) 微需氧菌(Microaerophiles)

1. 在一般 20%氧氣下生長受到抑制，但在 2~10%氧氣下生長良好，以氧為最終電子接受者。

2. 例如：幽門螺旋桿菌。

二、厭氧菌的生理學

1. 氧氣的毒性作用：
   (1) **過氧化物** superoxide、H_2O_2 等會引起細菌 DNA 受損。
   (2) 氧氣會使酵素不活化：如固氮作用的酵素(nitrogenase)會被氧氣所破壞。

2. 厭氧菌的重要性質：
   (1) 缺乏代謝氧氣的**細胞色素系統**(cytochrome systems)，而此系統在厭氧菌上一定沒有。
   (2) 厭氧菌缺乏代謝超氧離子的**過氧歧化酶**(SOD)，而對氧氣耐受性的厭氧菌則可能含有低量的 SOD。
   (3) **缺乏代謝 H_2O_2 的觸酶**，對氧耐受性厭氧菌可能有或可能沒有。

3. 厭氧菌在出現氧氣的情況下無法生長，也會被氧氣或毒性氧基(toxic radical)殺死。

4. 兼性厭氧菌常與厭氧菌一起混合感染，兼性厭氧菌會消耗氧氣改變為厭氧性代謝，製造厭氧的環境及較低的氧化還原電位。

5. 厭氧菌通常是人體常在菌的一部分，常從黏膜傷口侵入造成疾病。

三、厭氧菌的實驗室診斷

1. 檢體的選擇：
   (1) 最常見的檢體是傷口與膿。
   (2) **咽喉拭子、牙齦檢體、胃液、痰液、腸道內含物**不做厭氧菌分離。

2. 鑑定：
   (1) **菌落的特徵**：可以**顏色、螢光**的產生、**溶血型、菌落的特徵**或**氣味**來區分。
   (2) 革蘭氏染色法。
   (3) **氧氣耐受性試驗**(aerotolerance test)。

23-2 臘腸梭孢桿菌(*Clostridium botulinum*)

一、引起的疾病

1. 本菌又稱**肉毒桿菌**，會產生**外毒素**，若食入受汙染的**食物**會引起**臘腸中毒**(botulism)，出現**視覺模糊、呼吸麻痺、心跳停止**等症狀。

2. 另外二種特殊的臨床型：
   (1) **傷口性臘腸中毒**：芽孢汙染傷口而感染。
   (2) **嬰兒性臘腸中毒**：吃到汙染此菌的**蜂蜜**或**奶粉**，菌亦可導致臘腸中毒的現象。

二、重要性質

1. **厭氧菌，不易從腸道分離出來，有芽孢**，芽孢通常大於菌體，在 100°C 能存活 3~5 小時，可抵抗不良的環境。

2. 芽孢廣泛分布於土壤，汙染蔬菜、肉類、香腸等食品中。

3. **受汙染的食物做成罐頭或真空包裝**，使芽孢生長萌芽，再分泌毒素而致病。

4. **臘腸毒素**(botulism toxin)：
   (1) 主要由**臘腸梭孢桿菌**所產生，即為**肉毒桿菌毒素**。
   (2) 臘腸毒素的基因位於**潛溶性噬菌體**上。
   (3) **對熱不穩定**，加熱可破壞毒素的活化。
   (4) 臘腸毒素由二個多胜肽組成，包括：重鏈及輕鏈，重鏈負責與**運動神經終板**結合並進入；而輕鏈則**阻礙乙醯膽鹼的釋出**（為用於美容除皺之機制）。
   (5) **目前已知最毒的毒素**（約 1 μg 即可致死）。
   (6) 有**七種**不同的血清型(A-G)，以 A、B 與 E 三種最常引起人類的疾病（F 型偶爾）。
   (7) 屬於**神經毒素**，會侵犯末梢神經，作用於運動神經，阻礙突觸及神經肌肉接合處乙醯膽鹼的釋出，**造成肌肉麻痺**、視覺模糊、吞嚥困難、**呼吸麻痺**，甚至**心跳停止**而死亡。

5. 最高危險的食物：淹漬鹹性蔬菜、燻魚、火腿、香腸等食物中。

三、治療與預防

1. 治療：可立即給予三價**抗毒素血清**（A、B、E 血清型），再加上**呼吸的支持**等症狀療法。

2. 預防：**病人康復後對肉毒桿菌仍然不具有免疫能力**。罐裝食物要適當滅菌，有疑慮的食物應該要適當的煮沸。

23-3　破傷風梭孢桿菌(*Clostridium tetani*)

一、引起的疾病

引起**破傷風**(tetanus)、**角弓反張**與**牙關緊閉**(lockjaw)等症狀。

二、重要性質

1. **芽孢**廣泛分布於土壤，經由**傷口**（如創傷、切割傷或燒傷等）進入而感染。

2. 在壞死的組織及血流不足的傷口中，芽孢開始生長繁殖並分泌外毒素。

3. **破傷風毒素**(tetanospamin or tetanus toxin)：
   (1) 由破傷風梭孢桿菌**繁殖體**所產生，但**菌體溶解時，毒素才會釋放**出來。
   (2) 破傷風毒素的基因位於**質體**的 DNA 上。
   (3) 破傷風毒素**由二個多胜肽所組成**，較大的胜肽負責與細胞表面的受體結合，較小的胜肽則負責毒力活性部分。
   (4) 破傷風毒素屬於**神經毒素**，作用於**中樞神經**系統，阻礙運動神經突觸的抑制性神經傳導物（如 glycine）的釋出。
   (5) **會引起全身性肌肉痙攣、角弓反張、牙關緊閉及心律不整**等。
   (6) 極微量即可致死。
   (7) 可以破傷風類毒素疫苗避免感染破傷風梭狀芽孢桿菌分泌的毒素。

4. 毒素的產生受到下列因素的幫助：壞死的組織、鈣鹽或化膿感染，皆會降低氧化還原電位(Eh)，因而加速細菌的繁殖，並分泌毒素而使宿主致病。

三、治療與預防

1. 抗生素治療（如青黴素、Metronidazole），加上呼吸的支持與肌肉鬆弛劑。

2. 受傷時以**類毒素**做主動免疫，傷口的清除，再加上破傷風免疫球蛋白（抗毒素）給予被動免疫。

23-4 產氣梭狀芽孢桿菌(*Clostridium perfringens*)

一、引起的疾病

1. 具**侵襲性**的梭孢桿菌可經由戰爭的傷口、車禍而感染引起**氣性壞疽**(gas gangrene)。

2. **食物中毒**(food poison)：潛伏期約 8~16 小時，之後會引起水性下痢。

二、重要性質

1. 為**革蘭氏陽性、厭氧菌**。

2. **芽孢**常存在土壤中，人類因**傷口**或**食入**而感染。

3. 在壞死的肌肉組織中生長（混合感染），會產生許多酵素、氣體及毒素，繼而引起**氣性壞疽**、毒血症、溶血或肌肉壞死等現象。

4. 毒素：

⇨ α**毒素**(alpha toxin)

(1) 具**卵磷脂酶**(lecithinase or phospholipase)的活性，**可分解細胞膜的卵磷脂**成為 phosphorylcholine 及 diglyceride。

(2) 與導致**氣性壞疽**有關。

(3) 造成 α 溶血，是**雙區溶血的外圈溶血**。

(4) 此外產氣梭狀芽孢桿菌尚會產生 theta (θ) toxin、collagenase、DNase、protease、hyaluonidase 等致病因子。

⇨ **θ 毒素**(theta toixn)

(1) 造成 **β 溶血**及**細胞的壞死**作用。

(2) 是**腸毒素**，感染腸道易導致**壞死性腸炎** (necrotizing enteritis)。

(3) 造成雙區溶血的內圈溶血。

5. 食入芽孢汙染的食物，在體內大量生長，並於腸道產生腸毒素，因而引起食物中毒。

6. 可在血液培養基上出現**雙區溶血**的菌落，可發酵醣類產生氣體。

7. 在**牛乳培養基** (milk medium) 上會呈**暴風雨式發酵** (stormy fermentation)的現象。

8. 依外毒素的不同可分為 A~E 型；其中以 A 型最常引起人類的疾病，少數可由 C 與 D 型引起疾病。

9. **內格勒試驗**(Nagler test)：檢測 A 型產氣狀芽孢桿菌所產生的卵磷脂酶能否被特異性抗血清所抑制。

三、治療與預防

1. 氣性壞疽死亡率高，必要時需截肢。

2. 給予抗生素治療，切除感染周圍組織，使用抗毒素血清，並局部施以氧氣治療。

23-5 困難梭孢桿菌(*Clostridium difficile*)

一、重要性質

1. 腸道的正常菌群之一。

2. **大量使用 Clindamycin 及 Ampicillin 時可殺死腸道的其他正常菌群，引起困難梭狀芽孢桿菌的大量繁殖**，並製造**外毒素 A** (exotoxin A)與**外毒素 B**，進而引起水性**下痢**及腸黏膜受損，而導致**偽膜性腸炎**。

3. 常造成抗生素相關偽膜性腸炎的抗生素包括：Clindamycin、Ampicillin、Cephalosporin、Lincomycin。

4. 毒力因子：
   (1) **腸毒素**：即外毒素 A 引發產生細胞激素，而過度分泌體液。
   (2) **細胞毒素**：可破壞細胞骨架。
   (3) **黏附因子**：會與人類結腸的上皮細胞結合。

二、治 療

　　停藥並中止抗生素治療，給予萬古黴素連續治療及液體的補充。

23-6 類桿菌屬(*Bacteroides* species)

一、重要性質

1. 是最常見的厭氧菌病原菌，為**革蘭氏陰性桿菌**。

2. **正常棲息於腸道**，正常每克糞便中約含 10^{11} 的易碎類桿菌 (*Bacteroid fragilis*)。

3. 常造成**腹膜炎、膿瘍**或**女性生殖道的感染**。

4. **經常與其他厭氧菌及兼性厭氧菌一起感染**。

5. **莢膜是重要致病（**毒力**）因子**，具有**抗吞噬作用**及**抑制補體媒介的殺菌作用**。

6. 易碎類桿菌**具有少量的過氧化歧化酶**，因此在少量氧氣存在下能存活數日。

二、治　療

抗生素治療以 Clindamycin 與 Metronidazole 為主。

QUESTI❓N　　題│庫│練│習

1. 下列哪一個細菌產生之外毒素為神經毒？(A)產氣莢膜桿菌 (*Clostridium perfringens*)所產生之腸毒素　(B)霍亂弧菌(*Vibrio cholerae*)所產生之腸毒素　(C)破傷風桿菌(*Clostridium tetani*)所產生之痙攣毒素　(D)鏈球菌(*Streptococcus*)所產生之紅斑毒素 (*erythrogenic toxin*)　　　　　　　　　　　　（96專普一）

   解析 (A)會引起氣性壞疽、毒血症、溶血或肌肉壞死等現象；(B)會有脫水、腹瀉、低血鉀症與酸中毒等症狀；(D)會使宿主產生不當的免疫反應，而發生休克的現象。

2. 導致偽膜性腸炎的細菌是：(A)艱難梭狀芽孢桿菌(*Clostridium difficile*)　(B)產氣莢膜桿菌(*Clostridium perfringens*)　(C)白色念珠菌(*Candida albicans*)　(D)乳酸桿菌(*Lactobacillus*)　（96專普二）

   解析 大量使用 clindamycin 及 ampicillin 時可殺死腸道的其他正常菌群，引起困難梭狀芽孢桿菌的大量繁殖，並製造外毒素A與外毒素B，進而引起水性下痢及腸黏膜受損，而導致偽膜性腸炎。

3. 有關產氣莢膜桿菌(*Clostridium perfringens*)之敘述，下列何者錯誤？(A)感染此菌會造成中樞系統嚴重受損　(B)絕對厭氧菌　(C)具有卵磷脂酶，可破壞細胞膜　(D)可形成孢子　　（97專普二）

4. 何者為神經毒素？(1)臘腸毒素　(2)破傷風痙攣毒素　(3)白喉毒素 (4)紅斑毒素。(A) (1)(2)　(B) (2)(3)　(C) (3)(4)　(D) (1)(3)

   解析 神經毒素作用於中樞神經系統，會阻礙運動神經突觸的抑制性神經傳導物（如glycine）的釋出。　　　　　　　　　（98專高一）

5. 下列何種桿菌是厭氧性芽孢桿菌？(A)大腸桿菌　(B)炭疽桿菌 (C)破傷風桿菌　(D)枯草桿菌　　　　　　　　　　（98專普二）

6. 有關肉毒桿菌之敘述，下列何者錯誤？(A)產生孢子的革蘭氏陽性菌　(B)其毒素為神經毒　(C)中毒後會造成全身肌肉僵直　(D)嬰兒若食用蜂蜜可能引起此菌感染　　　　　　　（99專普二）

   解析 肉毒桿菌的毒素會阻斷乙醯膽鹼之釋放，導致神經元傳導受阻，造成局部或全身性的麻痺與相關神經學症狀，使肌肉鬆弛麻痺。

解答：　　1.C　　2.A　　3.A　　4.A　　5.C　　6.C

7. 有關產氣莢膜桿菌(*Clostridium perfringens*)之敘述，下列何者錯誤？(A)絕對厭氧菌　(B)使用牛奶培養基培養時會形成風暴式發酵　(C)革蘭氏陰性菌　(D)在血液培養基中會形成雙區溶血

　　解析 是革蘭氏陽性桿菌。　　　　　　　　　　　　　　（100專高二）

8. 下列何細菌會引起食物中毒，並導致神經麻痺和呼吸心跳停止？(A)炭疽桿菌 (*Bacillus anthracis*)　(B)破傷風桿菌 (*Clostridium tetani*)　(C)肉毒桿菌 (*Clostridium botulinum*)　(D)葡萄球菌 (*Staphylococcus*)　　　　　　　　　　　　　　　　　（100專普二）

　　解析 (A)炭疽桿菌引起炭疽病；(B)破傷風桿菌引起破傷風；(D)葡萄球菌會引起化膿性感染、中毒休克症候群、食物中毒等。

9. 下列有關破傷風桿菌之敘述，何者正確？(A)離開宿主後，於體外不安定易死亡　(B)其內毒素作用於神經系統　(C)為好氧細菌　(D)可形成芽孢　　　　　　　　　　　　　　　　　　　　（101專普一）

　　解析 (A)其芽孢抵抗力強，在體外、於乾燥的土壤或塵埃中可存活數年；(B)產生很強大的外毒素，作用於神經；(C)為絕對厭氧菌。

10. 當病人服用過多抗生素如ampicillin、lincomycin等，（通常服用一週後）產生發燒、腹瀉，甚至休克死亡，此稱為：(A)急性腸炎　(B)慢性腸炎　(C)偽膜性腸炎　(D)壞死性腸炎　　　　（101專普二）

11. 下列厭氧性產芽孢桿菌中，何者會產生外毒素，引起食物中毒並導致呼吸麻痺和心跳停止？(A)氣性壞疽桿菌(*C. perfringens*)　(B)破傷風桿菌(*C. tetani*)　(C)臘腸毒桿菌(*C. botulinum*)　(D)葡萄球菌(*Staphylococci*)　　　　　　　　　　　　　　（102專高一）

12. 下列有關類桿菌(*Bacteroides* spp.)感染的敘述，何者正確？(A)多種微生物感染　(B)外源性感染　(C)不具化膿性　(D)造成胃癌

　　　　　　　　　　　　　　　　　　　　　　　　　　　（102專高一）

解答：　　7.C　　8.C　　9.D　　10.C　　11.C　　12.A

13. 下列何種致病菌不是經由呼吸道感染人體？(A)腦膜炎雙球菌 (*Neisseria meningitidis*) (B)肺炎雙球菌 (*Streptococcus pneumoniae*) (C)炭疽桿菌(*Bacillus anthracis*) (D)臘腸毒桿菌 (*Clostridium botulinum*) （102專高二）

解析 臘腸毒桿菌食物中毒有關。

14. 當病人服用過多抗生素如ampicillin、clindamycin等，產生偽膜性腸炎(pseudomembranous colitis)，其病原菌為：(A)氣性壞疽桿菌 (*C. perfringens*) (B)臘腸毒桿菌(*C. botulinum*) (C)困難梭狀桿菌 (*C. difficile*) (D)腸炎弧菌(*Vibrio parahaemolyticus*)

解析 困難梭狀桿菌為腸道的正常菌叢之一，若使用過多抗生素時就容易造成偽膜性腸炎。 （103專高一）

15. 下列哪一項不是破傷風桿菌分泌外毒素之條件？(A)傷口有其他化膿菌感染 (B)組織有氧的存在 (C)鈣鹽之存在 (D)血管破損

解析 破傷風桿菌為厭氧菌。 （104專高二）

16. 下列何種細胞是肉毒桿菌毒素(botulinum toxin)主要攻擊的對象？ (A)骨骼細胞 (B)神經細胞 (C)呼吸道上皮細胞 (D)脾臟細胞 （105專高二）

解析 肉毒桿菌毒素是屬神經毒素，故會產生神經毒素蛋白攻擊神經細胞。

17. 下列何者是李斯特菌(*Listeria monocytogenes*)主要傳染途徑？(A)血液或輸血 (B)吃生蠔 (C)食用未經完全消毒之乳製品 (D)傷口感染 （107專高一）

18. 臘腸桿菌毒素(*Botulinum toxin*)可以用於美容除皺之機制為何？ (A)阻止乙醯膽鹼的釋放 (B)使施打處之肌肉壞死 (C)造成神經傳遞物質GABA無法釋放 (D)使神經末稍接受器被破壞

解析 臘腸桿菌毒素可用於美容除皺，主要是因其由二個多胜肽組成，包括：重鏈及輕鏈，重鏈負責與運動神經終板結合並進入；而輕鏈則阻礙乙醯膽鹼的釋出。故本題的答案為(A)。 （107專高二）

解答： 13.D 14.C 15.B 16.B 17.C 18.A

19. 下列何種細菌較容易引起抗生素相關腹瀉(antibiotic-associated diarrhea)？(A)空腸曲狀桿菌(*Campylobacter jejuni*)　(B)困難梭孢桿菌 (*Clostridium difficile*)　(C)產氣梭孢桿菌(*Clostridium perfringens*)　(D)仙人掌桿菌(*Bacillus cereus*)　　　（107專高二）

解析(B)為腸道的正常菌群之一。大量使用抗生素，如clindamycin及ampicillin時可殺死腸道的其他正常菌群，引起困難梭狀芽孢桿菌的大量繁殖，並製造外毒素A與外毒素B，進而引起水性下痢及腸黏膜受損，而導致偽膜性腸炎。

20. 病患若呈現面部痙攣(facial spasm)、牙關緊閉(trismus or lockjaw)、心律不整、嚴重流汗、脫水等，最有可能是下列何種疾病？(A)格蘭氏陰性細菌引起之敗血症(sepsis)　(B)細菌性食物中毒(food poisoning)　(C)肉毒桿菌素中毒(foodborne botulism)　(D)破傷風(tetanus)　　　（108專高一）

21. 關於梭狀芽孢桿菌(*Clostridium*)的敘述，下列何者錯誤？(A)治療困難梭狀桿菌(*Clostridium difficile*)造成的腸炎，目前最有效的方式為持續使用廣效性抗生素　(B)肉毒梭狀桿菌(*Clostridium botulinum*)造成的食物中毒，可以從嬰兒患者的糞便分離出細菌以確診　(C)預防傷口被破傷風梭狀桿菌(*Clostridium tetani*)感染，必須施打中和性球蛋白及疫苗，以免發生破傷風　(D)從產氣梭狀桿菌(*Clostridium perfringens*)造成的傷口感染檢體中，觀察不到白血球的存在　　　（108專高二）

解析(A)應停藥並中止抗生素治療，給予Vancomycin與Metronidazole連續治療及液體的補充。

22. 下列何者是神經毒素？(A)霍亂毒素　(B)紅斑毒素　(C)肉毒桿菌毒素　(D)百日咳毒素　　　（109專高二）

解析肉毒桿菌毒素屬於神經毒素，會作用於運動神經。

解答：　19.B　20.D　21.A　22.C

23. 關於肉毒梭孢桿菌(*Clostridium botulinum*)感染之敘述，下列何者錯誤？(A)此菌是一種產生芽孢之厭氧菌　(B)感染者應立即給予疫苗治療　(C)食源性肉毒桿菌素中毒(foodborne botulism)通常是由罐頭或真空包裝食品所引起　(D)嬰兒肉毒桿菌素中毒(infant botulism)可能由污染的蜂蜜或奶粉而傳染　　　（110專高二）

解析 感染者應立即給予三價抗毒素血清，再加上症狀療法。

24. 關於厭氧菌的敘述，下列何者錯誤？(A)粉刺丙酸桿菌(*Propionibacterium acnes*)造成青春痘的症狀可靠清潔皮膚完全消除　(B)厭氧菌通常是人體常在菌的一部分，常從黏膜傷口侵入造成疾病　(C)鬆脆性類桿菌(*Bacteroides fragilis*)的莢膜是其重要致病因子　(D)放射菌屬(*Actinomycetes*)感染部位可見硫磺色細粒(sulfur granules)　　　（110專高二）

解析 粉刺丙酸桿菌是一種革蘭氏陽性菌，會在溫暖厭氧的環境存活。需使用抗生素才能消除。

25. 關於肉毒桿菌(*Clostridium botulinum*)引發食物中毒的敘述，下列何者錯誤？(A)不容易從腸道分離出細菌　(B)常因自製醃漬或封裝的罐頭食物被污染造成　(C)病人常因嚴重的發炎反應導致呼吸系統功能降低而死亡　(D)病人康復後對肉毒桿菌仍然不具有免疫能力　　　（111專高一）

解析 肉毒桿菌會產生神經毒素，侵犯末梢神經，造成肌肉麻痺、視覺模糊、吞嚥困難、呼吸麻痺，甚至心跳停止而死亡。

26. 下列何種細菌不會在吞噬細胞內生存複製，而造成疾病？(A)退伍軍人肺炎菌(*Legionella pneumophila*)　(B)鼠疫桿菌(*Yersinia pestis*)　(C)破傷風梭狀菌(*Clostridium tetani*)　(D)單胞李斯特菌(*Listeria monocytogenes*)　　　（111專高二）

解析 在壞死的組織及血流不足的傷口中，破傷風梭狀菌芽孢會開始生長繁殖並分泌外毒素。

解答：　23.B　24.A　25.C　26.C

27. 下列何種致病菌不是主要經由呼吸道感染人體？(A)腦膜炎雙球菌 (*Neisseria meningitidis*)　(B)肺炎雙球菌 (*Streptococcus pneumoniae*)　(C)炭疽桿菌(*Bacillus anthracis*)　(D)臘腸毒桿菌 (*Clostridium botulinum*)　　　（112專高一）

　解析〉臘腸毒桿菌是經由食入受汙染的食物而導致中毒。

28. 下列關於產氣梭孢桿菌(*Clostridium perfringens*)的敘述，何者錯誤？(A)此菌為格蘭氏陽性細菌　(B)是一種需氧菌　(C)在感染的組織易產生氣體代謝物，造成氣性壞疽(gas gangrene)　(D)感染腸道可能會導致壞死性腸炎(necrotizing enteritis)　　（112專高二）

　解析〉產氣梭孢桿菌屬於厭氧菌。

解答：　27.D　　28.B

放線菌、奴卡氏菌及鏈絲菌

出題率：♥ ♡ ♡

放線菌

奴卡氏菌

鏈絲菌

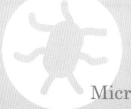

Microbiology and Immunology

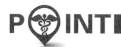

重｜點｜彙｜整

24-1 放線菌(*Actinomycetes*)

1. 引起的疾病：由**以色列放線菌**(*Actinomyces israelli*)所引起的**放線菌病**(Actinomycosis)。

2. **重要性質：**
   (1) 革蘭氏陽性桿菌，細長分枝絲狀的菌體。
   (2) 菌體生長時會斷裂成多形性的棍棒狀菌體，因此其繁殖方式以斷裂生殖法為主。
   (3) 感染組織時**菌體常呈放射狀排列**。
   (4) **存於口腔的厭氧菌**，在健康個體上**屬於正常菌叢**。
   (5) 因拔牙或咬傷，伺機侵入組織而引起放線菌病，在膿中**可發現硫磺顆粒**(sulfur granules)，是最主要的特徵。
   (6) **可產生多種抗生素，於醫療上具有重要價值。**
   (7) 可以青黴素、SXT、立放平等抗生素治療。

24-2 奴卡氏菌(*Nocardia*)

1. 引起之疾病：奴卡氏菌病(Nocardiosis)。
   (1) 星形奴卡氏菌(*Nocardia asteroides*)：引起肺氣管炎、免疫抑制患者常出現**腦膿瘍**或**菌足腫**(mycetoma)。
   (2) 巴西奴卡氏菌(*Nocardia brasilliensis*)：引起肺、支氣管炎、免疫抑制患者常出現腦膿瘍或菌足腫。

2. 重要性質：

(1) **革蘭氏陽性桿菌**，細長分枝絲狀的菌體，可以在**溶菌酶**的存在下生長。

(2) 菌體生長時會斷裂成多形性的棍棒狀菌體，細胞壁含有二胺庚二酸(diaminopimelic acid)、阿拉伯糖(arabinose)、半乳糖(galactose)、胞壁酸(muramic acid)。

(3) 感染組織時菌體常呈放射狀排列。

(4) 存於土壤及環境中的好氧菌。

(5) 具有部分抗酸性染色之特質（耐酸性染色時以 1% H_2SO_4 脫色液取代 3% HCl-alcohol），可加以鑑定。

(6) 入侵呼吸道可引起肺氣管炎、入侵皮膚傷口可引起菌足腫。

(7) 大多以磺胺藥物治療。

(8) 培養環境：有氧環境中含 10% CO_2，於 42~45°C 生長良好。

24-3 鏈絲菌(*Streptomycetes*)

1. **革蘭氏陽性絲狀細菌**，普遍存在土壤、水中。

2. 許多抗生素皆由鏈絲菌所分離出來。

3. 鏈絲菌可造成足部傷口感染的菌足腫。

QUESTI?N

1. 下列哪一類細菌是目前所使用的抗生素之重要生產菌來源？(A)腸內桿菌(*Enterobacteriaceae*)　(B)立克次菌(*Rickettsiae*)　(C)放射菌(*Actinomycetes*)　(D)螺旋菌(*Spirochetes*)　　　　　　　（93專普二）

解答：　1.C

黴漿菌、立克次菌及披衣菌

黴漿菌 ┬ 引起的疾病
      └ 重要性質

立克次菌 ┬ 引起的疾病
        └ 重要性質

披衣菌 ┬ 引起的疾病
      └ 重要性質

Microbiology and Immunology

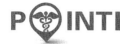

25-1 黴漿菌(*Mycoplasma*)

一、引起的疾病

常見黴漿菌的感染是經由**呼吸道**或**生殖泌尿道**傳播。

1. 肺炎黴漿菌(*M. pneumoniae*)：引起**非典型肺炎**、**上吸呼道感染**。

2. 人黴漿菌(*M. hominis*)：引起**骨盆腔發炎**、**泌尿道發炎**。

3. 生殖道黴漿菌(*M. genitalium*)：引起**非淋菌性尿道炎**。

4. 尿素黴漿菌(*Ureaplasma urealvticum*)：引起**非淋菌性尿道炎**。

二、重要性質

1. 可在體外(*in vitro*)培養的**最小細菌**(0.1~0.25 μm)，能通過 0.45 μm 孔徑的濾菌器，因**缺乏細胞壁**故呈**多形性**，1898 年由感染動物的肋膜肺炎分離出來，1937 年才從人類呼吸道感染中分離出來，故稱為**類肋膜肺炎菌**(pleuropneumonia-like organism, PPLO)。

2. **無細胞壁**，但細胞膜含大量的**固醇**。

3. 因**缺乏細胞壁**，故對**萬古黴素**(Vancomycin)、**青黴素與頭芽孢素有抗性**，但對四環黴素與紅黴素則有感受性。

4. 生長緩慢，約需一週，其菌落在培養基上呈**煎蛋形**(fried egg)的外觀。

5. 生長會被特異性抗體所抑制。

6. **培養基中需含脂蛋白及固醇**，才有利黴漿菌生長。

7. 對人類細胞之**細胞膜**有親和力，故細胞培養時常會有黴漿菌汙染發生。

8. 偶爾也會引起動物及植物的疾病。

9. 大約有50%肺炎黴漿菌的患者血清中會出現**寒冷凝集素**(cold agglutinin)效價升高。

25-2 立克次菌(*Rickettsiae*)

一、引起的疾病

1. **普氏立克次菌**(*R. prowazekii*)：**流行性斑疹傷寒**(epidemic typhus fever)是藉由**體蝨**攜帶普氏立克次菌，當感染之後，患者會出現肌肉、關節疼痛、發燒，並出現皮疹，由軀幹擴散到四肢。

2. **傷寒立克次菌**（*R. typhi* 或 *R. mooseri*）：**地方性斑疹傷寒**(endemic typhus fever)主要是由**鼠蚤**攜帶傷寒立克次菌而傳染人類，感染之後症狀較輕微，死亡率亦較低，約 1~2%。

3. **立氏立克次菌**(*R. rickettsii*)：**落磯山斑疹熱**的病媒為**壁蝨**，在叮咬人之後將立氏立克菌傳染給人類，感染後會出現向心式的皮疹，由四肢再到軀幹發生，死亡率約 20%。

4. **恙蟲立克次菌**(*R. tsutsugamushi*)：**恙蟲病**、**叢林斑疹傷寒**(scrub typhus)是由**恙蟲**(mite)攜帶恙蟲立克次菌叮咬而感染。患者會有突然性發燒、肌肉酸痛、局部淋巴腺腫，台灣地區在鄉下或偏遠地區亦曾發生病例。

5. **蒲氏立克次菌**(*Coxiella burnetii*)：引起 **Q 熱**(Q fever)，唯一**不需靠昆蟲病媒**，經空氣吸入而感染。

6. **五日熱立克次菌**(*Richalimaea quintana*)：會導致**戰壕熱**(trench fever)，病媒為體蝨，可引發宿主間隔性的發燒。

二、重要性質

1. **絕對細胞內寄生的細菌，需用宿主提供的 ATP 存活**，可以雞胚胎之卵黃囊或養殖的細胞來培養。
2. **由節肢動物叮咬而感染人類**（Q熱除外）。
3. 菌體呈多形性，以 Giemsa **染色為藍色**，Macchiavello **染色為紅色**。
4. **同時具有 DNA 與 RNA** (RNA:DNA＝3.5:1)，其比例**與細菌類似**。
5. 細胞壁含胜肽聚醣，**與革蘭氏陰性細菌細胞壁相似**。
6. 繁殖一次需 8~10 小時。
7. 感染之後可以四環黴素與氯黴素治療。
8. 與普通變形桿菌(*Proteus vulgaris*)具有共同之抗原，因此病人的血清與變形桿菌的體抗原可發生凝集反應，稱為**外斐氏試驗**(Weil-Felix test)。

25-3　披衣菌(*Chlamydiae*)

一、引起的疾病

1. **砂眼披衣菌**(*Chlamydia trachomatis*)：
   (1) 砂眼（感染砂眼披衣菌 A、B、Ba、C 血清型）。

(2) 包涵體性結膜炎（感染砂眼披衣菌 D-K 血清型），可由母親傳染給新生兒。

(3) 非淋菌性尿道炎（感染砂眼披衣菌 D-K 血清型）。

(4) **花柳性淋巴肉芽腫**（感染砂眼披衣菌 L1-L3 血清型）。

2. **鸚鵡披衣菌**(*Chlamydia psittaci*)：**引起鸚鵡熱、飼鳥病**。

3. **肺炎披衣菌**(*Chlamydia pneumoniae*)：**引起急性呼吸道感染及非典型肺炎**。

二、重要性質

1. **絕對細胞內寄生之細菌**，因不能合成 ATP，故需依賴宿主細胞提供能量。

2. 披衣菌與病毒差異處有下列幾項，因此將之歸於細菌。

(1) 同時具有 DNA 及 RNA。

(2) 二分裂法複製。

(3) **有細胞壁**，但缺少胞壁酸(muramic acid)，不會被溶菌酶所破壞，與革蘭氏陰性細菌細胞壁類似。

(4) 具有核糖體且有許多新陳代謝之酵素。

(5) 其生長可被抗生素抑制。

3. **基體**(elementary body)**為傳染型式**，可感染宿主細胞，再經吞噬進入細胞內，並且發育為**網狀體**(reticulate body)或稱**初體**(initial body)，再以二分裂法複製許多初體，形成細胞內包涵體，最後使宿主細胞破裂，許多基體便被釋放出來，可再感染另一個宿主細胞。

4. 基體以 Giemsa **染色呈紫色**；以 Macchiavello **染色呈紅色**。

5. **砂眼披衣菌**之細胞內**包涵體含肝醣**，以 Lugol's 碘液染色呈**棕色**，而鸚鵡披衣菌之細胞內包涵體不含肝醣。

6. 磺胺藥物會抑制砂眼披衣菌生長，但鸚鵡披衣菌對磺胺藥物有抗性。

7. 可以抗生素療法治療，如四環黴素、紅黴素、立放平等抗生素來治療。

8. 砂眼披衣菌(*C. trachomatis*)：
   (1) **砂眼**(trachoma)：是由砂眼披衣菌血清型 A、B、Ba 與 C 所引起的疾病，**多由直接接觸患者眼睛或其分泌物而傳染**。
   (2) **花柳性淋巴肉芽腫**(lymphogranuloma venereum, LGV)：主要由砂眼披衣菌血清型 L1、L2 與 L3 所引起，大多由**性接觸**而傳染，可引起**淋巴腺腫**；可經由產道傳染給新生兒。
   (3) **包涵體性結膜炎**(inclusion conjuctivitis)：是由血清型 B、Ba 及 D-K 所引起，多發生於下眼瞼，是一種急性結膜炎與生殖器的感染。

9. **鸚鵡披衣菌**(*C. psittaci*)：最早是由鳥類身上所分離出來，人類因飼養鳥類後由呼吸道**吸入感染**，會引起肺部發炎。

10. 肺炎披衣菌(*C. pneumoniae*)：**只有一種血清型，人類是主要宿主**，需寄主細胞內方能繁殖，**在細胞內形成包涵體**，最後使宿主細胞破裂。**由呼吸道傳染**而引起肺部疾病（如**非典型肺炎**），**可能導致粥狀動脈硬化症**。

QUESTI?N

1. 下列何種特性為判定立克次體(*Rickettsia*)不是病毒而為細菌的主因？(A)立克次體的大小　(B)絕對細胞內寄生　(C)立克次體的繁殖方式　(D)立克次體內同時具有DNA和RNA　　（103專高二）

   解析 因立克次體內同時具有DNA和RNA (3.5:1)，其比例與細菌類似。

2. 某病人肺部發炎，以青黴素、頭孢菌素治療後，病人的病情不見好轉，他最可能受到哪一種細菌感染？(A)大腸桿菌(*Escherichia coli*)　(B)流行性感冒嗜血桿菌(*Haemophilus influenza*)　(C)肺炎雙球菌(*Streptococcus pneumoniae*)　(D)黴漿菌(*Mycoplasma pneumoniae*)　　（104專高一）

   解析 因黴漿菌缺乏細胞壁，故對青黴素及頭孢菌素有抗性。

3. 下列對肺炎黴漿菌(*Mycoplasma pneumoniae*)的敘述，何者錯誤？(A)屬細菌，藉二分裂法繁殖　(B)細胞膜含有脂醇(sterol)　(C)菌落外型似荷包蛋狀　(D)控制以疫苗方式為最佳　　（105專高一）

   解析 目前並未發展出有效的疫苗。

4. 下列何者不屬於性接觸細菌傳染病？(A)梅毒螺旋體感染　(B)淋病雙球菌感染　(C)立克次體菌感染　(D)披衣菌感染

   解析 (C)立克次體菌是透過節肢動物叮咬人類而傳染，並非經由性接觸而遭受感染。　　（105專高二）

5. 立克次體與病毒相似的特性為何？(A)絕對細胞內寄生　(B)個體可以結晶　(C)沒有細胞膜　(D)沒有細胞壁　　（106專高一）

   解析 立克次體是絕對細胞內寄生的細菌，需用宿主提供的ATP存活，其具有含胜肽聚醣的細胞壁，而其同時具有DNA與RNA，其比例與細菌類似。

6. 下列何項病原菌並非經過水來傳播？(A)退伍軍人桿菌　(B)鉤端螺旋菌　(C)肺炎披衣菌　(D)土倫法蘭西斯菌　　（107專高一）

解答：　　1.D　　2.D　　3.D　　4.C　　5.A　　6.C

解析 (C)肺炎披衣菌最早是由一名台灣幼童眼部所分離的細菌，故早期稱為TWAR，後證實為肺炎披衣菌，可由呼吸道傳染，而引起肺部疾病。

7. 下列何種細菌感染症較少經由節肢動物(arthropod)傳播？(A)回歸熱(relapsing fever)　(B)立克次痘(rickettsialpox)　(C)遊走性紅斑(erythema migrans)　(D)砂眼(trachoma)　　　　　　（107專高二）

解析 (A)由回歸熱疏螺旋體引起，病媒為壁蝨或體蝨；(B)為立克次氏體屬病原體引起，病媒為蟎；(C)為萊姆病的症狀之一，由萊姆病疏螺旋體引起，主要的病媒是壁蝨；(D)由砂眼披衣菌引起，主要是直接接觸病患的眼睛及其分泌物而傳染。

8. 披衣菌(*Chlamydia spp.*)有兩種型態，其中何者具感染力？(A)原質小體(elementary body)　(B)網狀小體(reticular body)　(C)球狀小體(globular body)　(D)不規則小體(irregular body)　（108專高一）

解析 原質小體又稱基體，為傳染型式，可感染宿主細胞，再經吞噬進入細胞內。

9. 下列關於肺炎披衣菌(*Chlamydophila pneumoniae*)的敘述何者錯誤？(A)人類是主要的宿主，可藉由呼吸道傳播　(B)只有一種血清型　(C)感染細胞不會形成包涵體(inclusion body)　(D)此菌感染可能導致粥狀動脈硬化症(atherosclerosis)　（109專高一）

解析 肺炎披衣菌會於宿主細胞內形成包涵體，最後使宿主細胞破裂。

10. 下列何種細菌因缺乏細胞壁，因此無法使用青黴素來治療？(A)破傷風梭孢桿菌(*Clostridium tetani*)　(B)梅毒螺旋菌(*Treponema pallidum*)　(C)伯氏疏螺旋體(*Borrelia burgdorferi*)　(D)肺炎黴漿菌(*Mycoplasma pneumoniae*)　（109專高一）

11. 下列關於披衣菌(*Chlamydiaceae*)的敘述，何者正確？(A)此細菌無細胞壁　(B)絕對細胞內寄生的細菌　(C)基體(elementary body)可以進行複製　(D)網狀體(reticulate body)具有雙硫鍵交叉連接(disulfide cross-links)的穩定結構　（109專高二）

解析 (A)此細菌有細胞壁；(C)基體無法複製，網狀體才可複製；(D)網狀體的結構屬於脆弱性的。

解答：　　7.D　　8.A　　9.C　　10.D　　11.B

12. 下列關於黴漿菌(*Mycoplasma*)的敘述，何者錯誤？(A)無法於體外自由生長(free-living)，是絕對細胞內寄生的細菌　(B)細菌無細胞壁　(C)培養時需要添加固醇(sterol)　(D)細菌菌體小，可通過0.45 μm的濾膜　（111專高一）

解析 黴漿菌是可在體外(in vitro)培養的最小細菌。

13. 尿漿菌(*Ureaplasma*)對萬古黴素(Vancomycin)具抵抗性的機制為何？(A)沒有細胞壁　(B)特殊之細胞壁結構、鍵結　(C)特殊之細胞壁成分　(D)細胞膜較厚且具有外莢膜　（111專高二）

解析 萬古黴素的作用機制是通過抑制細菌細胞壁的合成使其無法生存，而尿漿菌因缺乏細胞壁，故對萬古黴素有抵抗性。

解答： 12.A 13.A

MEMO

螺旋菌

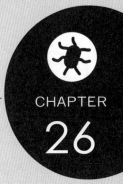

Microbiology and Immunology

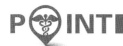

26-1　密螺旋體(*Treponema*)

一、引起的疾病

1. 梅毒螺旋體(*T. pallidum* subsp. *pallidum*)：經由性接觸傳染引起**梅毒**(syphilis)。

2. 雅司病螺旋體(*T. pallidum* subsp. *pertenue*)：引起**雅司**(yaws)。

3. 地方性病螺旋體(*T. pallidum* subsp. *endemicum*)：引起**地方性梅毒**(bejel)。

4. 品他病螺旋體(*T. carateum*)：引起**品他**(pinta)。

二、重要特性

1. 菌體呈螺旋狀的彎曲，**無鞭毛**，但可以**軸絲**(axial filaments)運動。採二分裂法繁殖，分裂一次約需 30 小時，複製非常緩慢。

2. 不易染色，以暗視野或螢光染色觀察；組織中的螺旋體可以用**鍍銀染色法**染上。

3. 致病性的梅毒螺旋體無法在一般細菌培養基、雞胚胎或組織培養基中生長，但可在**活體**中生長。無致病性的梅毒螺旋體萊特氏菌株則能在厭氧下培養。

4. 梅毒螺旋體是微需氧菌(1~4% O_2)，在 4°C 血中能存活 4 天左右，一旦冷藏 4°C，4 天以上，梅毒螺旋菌便會死掉。

5. 42°C、**乾燥**、**金屬鹽**及**青黴素**皆會殺死梅毒螺旋菌。

三、梅毒抗原

1. **瓦氏抗原**(Wassermann antigen)：
   (1) 是一種**磷脂質**，由心肌可分離出，因此又稱為**牛心脂** (cardiolipin)。
   (2) 是一種**半抗原**，可與梅毒菌體或其他成分結合而形成完全抗原而具抗原性。
   (3) 由牛心脂、卵磷脂、膽固醇所組成，為非特異性抗原。
   (4) 抗牛心脂抗體又稱為**反應素**(reagin)，為非特異性抗體。

2. **梅毒抗原**(treponemal antigen)：
   (1) **萊特氏菌株**(Reiter strain)：無致病性，密螺旋體共有的特性，於人類消化道自然存在之螺旋菌亦有此抗原。
   (2) **尼可氏菌株**(Nichols strain)：需以兔睪丸培養，較具特異性。

四、梅毒的臨床症狀

1. **第一期梅毒**：經過 10~90 **天的潛伏期**，在螺旋菌侵入的傷口形成典型的**硬性下疳**(chancre)，不久表面便潰破出梅毒螺旋體，約持續 1~5 週即自痊癒。若無治療，反應素的效價在 4 週內很快增加，而後可持續一定的效價達半年之長，治療約 6~12 月後，反應素會消失。

2. **第二期梅毒**：通常始於**硬性下疳**出現後的第 3~8 週，症狀如：**全身性紅疹，主要在皮膚及黏膜上、眼睛、性器官的潰爛，大量的細菌存在傷口上，是最容易傳染梅毒的時期**。這些傷口在 2~6 週後會自然痊癒，但第二期梅毒病人的所有血清學檢查一定是陽性反應。治療約 12~18 月後反應素會消失。

3. **潛伏期**：在感染後第二年，梅毒進入後期，而且沒有傳染性，包括數年到數十年的潛伏期才進入第三期，此時期血清學檢查仍呈陽性反應。約有 1/3 病人的潛伏性梅毒，可能發展為第三期梅毒。

4. **第三期梅毒**：通常皮膚或黏膜上有**橡皮腫**(gummata)形成，有時**出現在關節、肌肉、韌帶處，或是出現於中樞神經系統**，造成全身麻痺或脊髓癆，精神失常的梅爾遜症候群、心臟血管系統的主動脈瘤，甚至侵犯眼部造成永久失明。大部分病人在此時期都會有症狀，稱為**神經性梅毒**，可經由**血清**或**腦脊髓液**檢測出抗體陽性反應。

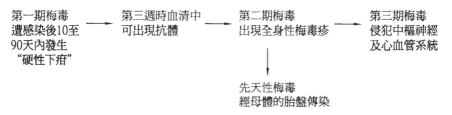

圖 26-1 梅毒的致病過程

五、先天性梅毒

1. 通常孕婦在第 18 週後，**梅毒螺旋體經由子宮穿過胎盤感染胎兒**。

2. 在梅毒第一期、第二期時，最易傳染給胎兒。

3. 新生兒罹患先天性梅毒會出現**塌鼻**、**間質性角膜炎**、**骨膜炎**、**牙齒呈鋸齒狀和中樞神經系統異常**等。

4. 產前檢查若 VDRL(+)、TPHA(+)、FTA-ABS(+)，在孕期第 18 週前應盡快治療。

5. 新生兒先天性梅毒的診斷，通常 FTA-ABS (IgM)呈陽性。

六、梅毒的實驗室診斷

(一) 暗視野顯微鏡(Dark Field Microscopy)

病灶處的滲出液中可發現梅毒螺旋體，可以暗視野或**螢光染色**觀察。

(二) 梅毒的血清學試驗(Serology Test of Syphilis, STS)

◆ 梅毒非特異性抗體

1. 測**反應素抗體**，以 IgM 為主，很少有 IgG。

2. 抗牛心脂抗體即為反應素。

3. **非密螺旋體**(nontreponema)**檢測法**包括 VDRL 及 RPR。RPR 及 VDRL 測定時，反應溫度最好在 23~29°C。

   ⇨ VDRL 試驗(venereal disease research laboratory)

   (1) 檢體需經去補體之血清或未經處理之 CSF。

   (2) 溶血或脂血症之脂血清不能使用，若去補體後超過 4 小時未作實驗，須於 56°C、10 分鐘後再處理血清。

   (3) 病人血清中所含的反應素(reagin)會與試劑中的抗原結合，形成絮狀凝集反應。

   (4) 抗原為瓦氏抗原。

   ⇨ RPR 試驗(rapid plasma reagin test)

   (1) 抗原為瓦氏抗原加上 choline chloride 與 EDTA 及活性碳。

   (2) VDRL 及 RPR 會有生物學**偽陽性**，如瘧疾(100%)、痲瘋、類風濕性關節炎、全身紅斑性狼瘡等自體免疫疾病皆有可能出現生物偽陽性。

   (3) VDRL、RPR 可作為梅毒篩檢試驗。

◆ 梅毒特異性抗體

1. 梅毒特異性 IgG 抗體，治療後亦不會消失。

2. 通常篩檢試驗呈陽性反應才需做，是梅毒的**確認診斷試驗**。

⇨ **梅毒螺旋體血球凝集試驗**(*Treponema pallidum* hemagglutination test, TPHA)

(1) 將 RBC 包覆螺旋體，若血清有此抗體，則會使紅血球發生凝集現象。

(2) 僅適用於血清檢體，亦可以連續稀釋，做半定量分析。

⇨ FTA-ABS (fluorescent treponemal antibody absorption test)

以非特異性抗原(reiter treponema Ag extract)吸附患者血清中非特異性抗體後，再將特異性抗原(*Treponema* Nichols Ag)固定於玻片上，以標有 FITC 螢光染劑的抗人類 IgG 作為患者血清抗體的染色。

◆ 測定方法敏感度比較

1. 初步篩檢的方法是以 VDRL 或 RPR 為主，測得陽性後，再以 TPHA 試驗，TPHA 陽性，可再以 FTA-ABS 法做最後確認。

2. **敏感度比較**：FTA-ABS > TPHA > RPR > VDRL。

七、預防與治療

可以青黴素、四環黴素或 Doxycycline 治療。

26-2　疏螺旋體(*Borrelia*)

一、引起的疾病

1. **回歸熱疏螺旋體**(*B. recurrentis*)：引起**回歸熱**(relapsing fever)。

2. **萊姆病疏螺旋體**(*B. burgdorferi*)：引起**萊姆病**(Lyme disease)。

二、重要特性

1. 可以 Giemsa stain、Wright's stain 來染色。

2. 能被培養在液態培養基（含血液、血清或組織）或雞胚胎，但會喪失致病性。在 4°C 血中能存活數月。

3. 抗原具變異性，**此菌會間歇性釋放出外毒素，導致宿主間歇性發燒，故稱為回歸熱**。

4. 回歸熱疏螺旋菌的病媒為**壁蝨**或**體蝨**，而**萊姆病疏螺旋體的病媒為壁蝨**（又稱硬蜱），**當節肢動物攜帶病原體叮咬人時，即會感染疏螺旋體**。

5. **萊姆病：血清學測試可做為檢驗依據。典型的症狀是病媒叮咬皮膚，傷口出現遊走性紅斑**(erythema migrans)，**若未適當治療可能導致神經症狀及關節炎**。

三、預防與治療

1. 預防：避免節肢動物的叮咬，並撲滅病媒。

2. 治療：以四環黴素、紅黴素及青黴素治療。

26-3　鉤端螺旋體(*Leptospira*)

一、引起的疾病

1. **鉤端螺旋體**(*L. interrogans*)：引起**鉤端螺旋體病**(leptospirosis)。

2. **出血性黃疸鉤端螺旋體**(*L. icterohaemorrahagiae*)：血清群會引起出血性黃疸與嚴重的全身性疾病（如 Weil's 症）。

3. **犬鉤端螺旋體**(*L. canicola*)：血清群引起犬疫螺旋菌熱(canicola fever)。

二、重要特性

1. 於 28~30°C 有氧氣下，在富含蛋白質的半固態培養基上生長良好。

2. 能在雞胚胎的絨毛尿囊膜中生長。

3. 可氧化長鏈脂肪酸作為能量來源。

4. 天然宿主：**鼠、狗、田鼠、豬**。

5. 人是因接觸受感染動物的尿液與組織而受感染。

三、預防與治療

可以青黴素、四環黴素或 Doxycycline 治療。

ANSWER

QUESTI(?)N

1. 在常有鼠類出沒之水中游泳後，出現高燒，肝、脾、腎臟出血、組織壞死，導致蛋白尿、黃疸，甚至洗腎。最可能遭受何菌感染？(A)鉤端螺旋體(*Leptospire*)　(B)密螺旋體(*Treponema*)　(C)疏螺旋體(*Borrelia*)　(D)梭狀桿菌(*Fusobacterium*) （97專普二）

    解析 鉤端螺旋體的天然宿主是鼠、狗、田鼠、豬，人是因接觸受感染動物的尿液與組織而受感染。

2. 檢測病人是否得到梅毒，下列何種方法不適合？(A)螢光抗體吸附試驗　(B)細菌制動試驗　(C)反應素檢查法　(D)以培養基分離細菌 （97專普二）

3. 萊姆病(Lyme disease)是由帶菌的壁蝨(hard tick)叮咬所得，病人在感染晚期常出現關節炎，此菌是：(A)博德氏菌(*Bordetella*)　(B)布魯氏菌(*Brucella*)　(C)伯氏疏螺旋菌(*Borrelia burgdorferi*)　(D)鉤端螺旋體(*Leptospira interrogans*) （98專高一）

4. 治療和預防梅毒時，下列敘述何者正確？(A)應使用VDRL全面篩檢，追蹤感染源，並給予徹底治療　(B) VDRL篩檢陽性，即可確認受梅毒感染，須立刻治療　(C)梅毒可用疫苗預防　(D)得到梅毒的病患，不用再篩檢其他性病 （98專普一）

5. 第二期梅毒的臨床特徵是：(A)硬性下疳　(B)皮膚出現紅色丘疹　(C)不具傳染性　(D)出現梅毒瘤 （99專普一）

    解析 (A)硬性下疳是第一期症狀；(C)第三期以後才不具傳染性；(D)梅毒瘤出現於第三期。

6. 出現塌鼻、間質性角膜炎、骨膜炎、牙齒呈鋸齒狀和中樞神經系統異常的嬰幼兒最可能得到：(A)先天性營養不良　(B)先天性披衣菌感染　(C)先天性梅毒　(D)先天性淋病 （99專普二）

解答：　1.A　2.D　3.C　4.A　5.B　6.C

7. 鉤端螺旋體(*Leptospira interrogans*)可引起威爾斯疾病(Weil's disease)，其傳染方式為何？(A)由體蝨傳染　(B)由跳蚤糞便傳染 (C)由老鼠尿液傳染　(D)由性接觸傳染　　　　　　　　　（99專高二）

解析〉鉤端螺旋體有鉤狀的鞭毛，經由宿主（鼠、狗、豬、牛、馬、羊）傷口感染後，於尿液中大量排菌，人類因接觸被尿液汙染的土壤或水而感染。

8. 下列何者是萊姆病(Lyme disease)的致病原？(A)創傷弧菌(*Vibrio vulnificus*)　(B)包氏螺旋體(*Borrelia burgdorferi*)　(C)乳酸桿菌 (*Lactobacillus*)　(D)雙鉤端螺旋體(*Leptospira biflexa*)

解析〉萊姆病是一種被包氏疏螺旋體感染的蜱叮咬而傳播的人畜共通傳染病。　　　　　　　　　　　　　　　　　　　　　（100專普二）

9. 梅毒病人在病程中哪時期，其體內有大量的細菌，且極具高度的傳染力？(1)第一期　(2)第二期　(3)第三期。(A) (1)(2)(3)　(B) (1)(2)　(C) (2)(3)　(D) (1)(3)　　　　　　　　　　　（101專高二）

10. 梅毒血清學檢查包括密螺旋體(treponema)及非密螺旋體 (nontreponema)檢測法，下列何者屬於非密螺旋體(nontreponema) 檢測法？(A) TPHA　(B) VDRL　(C) FTA-ABS　(D) MHA-TP

解析〉非密螺旋體檢測法包括VDRL及RPR。　　　　　（102專高二）

11. 有關鉤端螺旋體(*Leptospira* spp.)之敘述，下列何者錯誤？(A)生活史中有節肢動物為媒介　(B)人類為最終宿主　(C)可用顯微凝集測試法(microscopic agglutination test)檢測　(D)細菌可以在汙染區域存活六週　　　　　　　　　　　　　　　　（103專高一）

解析〉以鼠、狗、豬、田鼠等非節肢動物為天然宿主。

12. 鏈桿菌(*Streptobacillus spp.*)和螺旋菌(*Spirillum spp.*)的比較，下列何者敘述錯誤？(A)傳染窩均為鼠類與其他小囓齒類動物　(B)鏈桿菌造成疾病的潛伏期較螺旋菌的潛伏期為長　(C)治療均可用青黴素　(D)鏈桿菌的未治療致死率較螺旋菌的致死率為高

解析〉(B)鏈桿菌一般潛伏期為1~7天，而螺旋菌中以比較常見的梅毒螺旋體而言，第一期梅毒之潛伏期約10~90天。　　　（107專高一）

解答：　　7.C　　8.B　　9.B　　10.B　　11.A　　12.B

13. 回歸熱疏螺旋體(*Borrelia recurrentis*)在人體引發重複性的發燒、好轉，主要的原因為何？(A)宿主的自體免疫反應　(B)此菌在宿主體內能夠進行抗原變異，再度造成疾病　(C)此菌會間歇性的釋放出引起宿主發燒的外毒素　(D)此菌會間歇性的抑制宿主之免疫反應，故宿主時好時壞　　　　　　　　　　（107專高一）

解析 (B)回歸熱疏螺旋體因為其抗原具變異性，會導致宿主間歇性發燒，故稱為回歸熱。

14. 包氏螺旋體(*Borrelia*)感染除了萊姆病(Lyme disease)外，主要造成何種人類疾病？(A)梅毒　(B)腦膜炎　(C)回歸熱　(D)食物中毒　　　　　　　　　　　　　　　　　　　　　（110專高一）

解析 包氏螺旋體感染會造成回歸熱(relapsing fever)、萊姆病(Lyme disease)。

15. 有關梅毒螺旋菌(*Treponema pallidum*)的感染，下列敘述何者錯誤？(A)第一期梅毒出現硬性下疳(hard chancre)，感染後約10～90天會出現無痛性潰瘍　(B)第二期梅毒疹，在全身皮膚及黏膜出現紅疹(rash)　(C)第三期肉芽腫病變亦稱為梅毒腫(gummas)，只出現在生殖器官　(D)細菌可經由子宮感染引起先天性梅毒，導致胎兒嚴重疾病　　　　　　　　　　　　（110專高一）

解析 第三期肉芽腫出現在關節、肌肉、韌帶處，或是出現於中樞神經系統、心臟血管系統，甚至侵犯眼部造成永久失明。

16. 關於萊姆病(Lyme disease)及其病原體的敘述，下列何者錯誤？(A)由包氏疏螺旋體(*Borrelia burgdorferi*)感染所引起　(B)主要是人與人之間藉由體蝨(body louse)互相傳染　(C)典型的症狀是病媒叮咬皮膚，傷口出現遊走性紅斑(erythema migrans)　(D)若未適當治療可能導致神經症狀及關節炎　　　　　　（110專高二）

解析 (B)病媒為壁蝨。

解答： 　13.B　　14.C　　15.C　　16.B

17. 關於萊姆病(Lyme disease)的敘述，下列何者錯誤？(A)被節肢動物叮咬後引發　(B)患者出現全身性丘疹的臨床症狀　(C)若未依照程序治療，患者有可能引發關節炎　(D)血清學測試可做為檢驗依據　**（111專高一）**

    解析 患者皮膚出現無痛性遊走性紅斑(erythema migrans)。它會逐漸擴大，但3~4週後消失。

18. 有關梅毒(syphilis)的敘述，下列何者正確？(A)第一期梅毒會出現具疼痛的潰瘍，按壓麼軟，故又稱軟性下疳　(B)第二期梅毒有高量細菌匯聚在淋巴結，病人無太明顯臨床症狀　(C)第三期症狀主要以皮疹及濕疣為主，具高傳染力　(D)先天性梅毒主要通過孕婦胎盤傳染給胎兒　**（111專高二）**

    解析 (A)第一期會出現硬性下疳；(B)第二期皮膚及黏膜出現潰爛，大量的細菌存在傷口上；(C)第三期侵犯中樞神經及心血管系統。

19. 下列何者為第二期梅毒患者的主要臨床症狀？(A)下疳(chancre)　(B)心血管性梅毒　(C)梅毒腫　(D)全身性黏膜皮膚性紅疹　**（112專高一）**

    解析 (A)下疳出現於第一期梅毒；(B)心血管性梅毒出現於第三期梅毒；(C)梅毒腫出現於第三期梅毒。

解答：　　17.B　　18.D　　19.D

分枝桿菌

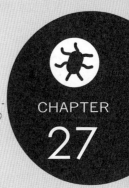

Microbiology and Immunology

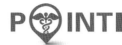

27-1　結核分枝桿菌

一、引起的疾病

1. 結核分枝桿菌(*Mycobacterium tuberculosis*)引起肺結核(tuberculosis)。

2. 鳥型分枝桿菌(*M. avium-intracellulare*)及其他非典型分枝桿菌，會引起 AIDS 病人的伺機性感染。

二、重要特性

1. 屬於耐酸性桿菌，但無法以革蘭氏染色法區分為革蘭氏陽性或陰性。

2. 耐酸性染色(Ziehl-Neelsen acid fast stain)主要是利用石碳酸複紅(carbolfuschin)染上後，不被酸性酒精(3% HCl in alcohol)脫色的特性，來鑑定分枝桿菌。

3. 可以金黃胺(auramine)及玫瑰紅(rhodamine)螢光劑來染色，染色後會出現橘黃色螢光。

4. 生長特性：

   (1) 專性好氧菌，增加 CO_2 濃度能加強細菌的生長。

   (2) 生長速率緩慢，約 18 小時分裂一次。

   (3) 腐生性分枝桿菌生長速率較快，22~33°C 生長良好，約 1 週後可出現菌落，亦可產生較多的色素。

5. 由於細胞表面的厭水性質及聚集生長，因此對化學物有極強的抗性（如酸、鹼、染料、抗生素、乾燥等）。

6. 人及天竺鼠對結核分枝桿菌有較高的感受性，結核分枝桿菌與牛型分枝桿菌(*M. bovis*)對人類都有致病性。

7. 由**呼吸道**或**腸道**入侵而感染人類。

8. 細胞壁的組成與**遲發型過敏反應**及感染的抗性有關：

   (1) 脂質：含量極高，由分枝桿菌酸(mycolic acid)、蠟質(waxes)、磷脂(phosphatides)與胞壁醯二肽(muramyl dipeptide)所組成，能引起**肉芽腫**形成及**乾酪性**壞死；其中，**分枝桿菌酸**是抗酸性細菌的細胞壁中富含的物質。

   (2) **索因子**(Cord factor)：出現於有毒力的結核分枝桿菌，成分為 trehalose-6,6'-dimycolate，能抑制白血球的移動，造成**慢性肉芽腫**。

   (3) 蛋白質：與結菌素反應有關。

9. 肺結核有二種病灶：

   (1) 滲出型(exudative type)：在急性發炎區，會有大量組織壞死或發展為製造型的病灶，結核菌素反應為陽性。

   (2) 製造型(productive type)：**慢性肉芽腫區**，含結核分枝桿菌的多核巨細胞、類上皮細胞與纖維母細胞、T 淋巴球、單核球聚集成腫塊。

10. 結核分枝桿菌能在單核球、網狀內皮系統及巨噬細胞內生長。

11. **柯霍氏現象**(Koch's phenomenon)：天竺鼠皮下打入結核分枝桿菌後，2 週內出現結節於注射部位，接著結節潰瘍不會癒合；但若在另一部位打入結核分枝桿菌，則注射部位會快速壞死，但潰瘍快速痊癒且局部淋巴結不具感染性。

12. **結核菌素試驗**(tuberculin test)：

    (1) 以舊結核菌素(old tuberculin)或純化蛋白質衍生物(purified protein derivative, PPD)為抗原。

(2) 5 tuberculin units 以皮下注射在 48~72 小時之後判讀。

(3) 若大於 10 mm 為**陽性反應**，表示過去或持續帶有活的結核分枝桿菌或接種過 BCG 卡介苗。

(4) **陰性反應**為從未感染或免疫力有缺陷者。

(5) 屬於**第四型過敏反應**，由 T 細胞與巨噬細胞**所引起**。

三、實驗室診斷

1. 檢體：痰、胃沖洗液、尿液、胸腔液、腦脊髓液、關節液、切片組織或血液。檢體若是痰，需先以 N-acetyl-L-cysteine **液化**後，再以 NaOH **去除汙染性細菌**，經中和後以離心濃縮的沉澱物來接種及製作抹片。

2. 抹片：

(1) 耐酸性染色法：實驗室較常操作。

(2) 黃金胺－玫瑰紅(auramine-rhodamine)螢光染色法：針對分枝桿菌特異性較高。

3. 培養：37°C，5~10% CO_2，約 8 週，**生長速度相當緩慢**。

四、預防與治療

1. 第 一 線 藥 物：Isoniazid (INH)、Rifampin、Ethambutol 與 Pyrazinamide。

2. 第 二 線 藥 物：Streptomycin、Kanamycin、Capremycin、Ethionamide、Cycloserine、Ofloxacin 與 Ciprofloxacin。

3. **常合併使用二或三種抗生素以避免抗藥性的產生**：Isoniazid (INH) + Rifampin + Pyrazinamide。

4. 感染抗藥性肺結核分枝桿菌常合併使用四種抗生素：Isoniazid (INH)+ Rifampin + Ethambutol + Pyrazinamide。

5. 感染的發病與 HLA-Bw 15 組織抗原、年齡、營養不良、免疫狀況、糖尿病等有關。

6. 卡介苗(Bacille Calmette-Guérin, BCG)（為**減毒的牛型分枝桿菌**）的接種，可降低感染的機率。

27-2　麻瘋分枝桿菌

一、引起的疾病

1. 麻瘋分枝桿菌(*Mycobacterium leprae*)引起**麻瘋病**(leprae)。

2. 麻瘋病可分為二型，一為麻瘋瘤型(lepromatous type)，另一為類結核型(tuberculoid type)。

3. 西元 1874 年由 Gerhard Hansen 發現，又稱為**漢生氏病**(Hansen's disease)。

二、重要特性

1. 為**耐酸性細菌**。

2. 麻瘋分枝桿菌偏愛溫度較低的皮膚、表層神經及黏膜組織。

3. **是人畜共通的致病菌，可由動物傳染給人**，曾在犰狳身上發生疾病，因此一般認為犰狳可作為感染中間宿主。**人類**為唯一宿主，經由**人與人接觸傳染**，會造成**肢端神經受損、皮膚結節**及**獅子臉**(lionface)等症狀。

4. **細菌生長緩慢**，無法在細菌培養基培養，**可用人工培養基進行體外培養**。

5. 潛伏期相當長，約 2~10 年。

三、實驗室診斷及治療

1. 實驗室診斷：由皮膚或黏膜的檢體做耐酸性染色。

2. 治療：抗生素 Sulfones (Dapsone, DDS)、Rifampin、Clofazomine。

QUESTI🔍N

題｜庫｜練｜習

1. 結核分枝桿菌(*Mycobacterium tuberculosis*)主要是感染人體何種細胞？(A)巨噬細胞　(B)肺上皮細胞　(C)血管上皮細胞　(D) T細胞　　　　　　　　　　　　　　　　　　　　　　　　　（95專高一）

2. 有關結核菌素過敏類型之過敏反應的敘述，下列何者正確？(A)常發生於接種結核菌素後4~6小時內　(B)有大量嗜酸性球浸潤(C)主要的反應為T淋巴細胞性反應　(D) IgE為主要的反應抗體
   解析 結核菌素過敏類型之過敏反應屬於遲發型過敏反應，常發生於皮下接種結核菌素後48~72小時之後。　　　　　（97專高一）

3. 下列何者非自體免疫疾病？(A)痲瘋症造成之神經病變　(B)抗精蟲抗體造成男性個體之精蟲凝集及運動不良　(C)抗乙醯膽鹼受體之抗體造成重症肌無力　(D)抗胰臟β細胞之T淋巴細胞所造成的糖尿病　　　　　　　　　　　　　　　　　　　　　　（98專高一）
   解析 痲瘋症是經由人與人接觸傳染，會造成肢端神經受損、皮膚結節及獅子臉等症狀。

4. 結核菌素(tuberculin)皮膚試驗的陽性反應之敘述，下列何者正確？(A)有T淋巴細胞的參與　(B)屬於體液性免疫力　(C)是第一型即發性過敏反應　(D)組織反應以嗜中性球的浸潤為主
   解析 (B)屬於細胞性免疫力；(C)是第四型延遲性過敏反應；(D)會釋出淋巴激活素(lymphokines)，吞噬外來抗原。　　　（100專高一）

5. 結核病造成組織病變之原因為何？(A)免疫系統因自然殺手細胞(natural killer cell)對於結核菌的刺激，引起組織破壞　(B)免疫系統對結核菌產生的抗體，引起組織破壞　(C)活化之巨噬細胞聚集形成肉芽腫(granuloma)，而破壞器官組織　(D)對結核菌產生自體抗體，而引起組織破壞　　　　　　　　　　　　　（100專高二）

解答：　　1.A　　2.C　　3.A　　4.A　　5.C

6. 結核分枝桿菌(*Mycobacterium tuberculosis*)主要的感染途徑為何？
(A)呼吸道、飛沫傳染　(B)接觸傳染　(C)媒介物（例如：蚊子）
傳染　(D)體液傳染　　　　　　　　　　　　　　（104專高二）
解析 結核分枝桿菌是藉由呼吸道或腸道入侵而感染人類。

7. 結核分枝桿菌(*Mycobacterium tuberculosis*)造成宿主組織傷害最主
要的原因為何？(A)宿主本身的免疫反應造成　(B)細菌的組織傷害
因子　(C)細菌的cord factor　(D)宿主紅血球過高　　（105專高一）

8. 抗酸性(acid fast)細菌的細胞壁均富含下列何種物質？(A)類固醇
(steroids)　(B)脂胞壁酸(lipoteichoic acid)　(C)分枝菌酸(mycolic
acid)　(D)脂多糖(lipopolysaccharide)　　　　　　　（105專高二）
解析 分枝菌酸可抗染色、抗酸性，使細胞壁堅韌。

9. 下列關於感染結核分枝桿菌(*Mycobacterium tuberculosis*)的敘述，
何者正確？(A)細菌生長非常快速，分裂一代約15~20分鐘　(B)
卡介苗(BCG)是一種減毒疫苗，通常在年幼時施打　(C)抗酸性染
色法(acid-fast stain)最主要是偵測細菌16S rRNA　(D)目前常以單
一種抗生素治療結核分枝桿菌之感染　　　　　　　（108專高二）
解析 (A)生長速率緩慢，約18小時分裂一次；(C)主要是利用石碳酸複
紅(carbolfuschin)染上後，不被酸性酒精(3% HCI in alcohol)脫色
的特性，來鑑定分枝桿菌；(D)常合併使用二或三種抗生素以避
免抗藥性的產生。

10. 下列關於痲瘋分枝桿菌(*Mycobacterium leprae*)的敘述，何者正
確？(A)是人畜共通的致病菌，可由動物傳染給人　(B)細菌生長
緩慢，可用人工培養基進行體外培養　(C)感染細菌之後可分為
類結核型痲瘋(tuberculoid leprosy)和痲瘋瘤型痲瘋(lepromatous
leprosy)，前者皮膚病變通常較後者明顯　(D)目前以多重藥物合
併療法(multidrug therapy)治療痲瘋分枝桿菌之感染　（109專高二）

解答：　6.A　　7.A　　8.C　　9.B　　10.D

病毒學總論

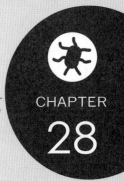

CHAPTER

28

出題率：♥ ♥ ♡

Microbiology and Immunology

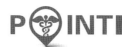

重｜點｜彙｜整

28-1 緒 論

一、病毒的一般特徵

1. 病毒為最小的病原體，約 20~300 nm。

   (1) 病原體依大小排列其順序為：原蟲＞酵母菌＞黴菌＞細菌＞病毒。

   (2) 病毒須用電子顯微鏡觀察。

2. 只有一種核酸物質，不是 DNA 就是 RNA，遺傳物質可以是單股或雙股。

3. **缺乏產生能量的酵素，完全依賴宿主細胞，為絕對細胞內寄生的微生物。**

4. 沒有核糖體、粒線體等胞器。

5. 中和性抗體可以中和病毒的感染力。

6. 病毒依其感染的宿主可分為動物病毒、細菌病毒（噬菌體）與植物病毒。

7. **最大的病毒是天花病毒**(variola virus)，**最小的 RNA 病毒是小兒麻痺病毒**(poliovirus)，**而最小的 DNA 病毒則為小 DNA 病毒**(parvovirus)。

8. 人體被病毒感染初期，**會產生細胞激素**(cytokines)，而常會出現發燒、寒顫、肌肉疼痛等類似感冒的症狀。

特　　性	細　菌	黴漿菌	立克次體	披衣菌	病　　毒
在非活體培養基生長	+	+	−	−	−
二分裂法複製	+	+	+	+	−
DNA 及 RNA	+	+	+	+	−
核糖體	+	+	+	+	−
抗生素感受性	+	+	+	+	−
干擾素感受性	−	−	−	−	+

表 28-1 病毒與其他病原體的比較

二、病毒的構造

(一) 名詞解釋

1. **蛋白衣**(capsid)：包圍病毒核酸基因體的蛋白質外套，可保護病毒核酸，其組成的基本單位稱為次蛋白衣(capsomer)。蛋白衣會被宿主免疫系統所辨認，具有抗原性。

2. **核酸蛋白衣**(nucleocapsid)：蛋白衣與其所包圍病毒核酸基因體合稱為核酸蛋白衣。

3. **次蛋白衣**(capsomers)：二十面體病毒顆粒的表面，在電子顯微鏡下所見到的形態單位，是多胜肽聚集形成。

4. **套膜**(envelope)：有些病毒顆粒圍繞著**含有脂質**的細胞膜，稱之為套膜；是**病毒成熟時，再由宿主細胞膜或核膜經出芽過程所獲得。能與標的細胞進行交互作用。對熱不安定，故易被乾燥環境所破壞。**

5. 病毒顆粒(virion)：完整的病毒顆粒，能感染細胞。

6. 缺陷型病毒(defective virus)：是指在複製上有某些功能缺陷的病毒顆粒，其會干擾正常病毒的複製。

7. 衛星病毒(satellite virus)：
   (1) 最早由植物中所發現，必須藉由輔助病毒的幫助始能複製。
   (2) 常見的衛星病毒，如 B 型肝炎病毒的衛星病毒－D 型肝炎病毒，腺病毒(adenovirus)的衛星病毒－腺相關病毒(adeno-associated virus)。

(二) 病毒顆粒的對稱型式

　　以電子顯微鏡、冷凍電子顯微鏡與 X-ray 繞射等技術，可觀察到病毒的外觀。

1. 立方體的對稱(cubic symmetry)：二十面體(icosahedrons)對稱的結構，是最有效率的排列方式。

2. 螺旋型的對稱(helical symmetry)：蛋白質單元結合至核酸，是以螺旋方式纏繞，蛋白外衣之外通常還有套膜存在。

3. 複雜對稱構造(complex structure)：非立方體亦不是螺旋型的對稱方式，如痘病毒(Poxvirus)。

(三) 病毒核酸的構造

1. 股數(strandedness)：
   (1) DNA 病毒中只有**小 DNA 病毒(Parvovirus)的基因體是單股的 DNA**，而**肝炎 DNA 病毒(Hepadnaviridae)的基因體是部分雙股 DNA，其餘皆為雙股的 DNA 病毒**。
   (2) RNA 病毒中只有**呼腸孤病毒科(Reoviridae)的基因體是雙股 RNA 病毒**，而**反轉錄病毒科(Retroviridae)的基因體是兩條單股 RNA，其餘皆為單股 RNA** 病毒。

2. 極性(polarity)：
   (1) RNA 病毒中若其基因體的 RNA 可以作為 mRNA，即可直接進行轉譯作用合成病毒蛋白，故其極性為「正性」，基因體

具有感染性，如小 RNA 病毒科(Picornaviridae)、披膜病毒科
(Togaviridae)與反轉錄病毒科(Retroviviridae)等，其 RNA 皆
為正性。

(2) 若其基因體的 RNA 不可以作為 mRNA，其極性為「負性」
的基因體，不具有感染性，如正黏液病毒科與副黏液病毒
科。

三、病毒的複製

(一) 吸附作用、穿入作用與脫殼作用

1. 當病毒感染細胞的初期，此時在病毒感染細胞內找不到病毒顆
粒，稱為**隱蝕期**(eclipse phase)。

2. 吸附作用(adsorption)：

(1) **病毒顆粒與宿主細胞上特異性的病毒受體結合，不同病毒
利用不同受體進行與宿主細胞吸附作用**（表 28-2）。如：

　　A. 單純疱疹病毒(Herpes simplex virus)→硫酸肝素蛋白多醣
　　　(heparan sulfate proteoglycans)。

　　B. 狂犬病毒(Rabies virus) → 乙醯膽鹼的受體。

(2) 病毒和細胞的親和性及致病性與有無受體有關，如小兒麻痺
病毒的受體只有在腸道及中樞神經細胞表現，因此藉由腸道
感染再侵襲神經系統而致病。

3. 穿入作用(penetration)：

(1) 病毒結合宿主細胞後經穿入作用進入宿主細胞內。

(2) 可能是經受體媒介的內噬作用(receptor-mediated endocytosis)
或是病毒與細胞膜直接融合而進入宿主細胞內。

4. 脫殼作用(uncoating)：將病毒核酸與病毒顆粒的外層結構成分分
開，這對病毒複製是絕對必須的。

表 28-2　重要的病毒受體及表現的細胞		
病　　毒	受體	表現的細胞
HIV	CD4、CCR-5 與 CXCR-4	T_H 細胞 **單核球、巨噬細胞**
鼻病毒	CD54 (ICAM-1)	鼻黏膜上皮細胞
EB 病毒	CD21 (CR2)	B 細胞
狂犬病毒	乙醯膽鹼的受體	神經細胞
B19 微小病毒	紅血球 P 抗原	未成熟的紅血球細胞上

(二) 病毒的成分與合成

1. 病毒複製的早期：
   (1) 利用各種不同的機制合成病毒 mRNA 後，再進行轉譯，而合成病毒的早期蛋白，其大多為病毒非結構性蛋白。
   (2) 可抑制宿主 DNA、RNA 或蛋白質的合成。
   (3) 製造病毒 DNA、RNA 合成所需的酵素。

2. 病毒基因體的複製：
   (1) DNA **病毒**通常在**細胞核**複製，但**痘病毒**例外（在**細胞質**）。
   (2) RNA **病毒**通常在**細胞質**複製（除了正黏液病毒與反轉錄病毒）。RNA 病毒易突變之原因主要是因**欠缺病毒複製時所需的 RNA 複製酶**(RNA replicase，或稱 RNA 依賴性 RNA 聚合酶(RNA-dependent RNA polymerase))**校正錯誤的機制**。

3. 病毒複製的晚期：合成病毒之結構蛋白(structure proteins)及形成完整病毒過程中所需之酵素。

(三) 病毒的形成與釋出

1. 新合成的病毒基因體與蛋白外衣組合成子代病毒。
2. 無外膜的病毒，以溶解病毒感染細胞而釋出子代病毒。

3. 有外膜的病毒，則以出芽的方式獲得套膜而離開病毒感染細胞。

四、病毒的傳染途徑

1. 人與人的直接接觸而傳染：
   (1) 飛沫傳染：如流行性感冒病毒、麻疹病毒、天花病毒。
   (2) **糞－口傳染：如腸病毒、輪狀病毒，Ａ型肝炎與 Ｅ 型肝炎病毒**(HAV, HEV)。
   (3) 性行為傳染：如人類後天免疫不全病毒(HIV)、B 型肝炎病毒(HBV)、第二型單純疱疹病毒(HSV-2)。
   (4) 手－口、手－眼或口－口傳染：如單純疱疹病毒、鼻病毒、EB 病毒(EBV)。
2. 動物與動物的傳染，人只是偶然發生傳染：如狂犬病毒與漢他病毒。
3. 節肢動物傳染：如披膜病毒科與黃病毒科等。

五、病毒的感染方式

1. 慢性感染(chronic infection)：病毒感染後，病毒可以持續被偵測到，輕微或無臨床症狀，如**德國麻疹病毒與巨細胞病毒在子宮內感染**常造成慢性感染，致使胎兒畸形。
2. **潛伏性感染**(latent infection)：病毒大多是以潛伏方式存在，此時病毒不複製，如**疱疹病毒**常潛伏在神經節。
3. 不明顯感染(inapparent infection)：許多病毒感染後臨床症狀不明顯，這與宿主－病毒間相對關係有關。
4. 先天性病毒感染(congenital viral infection)：**病毒通過胎盤感染胎兒**，可能會造成**胎兒的缺陷**，如德國麻疹與**巨細胞病毒**。

| 表 28-3 | 重要的先天性胎兒病毒感染 | | | |

病　毒	胎盤 (Prenatal)	生產過程 (Natal)	生產後 (Postnatal)	新生兒發生率 （每一千個新生兒）
德國麻疹病毒 (Rubella virus)	＋	－	少見	0.1~0.7
巨細胞病毒 (CMV)	＋	＋＋	＋	5~25

六、病毒對物理及化學作用的反應

1. 熱與冷：二十面體病毒較穩定，有套膜的病毒對熱較不安定。

2. 鹽類對病毒的安定作用：1 mol/L 的鹽會使病毒較安定。

3. 酸鹼值：一般病毒在 pH 5.0~9.0 安定，強酸或強鹼皆不易生存，但腸病毒對酸則有抵抗力。

4. 放射線：會使病毒的感染力下降甚至消失。

5. **乙醚的感受性：與套膜的出現有關，有套膜的病毒對乙醚有感受性，因此乙醚或有機溶劑可破壞病毒外膜。**

6. 清潔劑：離子化與非離子化清潔劑會破壞套膜的脂質及打破病毒的核酸蛋白外衣。

7. 抗生素：對病毒無影響。

28-2 病毒的分類

一、病毒分類的基礎

1. 核酸的型式：RNA 或 DNA；單股或雙股。

2. 大小與形態：包括對稱的形式，次蛋白衣的數目或有無套膜。

3.對物理及化學劑的感受性；特別是乙醚。

4.出現特異的酵素，RNA 聚合酶、DNA 聚合酶或神經胺酸酶 (neuraminidase)。

5.免疫學的性質。

6.傳染的自然方法。

7.宿主、組織與細胞親和性。

8.病理學：包涵體形成、細胞病理現象等。

9.症狀學。

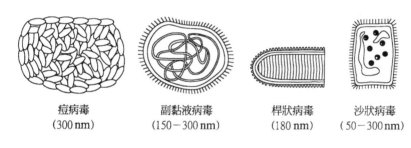

痘病毒 (300 nm)	副黏液病毒 (150－300 nm)	桿狀病毒 (180 nm)	沙狀病毒 (50－300 nm)

| 正黏液病毒
(80－120 nm) | 疱疹病毒
(100－200 nm) | 腺病毒
(75 nm) | 本洋病毒
(100 nm) | 反轉錄病毒
(80－110 nm) | 冠狀病毒
(60－220 nm) |

| 帕波法線病毒
(55 nm) | 肝DNA病毒
(42 nm) | 呼腸孤病毒
(80－120 nm) | 黃病毒
(60－70 nm) | 小DNA病毒
(20 nm) | 小RNA病毒
(25－30 nm) |

⊕ 圖 28-1　常見感染人類病毒的外觀形態與大小

表 28-4 常見感染人類的重要病毒與疾病

人體系統	疾病	病毒
中樞神經系統	腦炎	蟲媒病毒、日本腦炎病毒、狂犬病毒
	腦膜炎	腸病毒、克沙奇病毒 A、B
	脊髓炎	脊髓灰質炎病毒
	亞急性泛腦膜炎	麻疹病毒
	Kuru 症，C-J 症	感染性蛋白(Prions)
呼吸道	傷風	鼻病毒、冠狀病毒、副流感病毒
	鼻咽癌	EB 病毒
	腮腺炎	腮腺炎病毒
	咽喉炎	腺病毒
	流行性感冒	流感病毒
	肺炎	呼吸道融合病毒
	胸肋膜炎	克沙奇病毒 B
心臟	心內膜炎、心肌炎	克沙奇病毒 B
肝臟	肝炎	HAV, HBV, HCV, HDV, HEV, GBV
	肝癌	HBV, HCV
消化系統	腹瀉	輪狀病毒、諾瓦克病毒、腺病毒
生殖泌尿系統	生殖器疱疹	單純疱疹病毒-2 (HSV-2)
	子宮頸癌	人類乳突病毒(HPV)
	生殖器濕疣	人類乳突病毒(HPV)
循環及淋巴系統	AIDS	HIV
	白血病	人類嗜 T 淋巴球病毒(HTLV-1, HTLV-2)
	淋巴瘤	EB 病毒

二、病毒的四大分類

感染人類的病毒大多以核酸及病毒的結構來分類，可區分為下列四大類：

1. DNA 病毒如表 28-5。

2. 正性 RNA 病毒(positive polarity RNA virus)如表 28-6。

3. 負性 RNA 病毒(negative polarity RNA virus)如表 28-7。

4. 其他雙股 RNA 病毒(double strand RNA virus)與無法分類的病毒如表 28-8。

表 28-5　DNA 病毒的分類

病毒科	病毒	結構	蛋白外衣	DNA 核酸組成的結構
腺病毒科 (Adenoviridae)	Adenovirus	裸露	二十面體	線狀雙股
乳多泡病毒科 (Papovaviridae)	Papillomavirus Polyomavirus	裸露	二十面體	環狀雙股
小 DNA 病毒科 (Parvoviridae)	B-19 virus	裸露	二十面體	線狀雙股
疱疹病毒科 (Herpesviridae)	Herpes simplex virus Varicella-zoster virus Epstein-Barr virus Cytomegalovirus	具封套 env(+)	二十面體	線狀雙股
肝炎 DNA 病毒科 (Hepadnaviridae)	HBV	具封套 env(+)	二十面體	環狀部分雙股
痘病毒科 (Poxviridae)	Smallpox virus Vaccinia virus	複雜外殼	複雜型	線狀雙股

表 28-6　正性 RNA 病毒的分類

病毒科	病毒	結構	蛋白外衣	RNA 核酸組成的結構
小 RNA 病毒科 (Picornaviridae)	Enterovirus Coxsackievirus Echovirus HAV Poliovirus Rhinoviruses	裸露	二十面體	線狀單股，不分段
杯狀病毒科 (Caliciviridae)	Norwalk virus HEV	裸露	二十面體	線狀單股，不分段
套膜病毒科 (Togaviridae)	Alphavirus Rubivirus	具封套	二十面體	線狀單股，不分段
黃病毒科 (Flaviviridae)	Dengue virus Japanese B encephalitis virus HCV Yellow fever virus	具封套	二十面體	線狀單股，不分段
冠狀病毒科 (Coronaviridae)	Coronavirus	具封套	螺旋體	線狀單股，不分段
反轉錄病毒科 (Retroviridae)	HIV HTLV	具封套	螺旋體	雙套體線狀單股，不分段，具有反轉錄酶的活性

表 28-7　負性 RNA 病毒的分類

病毒科	病毒	結構	蛋白外衣	RNA 核酸組成的結構
桿狀病毒科 (Rhabdoviridae)	Rabies virus	具封套	螺旋體	線狀單股，不分段
正黏液病毒科 (Orthomyxoviridae)	Influenza virus	具封套	螺旋體	線狀單股，分 8 個片段
副黏液病毒科 (Paramyxoviridae)	Mumps virus Measles virus Parainfluenza virus Respiratory syncytial virus Newcastle disease virus	具封套	螺旋體	線狀單股，不分段
本洋病毒科 (Bunyaviridae)	California encephalitis virus	具封套	螺旋體	環狀單股，分 3 個片段
線狀病毒科 (Filoviridae)	Ebola virus Marburg virus	具封套	螺旋體	線狀單股，不分段

表 28-8　其他雙股 RNA 病毒與無法分類的病毒

病毒科	病毒	結構	蛋白外衣	遺傳物質的結構
沙狀病毒科 (Arenaviridae)	Lassa fever virus Lymphocytic choriomeningitis virus	具封套	螺旋體	環形單股，分 2 個片段
呼吸道腸道孤兒病毒科 (Reoviridae)	Reovirus Rotavirus Coloradotick fever virus	裸露	二十面體	線狀雙股，分 10~11 個片段
Unknown "Prion"				非核酸的蛋白質
Delta agent	HDV			環狀單股，不分段

28-3　病毒的培養與分析

一、病毒培養

(一) 雞胚胎(Chicken embryo)

1. 以不同日期的雞胚卵接種病毒，經過孵育後取出組織檢測病毒的生長和對胚胎的傷害。

2. 接種方式：

   (1) 10~12 天雞胚胎的絨毛尿囊膜(chorioallantoic membrane)可分離痘病毒與單純疱疹病毒。

   (2) 10 天雞胚胎的羊膜腔(amniotic cavity)可分離腮腺炎病毒。

   (3) 10 天雞胚胎的尿囊腔(allantoc cavity)可分離流行性感冒病毒。

   (4) 5 天雞胚胎的卵黃囊(yolk sac)可分離單純疱疹病毒。

3. 接種結果：病毒接種雞胚胎會造成雞胚胎死亡，胚胎液可能造成紅血球凝集，形成具感染力的病毒顆粒。

(二) 組織培養

1. 利用離體的組織以體外培養的方式，形成可長期培養細胞株。

2. 以細胞株進行體外培養，如以初級猴腎細胞(PMK)培養包括腺病毒和腸病毒。

3. 動物培養：直接將病毒接種於可受感染的實驗動物。如 C 型肝炎病毒接種黑猩猩，克沙奇病毒接種乳鼠(suckling mice)。

4. 器官培養：鼻病毒或冠狀病毒可用人類胚胎氣管培養，呈纖毛活性降低，則表陽性反應。

二、病毒感染細胞的偵測

1. 細胞病理效應(cytopathic effect, CPE)：對受病毒感染的細胞其病理變化加以測定。其中包括：

   (1) 細胞的溶解、壞死、包涵體形成、巨細胞形成或細胞質出現空泡等。

   (2) 斑點形成(plaque formation)：有些病毒感染細胞後造成細胞的溶解，會出現細胞斑點。

2. 病毒製造的蛋白質(virus-encoded protein)的出現。如流行性感冒病毒感染細胞會出現紅血球凝集素(hemagglutinin, HA)。

3. 血球吸附 (hemadsorption)：病毒套膜上必須有血球凝集素 (hemagglutinin)，如腮腺炎病毒、副流行性感冒病毒、流行性感冒病毒等，皆可使紅血球能附著至病毒感染的細胞，稱為血球吸附作用。

4. 干擾作用(interference)：不會引起細胞病理作用的病毒（如德國麻疹），卻會干擾第二病毒的複製與細胞病理作用的引發（如伊科病毒或克沙奇病毒），常用於診斷德國麻疹病毒。

5. 包涵體(inclusion body)：

   (1) 包涵體在有的病毒感染細胞是位於細胞核（如大多數 DNA 病毒）；有的包涵體是位於細胞質（如大多數 RNA 病毒），有的病毒感染細胞在細胞核與細胞質皆有包涵體（如麻疹病毒）。

   (2) DNA 病毒的包涵體通常位於細胞核中，但天花病毒除外；RNA 病毒的包涵體通常位於細胞質中，但流行性感冒病毒除外。

374   全方位護理應考 e 寶典　微生物學與免疫學

(3) 例如：神經細胞質內的包涵體－奈格利氏小體(Negri body)，常用於診斷狂犬病；而賈乃利氏小體(Guarnieri body)為天花或痘病毒感染後，出現於細胞質內的嗜酸性包涵體。

6. 形態上的轉形作用(transformation)：如一些致癌病毒(oncogenic virus)感染細胞後，會使細胞喪失接觸的抑制，形成細胞聚集腫大的現象。如 EB 病毒感染 B 細胞，可形成淋巴瘤。

7. 中和試驗(neutralization)：以中和性抗體來中和病毒感染力，亦可將病毒區分型別。

QUESTI?N

1. 許多病毒對酒精乙醚等有機溶劑具有抵抗性，是因為不具有：
   (A) DNA　　(B) RNA　　(C)外套膜(envelope)　　(D)蛋白衣(capsid)
   （95專普一）

   解析 自然界的病毒可依其構造粗分為兩大類，分別是裸病毒和套膜病毒。套膜病毒（例如：COVID-19病毒）因為具有脂質形成的外套膜構造，因此對於有機溶劑（例如：酒精或乙醚）非常敏感。裸病毒因為構造相對簡單，不含外套膜，所以並不會對有機溶劑敏感，也就是對有機溶劑具有抵抗性。

2. 以下有關病毒複製機制之敘述何者正確？(A)採二分裂法產生病毒顆粒　　(B)在宿主細胞內隨時可測得有活性之病毒　　(C)利用宿主細胞之核糖體合成蛋白質　　(D) DNA病毒皆在細胞核內，RNA病毒則皆在細胞質複製
   （95專高二）

   解析 病毒因為不是活細胞，並沒有辦法以二分裂方式繁殖。有些病毒因為具潛伏期，因此不會被測得。病毒因為無法自行繁殖，因此需要透過宿主細胞之協助，若要生產病毒蛋白質，當然就得要利用宿主細胞之胞器——核糖體。

3. 人體被病毒感染後，常會出現發燒、寒顫、肌肉疼痛等類似感冒的症狀，這些病毒感染初期的共同不適症狀，最可能和下列何者有關？(A)病毒所分泌的外毒素　　(B)人體受病毒刺激所產生的細胞激素(cytokines)　　(C)人體受病毒刺激所產生的抗體　　(D)血液中的補體
   （97專高一）

   解析 病毒不是細菌，並不會產生外毒素。產生抗體是與病毒結合，使病毒失去活性或進一步被其他的白血球消滅。細胞激素是一群由免疫細胞所分泌的小分子蛋白質，包含有介白素（可引起宿主的體溫定位點上升(即發燒)，以及發燒初期伴隨的發冷(即寒顫)）、干擾素、腫瘤壞死因子等。血液中的補體蛋白可以用來消滅病毒或被病毒感染之細胞。

解答：　　1.C　　2.C　　3.B

4. 病毒繁殖時，下列何者是多數病毒自己攜帶或合成，不需要寄主細胞供應？(A)複製時所需的能量　(B)複製病毒蛋白外衣所需的材料　(C)病毒核酸複製酵素　(D)製造病毒蛋白所需的核糖體

（98專高二）

解析 病毒是絕對寄生性微生物，因此無法和細菌一樣自行產生能量以及組合蛋白質或進行核酸的複製。但病毒可以將核酸物質帶到寄生的宿主細胞內，再利用宿主細胞的酵素和材料為病毒合成蛋白質（例如：核酸複製酵素），然後就能夠在宿主細胞內大量複製病毒的核酸。

5. 分類病毒最主要的依據為何？(A)病毒構造　(B)病毒的致病性　(C)病毒的傳播方法　(D)病毒的寄主種類　　　　（97專高二）

解析 感染人類的病毒大多以核酸及病毒的結構來分類，可區分為DNA病毒、正性RNA病毒、負性RNA病毒以及其他雙股RNA病毒。

6. 請依序排列病毒繁殖步驟：(1)病毒核酸複製 (2)病毒構造蛋白的合成 (3)病毒核酸複製酵素的合成 (4)病毒的脫殼。 (A)(1)(2)(3)(4)　(B) (4)(3)(2)(1)　(C) (4)(1)(2)(3)　(D) (4)(3)(1)(2)

解析 病毒繁殖步驟：(1)附著宿主細胞，(2)病毒脫殼，與細胞受體接合，由細胞膜滲入，溶進細胞質，(3)病毒核酸複製酵素的合成，病毒核酸複製，(4)病毒構造蛋白的合成，複製硬殼並合成，(5)由細胞釋出，進行下一次的擴張。　　　　（99專高一）

7. 除德國麻疹病毒外，孕婦感染下列何種病毒亦可能使胎兒畸型？(A)巨細胞病毒　(B)輪狀病毒　(C)麻疹病毒　(D)人類T細胞白血病毒第一型　　　　（99專普二）

解析 孕婦感染巨細胞病毒將可能引發新生兒聽力障礙或腦部病變；而輪狀病毒、麻疹病毒以及人類T細胞白血病毒第一型，至今並未有孕婦感染後引發胎兒畸形的案例（註：孕婦感染茲卡病毒可能會造成胎兒畸形，如新生兒有小頭症的現象）。

8. 具有中和毒性作用之抗體，多半是辨認病毒的何種構造以抑制病毒感染？(A)病毒核酸　(B)病毒複製酵素　(C)病毒脂質外套膜　(D)病毒脂質外套膜上的醣蛋白　　　　（99專普二）

解答：　　4.C　　5.A　　6.D　　7.A　　8.D

解析 以COVID-19病毒為例，抗體可辨識並與其表面（脂質外套膜）的棘蛋白(spike protein)結合，達到抑制病毒感染的效果

9. 下列何種病毒構造不是由病毒基因製造，而是取自宿主細胞？
(A)病毒的蛋白外衣　(B)病毒的脂質外套膜　(C)病毒的核蛋白
(D)病毒的複製酵素　　　　　　　　　　　　　　（100專高一）
解析 病毒的脂質外套膜是由宿主的細胞膜與蛋白質構成。

10. 下列何種病毒構造不是由DNA病毒基因所決定？(A)病毒脂質外套膜(viral envelope)　(B)病毒脂質外套膜上的醣蛋白　(C)病毒蛋白外衣(viral capsid)　(D)病毒的RNA　　　　　　（100專普一）
解析 病毒的脂質外套膜是由宿主的細胞膜與蛋白質構成。

11. 下列哪一種病毒可透過胎盤感染胎兒，造成肝脾腫大、神經受損，甚至可導致嬰兒死亡？(A)水痘－帶狀疱疹病毒(Varicella-zoster virus)　(B) EB病毒(Epstein-Barr virus)　(C)巨細胞病毒(Cytomegalovirus)　(D)單純疱疹病毒(Herpes simplex virus)
解析 巨細胞病毒傳染途徑很多，經唾液、性交、輸血、產道、乳汁皆可傳染，在胎兒則可經胎盤感染胎兒。　　　　　（100專普二）

12. 單股(+) strand RNA病毒在宿主細胞何處進行病毒核酸RNA的複製？(A)細胞核　(B)細胞質　(C)細胞膜　(D)核膜　（101專高一）
解析 RNA病毒中目前已知僅正黏液病毒科－單股(-)strand RNA和反轉錄病毒科－單股(+)strand RNA，是在宿主細胞的細胞核進行核酸複製，其餘皆在細胞質進行核酸複製（包含同屬單股(+) strand RNA病毒的披膜病毒科、黃病毒科以及冠狀病毒科）。

13. 下列何病毒容易造成潛伏性感染及復發？(A)狂犬病毒(rabies virus)　(B)狂牛症　(C)水痘帶狀疱疹病毒(varicella-zoster virus)(D)脊髓灰白質炎病毒(poliovirus)　　　　　　　（101專普一）
解析 在兒童期時感染水痘帶狀疱疹病毒，未清除的病毒可寄生潛伏於中樞神經的背根脊髓神經節，多年後，在免疫功能下降時復發。

解答：　9.B　10.A　11.C　12.B　13.C

14. 病毒的結構及大小，下列敘述何者正確？(A)痘病毒(Poxvirus)是最大的人類RNA病毒　(B)引起SARS (severe acute respiratory syndrome)的病毒是屬於雙股RNA病毒　(C)細小病毒(Parvovirus)是感染人類的最小DNA病毒　(D)呼吸道腸病毒(Reovirus)是單股、分節式(segmented)的RNA病毒　　　　　　(101專高二)

解析▶ 痘病毒是屬於DNA病毒；SARS病毒的遺傳物質是單股RNA；呼吸道腸病毒，是雙股RNA病毒，其RNA由短至長共10個片段。

15. 下列何者不是病毒蛋白外衣(capsid)之基本特性？(A)保護病毒核酸　(B)辨認寄主細胞　(C)具抗吞噬作用　(D)會被宿主免疫系統所辨認，具有抗原性　　　　　　　　　　　　(102專高一)

解析▶ 病毒蛋白外衣主要具有三大作用，分別為保護（病毒遺傳物質）、辨識（宿主細胞表面之接受器）以及與宿主免疫系統產生之抗體結合。病毒之蛋白外衣並不像某些細菌的莢膜有抗吞噬的功能。

16. RNA病毒突變率較高是因為病毒複製所需的何種酵素欠缺校正錯誤機制所致？(A) DNA-dependent DNA polymerase　(B) DNA-dependent RNA polymerase　(C) RNA-dependent DNA polymerase (D) RNA-dependent RNA polymerase　　　　　(105專高一)

解析▶ 既然是針對RNA病毒遺傳物質之複製，就必定是以RNA為模板進行複製。以病毒RNA為模板進行DNA合成的酵素非常少見（例如：HIV的反轉錄酵素），而且缺乏校正的功能。RNA聚合酶原本就不像一般DNA聚合酶具有校正功能，因此合成RNA的過程若出現錯誤就無法被修正。

解答： 14.C 15.C 16.C/D

17. 病毒感染是藉由病毒套膜的糖蛋白VAP和細胞受器(receptor)結合而決定其感染細胞的專一性。下列何者是錯誤的結合？(A) EB病毒(Epstein-Barr virus)的gp350、gp220和B細胞上的C3補體受器 (B)人類免疫缺乏病毒(HIV)的gp120和輔助型T細胞上的CD4分子趨化激素共同受器 (C)狂犬病毒(Rabies virus)的G蛋白質和紅血球上的紅細胞P抗原 (D) A型流行感冒病毒(Influenza A virus)的HA蛋白和上皮細胞的唾液酸(sialic acid) （106專高一）

解析 狂犬病毒是親神經性病毒，主要侵犯腦及神經組織，故非與紅血球的紅細胞P抗原結合。

18. 下列何者是正確的病毒複製步驟？(1)去殼(uncoating) (2)認識目標細胞 (3)巨分子合成 (4)附著(attachment)穿入(penetration) (5)病毒組合 (6)病毒釋出。 (A) (1)(2)(3)(4)(5)(6) (B) (1)(3)(2)(4)(5)(6) (C) (2)(1)(3)(4)(5)(6) (D) (2)(4)(1)(3)(5)(6)
（108專高一）

解析 病毒是絕對寄生性並具專一性，複製繁殖前必定要選對目標細胞，然後附著穿入，進入後去殼（病毒核酸和蛋白外衣脫離），此時可透過目標細胞協助製造大量病毒巨分子（包含核酸和蛋白外衣）。最後，將許多的病毒巨分子進行組合形成完整病毒顆粒，再從目標細胞釋放出去感染其他目標細胞。

19. 下列對病毒的敘述何者錯誤？(A)核心中同時具有DNA及RNA的遺傳物質 (B)有蛋白殼(capsid)或套膜(envelope)的型態 (C)經組合(assembled)而不是二分裂法複製 (D)在宿主細胞外無法製造能量和蛋白質 （108專高二）

解析 病毒只有一種核酸物質，不是DNA就是RNA。

20. 下列何者不是病毒外套膜(envelope)的特性？(A)可能含有宿主細胞脂質的成分 (B)含有病毒蛋白質的成分 (C)能與標的細胞進行交互作用 (D)使病毒不易被乾燥及酸性環境所破壞 （109專高一）

解析 可利用加熱、酸、乾燥、清潔劑與各類有機溶劑來破壞外套膜。

解答： 17.C 18.D 19.A 20.D

21. 宿主細胞的何種機轉必為病毒所用？(A) RNA剪接(RNA splicing) (B) 轉錄 (transcription)　(C) 轉譯 (translation)　(D) 轉導 (transduction)　　　　　　　　　　（111專高一）

　　解析) 病毒進入宿主細胞後，直接利用其RNA轉譯生成全部或一部分病毒蛋白質。

22. 有關病毒造成的無症狀感染，下列敘述何者正確？(A)不同病毒感染，發生無症狀感染的機率相同　(B)慢性病毒感染均為無症狀的感染　(C)雖然感染後無症狀，但病毒還是有被散布的可能 (D)感染初期若無症狀，感染後期症狀也會較輕微　　（112專高三）

解答：　　21.C　　22.C

DNA 病毒

出題率：♥ ♥ ♥

Microbiology and Immunology

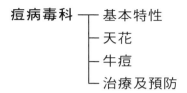

痘病毒科 ── 基本特性
├ 天花
├ 牛痘
└ 治療及預防

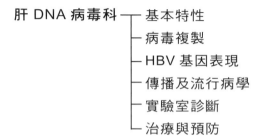

肝 DNA 病毒科 ── 基本特性
├ 病毒複製
├ HBV 基因表現
├ 傳播及流行病學
├ 實驗室診斷
└ 治療與預防

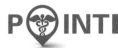

重 | 點 | 彙 | 整

29-1 DNA 病毒簡介

一、主要的 DNA 病毒

1. 腺病毒科(Adenoviridae)。

2. 乳多泡病毒科(Papovaviridae)。

3. 小 DNA 病毒科(Parvoviridae)。

4. 疱疹病毒科(Herpesviridae)。

5. 痘病毒科(Poxviridae)。

6. 肝炎 DNA 病毒科(Hepadnaviridae)。

二、DNA 病毒的重要特性

1. 大多數 DNA 病毒為二十面體對稱病毒,但痘病毒除外,為複雜型的病毒。

2. 腺病毒科、小 DNA 病毒科、乳多泡病毒科皆為無套膜之 DNA 病毒。

3. 大多數 DNA 病毒基因體為雙股的 DNA,但小 DNA 病毒科為單股 DNA。

4. 大多數 DNA 病毒感染後,其基因體之複製在細胞核中進行,但痘病毒科除外,痘病毒是在細胞質內複製。

三、DNA 病毒引起的重要疾病

1. **腺病毒:呼吸道疾病與腸胃道疾病。**

2. 乳多泡病毒：子宮頸癌、皮膚疣。

3. 疱疹病毒：

(1) **單純疱疹病毒**(HSV)：HSV-1 多引起唇疱疹；HSV-2 引起生殖器疱疹。

(2) **水痘帶狀疱疹病毒**(VZV)：在小孩引起水痘；大人引起帶狀疱疹。

(3) EB **病毒**(EBV)：引起傳染性單核球增多症、接吻病、**鼻咽癌**或伯奇氏淋巴瘤(Burkitt's lymphoma)。

(4) 巨細胞性病毒(CMV)：引起間質性肺炎。

(5) 疱疹淋巴趨性病毒(Herpes lymphotropic virus)：幼兒猝發疹或薔薇疹。

4. 痘病毒：天花。

5. B 型肝炎病毒：肝炎、肝癌。

29-2 腺病毒科(Adenoviridae)

一、基本特性

1. 為線狀雙股的 DNA 基因體，具二十面體對稱的蛋白衣，直徑約 70~90 nm。

2. DNA 具終端重複區域可形成鍋把狀結構，可能與病毒 DNA 的複製有關。

3. **無套膜**（或稱鞘膜，envelope），**因此對乙醚、酸與膽鹽有抗性，但對熱不穩定。**

4. **蛋白衣的組成**：包括五元體與六元體，其中在五元體的頂端有絲狀的纖維，與病毒附著於細胞及血球凝集有關，並可抑制宿主細胞內大分子的合成。

5. 人類腺病毒依 DNA 同質性試驗可區分為 A~G 群及 41 種血清型
（如表 29-1）。

6. 能在養殖細胞及人類胚胎細胞上生長。

二、引起的疾病

病毒可在咽、小腸、眼結膜繁殖，**故腺病毒的傳染方式有下列三種：**

1. **呼吸道途徑：** 引起急性呼吸道感染與肺炎。

2. **糞口途徑：** 引起咽喉炎或腸胃炎。

3. **眼睛分泌物接觸：** 與流行性角結膜炎有關。特別是 3、7 型所引起的**游泳池結膜炎**。

表 29-1 腺病毒相關的疾病與分型	
疾　病	分　型
呼吸道疾病	1~7, 14, 21
腸胃道疾病	38, 40, 41
眼睛傳染疾病	**3, 7**, 8, 14, 19, 37
相關腫瘤	12, 18, 31

三、病毒 DNA 的複製

1. 複製過程：吸附至細胞膜→進入宿主細胞→脫去蛋白衣→病毒 DNA 進入細胞核→以 RNA polymerase II 進行早期轉錄作用→早期轉譯作用→DNA 開始複製（以 55 kDa 病毒蛋白為引子）→DNA 形成鍋把狀的結構→晚期基因轉錄→轉譯作用→開始合成完整病毒顆粒。

2. DNA 複製時的特點：

(1) 早期蛋白可促進細胞生長及 DNA 複製。

(2) 晚期蛋白在 DNA 複製開始後合成，主要為結構性蛋白。

(3) DNA 複製是以 55 kDa 病毒蛋白為引子。

(4) DNA 複製時其 DNA 末端會出現平板鍋構造，與病毒的複製有關。

四、E1A 及 E1B 的轉形能力

1. E1A 與 E1B：為病毒製造的早期蛋白，與細胞的轉形癌化有關。

(1) E1A 可與 Rb、p107 及 300 kDa 細胞蛋白形成複合物。

(2) E1B 可與 p53 結合。

(3) 正常 Rb 是與細胞 E2F 轉錄因子結合。

2. Rb 與 p53 原為抑癌基因(supressor gene)，一旦與腺病毒 E1A 及 E1B 結合後，便會使細胞失去抑制癌化的能力，因此 E1A 與 E1B 被認為與腺病毒的致癌能力有關。

29-3 乳多泡病毒科(Papovaviridae)

一、基本特性和分類（表 29-2）

表 29-2　乳多泡病毒的分類

特　性	人類乳頭瘤狀病毒	多發性瘤病毒
病毒體	20 面體，無套膜	20 面體，無套膜
感染人類病毒	HPV 多於 70 型	BK 與 JC 病毒及 SV40
常見的疾病	皮膚疣、**生殖器疣**、喉部乳多泡瘤、**子宮頸癌**等	進行性多發性白腦病變
致癌能力	對自然宿主有良性腫瘤，主要是表皮細胞	對自然宿主較無致癌能力

二、人類乳頭瘤狀病毒(Human Papillomavirus, HPV)

1. 喜好感染角質化的上皮細胞，感染後會提高口咽癌罹患機率。
2. 以 DNA 雜合反應(cross-hybridize)作為分型依據，目前有超過 70 型以上的 HPV。
3. HPV 第 5、6、8、16、11、31、33、35 型與一些腫瘤有關，而其中第 16、18 型與女性子宮頸癌最相關。
4. HPV 基因體：
   (1) 早期區(early region)：與上皮細胞的轉形有關，特別是 E6 與 E7 基因。
   (2) 晚期區(late region)：可合成病毒蛋白衣蛋白。
   (3) 調節區(regulatory region)：與病毒 DNA 複製與調節有關。
5. 病毒的 E6、E7 致癌基因可與宿主細胞內的抑癌基因 p53 及 Rb，結合形成複合物，而使 p53 與 Rb 基因失去調控正常細胞的能力，最終導致細胞病變引起癌化。

三、多發性瘤病毒(Polyomavirus)

1. 感染人類：BK 病毒與 JC 病毒。
   (1) BK 病毒造成腎臟疾病。
   (2) JC 病毒造成進行性多發性白腦病變(progressive multifocal leukoenephalopathy, PML)。
   (3) Polyomavirus 感染時靠 VP1 與宿主細胞膜受體作用而吸附至細胞→進入細胞核內→開始進行早期基因的轉錄→T 抗原的合成→病毒 DNA 複製→mRNA 形成→合成晚期蛋白→最後組合成完整的病毒顆粒。
      A. 大 T 抗原(large T antigen)：主要位於細胞核與病毒 DNA 的複製有關，並且會與 Rb 及 p53 形成複合物，而使細胞轉形。

B. 小 T 抗原(small T antigen)：主要位於細胞核及細胞質，與病毒 DNA 的聚集有關。

C. 中 T 抗原(middle T antigen)：主要位於細胞膜，與 pp60c-src 結合形成複合物，可能與細胞轉形有關。

2. 感染動物 SV40 病毒：

(1) 會造成鼠類的淋巴瘤、肉瘤，又稱為空泡病毒(vacuolating virus)。

(2) 其大 T 抗原亦可與 p53、Rb 結合而導致細胞的轉形作用。

表 29-3　細胞的抑癌基因與病毒致癌蛋白的相關

病　　毒	病毒致癌蛋白	宿主細胞內抑癌基因	
		Rb	p53
腺病毒	E1A 與 E1B	E1A	E1B
人類乳突瘤狀病毒	E6 與 E7	E7	E6
SV40 病毒	大 T 抗原	T 抗原	T 抗原

29-4　小 DNA 病毒科(Parvoviridae)

一、基本特性

　　無套膜、線狀單股的 DNA 核酸，具有二十面體對稱蛋白衣，直徑約 18~26 nm，僅具有 32 個次蛋白衣所組成，因此為最小最簡單的 DNA 病毒。

二、引起人類疾病

1. 主要為 Parvovirus B19，而 B19 病毒可藉由呼吸道與口腔分泌物散播。

2. 可引起感染性紅斑(erythema infectiosum)。

3. 可引起慢性溶血性貧血患者之再生不良危機（主要侵犯未成熟紅血球系細胞）。

4. 關節炎、子宮內感染、可侵犯胎兒腸上皮細胞及造血系統。

5. 在免疫力被抑制的病人，會有持續性 B19 感染發生，而導致慢性貧血。

29-5 疱疹病毒科(Herpesviridae)

一、基本特性

1. 有套膜、線狀雙股的 DNA 基因體，具有二十面體對稱的蛋白衣，直徑約 120~200 nm。

2. 分類如表 29-4 所示。

3. 特性：具有外膜、雙股 DNA，對乙醚具有感受性；在細胞核內繁殖且可形成 A 型的包涵體。在第一次感染後，易引發潛伏感染，病毒會潛伏在神經節的神經細胞，孕婦感染則會導致畸形兒。

二、單純疱疹病毒(Herpes Simplex Virus, HSV)

1. 屬於 α 疱疹病毒亞科，依感染位置的不同可分為二型：
   (1) HSV-1：可引起腰部以上的感染。
   (2) HSV-2：可引起腰部以下的感染。

表 29-4　疱疹病毒科的分類

亞科	病　　毒	主要侵犯部位	潛伏部位	感染疾病
1(α)	HSV-1 第一型單純 疱疹病毒	黏膜表皮	顱感覺神經節 （如三叉神經 節）	角膜結膜炎、唇疱 疹(cold sores)、急 性疱疹齒齦口炎、 腦膜炎
2(α)	HSV-2 第二型單純 疱疹病毒	黏膜表皮	腰或薦椎感覺 神經節	生殖器疱疹、新生 兒疱疹
3(α)	VZV 水痘帶狀疱 疹病毒	黏膜表皮	顱或胸感覺神 經節（老年時 復發疱疹多與 此相關）	水痘、帶狀疱疹
4(γ)	EBV EB 病毒	B 淋巴球 表皮細胞	B 淋巴球	傳染性單核球增多 症、鼻咽癌
5(β)	CMV 巨細胞病毒	單核球、 淋巴球、 表皮細胞	單核球、淋巴 球	先天性畸胎、嗜異 性抗體陰性的傳染 性單核球增多症
6(β)	HHV-6 親淋巴球性 疱疹病毒	T 淋巴球	T 淋巴球	傳染性單核球增多 症
7(β)	HHV-7 第七型人類 疱疹病毒	T 淋巴球	T 淋巴球	未知
8(γ)	HHV-8 第八型人類 疱疹病毒			與**卡波西氏肉瘤** (Kaposi's sarcoma) 有關

表 29-5	單純疱疹的分型與疾病的關係		
分　型	初次感染	潛伏部位	再發性感染
HSV-1	齒齦性口炎	顱感覺神經節，如：三叉神經節	唇疱疹、疱疹性腦炎、疱疹性角結膜炎
HSV-2	生殖性疱疹 新生兒疱疹	腰或薦椎感覺神經節	生殖器疱疹

2. 病毒複製：

(1) 病毒受體是纖維母細胞生長因子的受體(fibroblast growth factor receptor)，或硫酸乙醯肝素(heparan sulfate)。

(2) 在通過宿主細胞核核孔後，即可使病毒進入細胞核內。

(3) 以宿主細胞之 RNA 聚合酶轉錄出早期病毒的 mRNA (α-genes → β-genes → γ-genes)。

(4) 在宿主**細胞質**中轉譯出早期病毒的非結構蛋白，如病毒胸腺嘧啶激酶(viral thymidine kinase)、病毒 DNA 聚合酶(viral DNA polymerase)。

(5) 病毒的 DNA 以滾環式(rolling-circle)方式進行複製。

(6) 病毒晚期的結構蛋白合成(γ-genes)並運入細胞核。

(7) 在細胞核中進行病毒顆粒的合成。

(8) 在核膜行出芽獲得套膜而釋出，整個病毒複製過程僅需 18 小時。

3. 傳播及流行病學：

(1) HSV-1：唾液及呼吸道分泌物，小孩時期已被感染。

(2) HSV-2：性接觸，有性行為才有機會感染。

(3) 潛伏病毒之再發性感染常由於陽光、荷爾蒙變化、外傷、壓力或發燒而引起復發。

(4) 新生兒被感染則有較高死亡率。

4. **治療與預防**：Acyclovir 為最好之藥物，可抑制病毒 DNA 的複製。

三、水痘帶狀疱疹病毒(Varicella-Zoster Virus, VZV)

1. 屬於 α-疱疹病毒亞科，只有一種血清型。

2. 病毒顆粒不含 DNA 聚合酶，在細胞核內複製，會有細胞核內包涵體形成，其套膜是由於在核膜出芽而來。

3. 人類胚胎組織能培養 VZV，病毒擴散較慢，常以與細胞結合(cell-associated)的方式存在。

4. 引起的疾病：

病毒		初次感染		潛伏部位		再發性感染
VZV	⇨	水痘	⇨	背根神經節 顱或胸感覺神經節	⇨	帶狀疱疹 帶狀疱疹性腦炎

5. 傳播及流行病學：
    (1) VZV 藉由呼吸道分泌物傳播，小孩時期被感染長水痘(chickenpox)，只會得一次，大人時期被感染長帶狀疱疹。
    (2) 潛伏病毒之再發性感染常由於免疫力降低、陽光、荷爾蒙變化、外傷壓力或發燒而引起復發。

6. 治療與預防：
    (1) acyclovir 為最好之藥物。
    (2) 主動免疫：疫苗（減毒的 VZV 疫苗）。
    (3) 被動免疫：免疫球蛋白(varicella-zoster immunoglobulin, VZIG)。

四、巨細胞病毒(Cytomegalovirus, CMV)

1. 屬於 β-疱疹病毒亞科，只有一種血清型。

2. 具有種特異性(species-specific)，因此 CMV 只能感染人類，而且只能在人類的纖維母細胞內培養。

3. CMV 可使人類及倉鼠細胞轉形，而導致癌化現象。

4.引起的疾病：

病毒	初次感染	潛伏部位	再發性感染
CMV ⇨	先天性感染異嗜性抗體陰性之單核球增多症	⇨ 白血球與腎臟 ⇨	較不明顯

5.傳播及流行病學：

(1) 可通過胎盤感染（先天性感染，**導致新生兒畸形**），約有 20%之新生兒出現小腦病變、耳聾、黃疸與紫瘢症，且在尿中持續出現 CMV。

(2) 可經由產道、母奶、性行為（可出現於精液、子宮分泌物）感染。

(3) 可經由**輸血及器官移植**感染。

(4) 小孩及大人時期被感染通常無症狀，除非是免疫抑制或缺陷的病人，**會引起間質性肺炎、眼炎或失明**。

(5) **潛伏病毒之再發性感染**常由於**細胞性免疫力被抑制**所造成。

6.治療與預防：

(1) Ganciclovir 為最好之藥物，可抑制病毒 DNA 的複製。

(2) 輸血（特別是新生兒）或器官捐獻者最好是 CMV 抗體篩檢陰性，以預防 CMV 的傳染。

五、EB 病毒(Epstein-Barr Virus, EBV)

1.屬 γ-疱疹病毒亞科，病毒顆粒不含 DNA 聚合酶，主要感染 B 細胞及上皮細胞，**在 EBV 潛伏之 B 細胞內可發現許多複製的 EBV DNA 存在**。

2.EBV 的受體為 CD21（又稱為 CR2），**主要感染的是 B 細胞**。

3. 病毒抗原：

(1) viral capsid antigen (VCA)：表示完整的病毒顆粒被合成。

(2) early antigen (EA)：表示病毒正在複製，有 EA-D (diffuse)及 EA-R (restricted)二種。

(3) EB-Nuclear antigen (EBNA)：在感染的細胞核內製造，與細胞癌化有關。

4. 傳播及流行病學：

(1) 主要經由唾液交換而感染，如接吻病(kissing disease)，症狀也較明顯。

(2) 小孩時期被感染通常無症狀，個體傾向於低社會經濟能力群。

5. 引起之疾病：

病毒	初次感染	潛伏部位	再發性感染
EBV　⇨	嗜異性抗體陽性之**單核白血球增多症**或接吻病　⇨	B 細胞　⇨	目前不清楚

6. **EBV 相關性腫瘤**：

(1) **伯奇氏淋巴瘤**(Burkitt's lymphoma)。

(2) **鼻咽癌**(nasopharyngeal carcinoma)。

(3) B **細胞淋巴瘤**(B cell lymphoma)。

7. 治療與預防：目前尚無疫苗或有效的治療方法。

六、HHV-6 及 HHV-7

1. 存在於無症狀個體之周邊血液及唾液中，主要可在 $CD4^+$ 的 T 細胞中複製。

2. 特性：

(1) 能在不成熟 T 細胞、B 細胞、巨核細胞與類纖維母細胞中複製。

(2) HHV-6 可引起幼童的突發性紅斑(exanthem subitum)或薔薇疹，而 HHV-7 與 HHV-6 皆可能由 AIDS 病人的 T 細胞中分離。

七、HHV-8

可能與卡波西氏肉瘤有關，其他致病特性目前尚不清楚。

29-6 痘病毒科(Poxviridae)

一、基本特性

1. 有複雜形外套膜，絲狀雙股的 DNA 基因體，外殼為複雜形的蛋白外衣。

2. 卵圓或磚形，含有核心(core)及側體(lateral bodies)。

3. 具有外膜，而病毒的外膜是由病毒合成。

4. **病毒顆粒含有複製及轉錄作用所需酵素，可在細胞質中複製。**

5. 正痘病毒(Orthopoxvirus)與副痘病毒(Parapoxvirus)二屬能引起人類疾病。因痘病毒與天花病毒具有共通的抗原性，所以可用**牛痘病毒**(Vaccinia virus)**作為疫苗預防天花**。

表 29-6	痘病毒與疾病的相關		
分　屬	病　毒	宿主	引起的疾病
正痘病毒屬 (Orthopoxvirus)	天花病毒	人類	天花（目前已撲滅）
	猴痘病毒	猴子	人類較少感染
	牛痘病毒	牛	人類較少感染
副痘病毒屬 (Parapoxvirus)	羊痘病毒	羊	人類較少感染
	擠奶員結節	牛	

二、天花(Small Pox)

　　天花病毒可引起人類的天花，通常是由人類之間藉由呼吸道而傳染，可引起皮膚的紅疹，**死亡率相當高，雖然目前在自然界已經絕跡，但仍有被使用作為生化武器之風險。**

三、牛痘(Vaccinia)

　　是使用於天花痘苗的病毒－痘苗病毒，為減毒的活疫苗，併發症相當多，因此不可使用於免疫抑制的病人，但可有效預防天花。

四、治療及預防

1. 免疫球蛋白(vaccinia immunoglobulin)的被動免疫。
2. 接種牛痘疫苗，主動免疫。

29-7 肝 DNA 病毒科(Hepadnaviridae)

一、基本特性

1. 有套膜之 DNA 病毒，部分雙股環形 DNA 基因體(partial double-stranded circular DNA genome)。

   (1) 負股：約有 3200 鹼基，5'端有蛋白質結合。

   (2) 正股：長度不一定，通常較負股短。

2. **由 42 nm 之套膜 (HBsAg) 及二十面體之核酸蛋白核心 (icosahedral nucleocapsid core; HBcAg)所形成的結構蛋白質。**

3. **核酸蛋白核心含部分雙股 DNA 基因體及 DNA 聚合酶(DNA-dependent DNA polymerase)，而 HBV 的 DNA 聚合酶具有反轉錄酶之活性。**

4. 人類是唯一自然宿主，新生兒感染最易造成慢性感染。

5. 病人血清中有三種不同的病毒顆粒：

   (1) 球狀顆粒：22 nm，只有 HBsAg。

   (2) 長絲狀顆粒：42 nm，只有 HBsAg。

   (3) 完整病毒顆粒：

   　　A. 42 nm，又稱鄧氏顆粒(Dane particle)。

   　　B. 組成：HBsAg＋HBcAg＋DNA＋DNA 聚合酶。

6. 病毒抗原：

   (1) B 型肝炎表面抗原(HBsAg)：為群特異性抗原，又稱澳洲抗原(Australial Ag)。

(2) B 型肝炎核心抗原(HBcAg)：

　　A. 是唯一**實驗室無法檢查**之抗原。

　　B. 出現於**病毒的核心**及**肝細胞**中，很少會離開肝細胞進入血液中，因此不易以一般的方法自血液中測得。

　　C. 由 C 基因開讀架構區(C-open reading frame, C-ORF)所轉譯出之產物。

(3) B 型肝炎 e 抗原(HBeAg)：

　　A. 由 pre-C/C 基因開讀架構區所轉譯出之產物。

　　B. 但抗原性與 HBcAg 不同。

　　C. 其為高傳染力之指標。

7. 會被高溫、酸、次氯酸等破壞其感染力，但紫外線不會破壞其感染力。

二、病毒複製

1. 肝細胞之人類血清聚合性白蛋白(polymerized human serum albumin)為病毒之受體，病毒之 pre-S protein 與其結合而進入肝細胞內。

2. 雙股 DNA 進入細胞核內：

(1) 負股 DNA：長約 3200 核苷酸，在 5'端有蛋白質結合，病毒複製時可作為引子。

(2) 正股 DNA：約 1700~3200 核苷酸，但長度不一。

3. 可以環狀 DNA 作為板模以合成 HBV RNA，主要靠宿主之轉錄系統製造而成。

三、HBV 基因表現

1. S gene ORF：主要製造 HBsAg。

2. C gene ORF：主要製造 HBeAg 與 HBcAg。

3. P gene ORF：主要製造 DNA polymerase、terminal protein（具 RTase、polymerase 及 RNaseH 的活性）。

4. X gene ORF：主要製造 X 蛋白。

(1) 具轉活化性質，可促進病毒的複製。

(2) 可能**與肝癌有關**。

四、傳播及流行病學

1. 感染方式：

(1) 可分為垂直傳染（母子間因生產過程）及水平傳染。

(2) 經由血液傳播是最為重要之感染方式。

(3) **性行為、精液、唾液、人奶或分泌液都有可能傳染。**

(4) 共用針頭藥癮者。

(5) 母親經由生產或餵母乳傳染給小孩。

2. **成人被感染後有 6~20% (10%)成為慢性帶原者。**

(1) **呈現 Anti-HBc(+)、HBsAg(+)，HBeAg 則不一定。**

(2) 健康帶原者：ALT 正常。

(3) **慢性肝炎帶原者：ALT 異常，易轉為肝硬化及肝癌。**

(4) 與感染的年齡，免疫力及遺傳因子（如 HLA）有關。

3. 死亡率約 0.5~2%。

4. 新生兒感染 HBV 者有 90%以上成為慢性帶原者。

5. **HBV 表面抗體(anti-HBs)為保護的中和性抗體，為感染後最晚出現之抗體。**

6. 潛伏期：長約 10~12 週；又稱血清性肝炎或長潛伏期肝炎。

五、實驗室診斷

1. 血清中的病毒抗原與抗體指標：
   (1) HBsAg：**最早出現之病毒抗原**。**持續出現超過 6 個月為帶原者**。
   (2) Anti-HBc IgM：最近感染之重要血清標幟。為 HBV 感染之重要血清標幟。為空窗期診斷之唯一血清標幟。
   (3) HBeAg：pre-C/core 在內質網中切除形成而釋放於血中。其為高傳染力之指標，表示病毒正在複製。
   (4) HBcAg：**唯一實驗室無法檢查之抗原**。出現於病毒核心及肝細胞。
2. 以細胞培養技術分離 HBV（較少用）：
   (1) 以鴨肝細胞培養分離 HBV。
   (2) 高度分化之人類肝癌細胞株培養分離 HBV。
3. 動物接種：黑猩猩(chimpanzee)。

六、治療與預防

1. 慢性 B 型肝炎：以 α-干擾素(α-interferon)治療。
2. **主動免疫：注射 B 型肝炎疫苗。疫苗注射為目前控制 B 型肝炎傳染最有效的方法**。
3. 目前疫苗是利用遺傳工程技術製造 HBsAg。
4. **被動免疫：B 型肝炎免疫球蛋白**(hepatitis B immunoglobulins, HBIG)，**尤其是 HBeAg(+)母親生產之新生兒，須在 24 小時內注射 HBIG，再施打疫苗**。

QUESTI?ON

1. 帶狀疱疹(herpes zoster)的致病原是引起下列何種疾病的主因？
(A)唇疱疹　(B)急性疱疹齦炎性口炎　(C)麻疹　(D)水痘

（99專普一）

解析 (A)(B)唇疱疹、急性疱疹齦炎性口炎的致病菌是第一型疱疹病毒（單純型疱疹病毒）；(C)麻疹的致病菌是麻疹病毒。

2. 下列何種病毒是感染新生兒且造成先天性缺陷（例如：失聰）最常見的病毒？(A) EB病毒　(B)巨細胞病毒(CMV)　(C)小RNA病毒(picornavirus)　(D)漢他病毒(Hantavirus)　**（99專高一）**

解析 (A)與鼻咽癌、淋巴癌有關，兒童易因成人親吻、食物放進口中咀嚼再餵食而經唾液感染，成為感染性單核球增多症；(C)種類很多，如A型、B型克沙奇病毒、小兒麻痺病毒、Echo病毒與腸病毒，可導致小兒麻痺、腸病毒等疾病；(D)會導致漢他病毒出血熱、漢他病毒肺症候群。

3. 下列何種病毒在初次感染後，病毒即潛伏在背根(dorsal root)或是頭顱神經節中，在年紀大或細胞性免疫受損時，病毒即再度活化並形成所謂的帶狀疱疹(shingles)？(A)腺病毒　(B)人類乳突瘤病毒　(C)麻疹病毒　(D)水痘病毒　**（99專高二）**

解析 水痘病毒或稱水痘－帶狀疱疹病毒，初次感染常出現在兒童時期，但痊癒後就會潛伏在感覺神經節（許多感覺神經元細胞本體聚集所形成的膨大構造），等到感染者年紀大或免疫力低下時，此病毒就會再度活化引發帶狀疱疹，也就是民間俗稱的皮蛇。

4. 下列何種病毒與伯奇氏淋巴瘤(Burkitt's lymphoma)的形成最有關？(A)人類乳突瘤病毒　(B) B型肝炎病毒　(C) EB病毒　(D)人類T淋巴細胞白血癌病毒　**（100專高一）**

解析 人類乳突瘤病毒(HPV)和子宮頸癌有關；B型肝炎病毒(HBV)是和肝硬化或肝癌有關；人類T淋巴細胞白血癌病毒(HTLV)和白血病有關。EB病毒因為會讓B淋巴細胞轉形，導致伯奇氏淋巴瘤((Burkitt's lymphoma)。

解答：　　1.D　　2.B　　3.D　　4.C

5. 下列何者為第一個被人類完全撲滅的疾病？(A)狂犬病　(B)黑死病　(C)霍亂　(D)天花 （100專普一）

解析 於1980年全球根除。

6. 無環鳥苷(Acyclovir)是臨床上治療何種病毒之藥物？(A)單純疱疹病毒(HSV)　(B)痘病毒(Poxvirus)　(C) B型肝炎病毒(HBV)　(D)人類免疫缺乏病毒(HIV) （100專高二）

解析 Acyclovir是抗濾過性病毒藥物，可阻止濾過性病毒繁殖，用於治療性病類疱疹或非性病類單純性疱疹。

7. 針對B型肝炎病毒血清的研究，以一般的方法無法自血液中測得下列哪一種抗原或抗體？(A) HBc抗體　(B) HBc抗原　(C) HBs抗體　(D) HBs抗原 （101專高一）

解析 核心抗原(HBcAg)一般存於肝細胞，很少會離開肝細胞進入血中，因此不易以一般的方法自血液中測得。

8. 子宮頸癌可由抹片檢查作初步篩選，下列何種病毒和此種婦女癌症最相關？(A)愛滋病毒　(B)流感病毒(influenza virus)　(C) B型肝炎病毒　(D)人類乳突病毒(HPV) （102專高一）

解析 血清型HPV-16、18與子宮頸癌相關性最高。

9. 肝炎病毒中，下列何者和原發性肝細胞癌或肝硬化最相關？(A) A型　(B) B型　(C) E型　(D) G型 （102專高二）

解析 答案選項中，僅B型肝炎病毒會導致肝硬化或原發性肝細胞癌，其他選項的肝炎病毒所導致之症狀都較為輕微。

10. 病毒感染和癌症的形成有密切的關聯性，下列關聯性何者為錯誤？(A) EBV病毒(Epstein-Barr virus)和鼻咽癌　(B) B型肝炎病毒(hepatitis B virus)和肝癌　(C)人類乳頭瘤病毒(human papillomavirus)和子宮頸癌　(D)腺病毒(adenovirus)和肺癌

（102專高二）

解析 EBV和鼻咽癌、HBV和肝癌以及HPV和子宮頸癌的關聯已很明確，但目前尚無研究顯示腺病毒感染會導致肺癌（但有可能會引發肺炎）。

解答： 5.D 6.A 7.B 8.D 9.B 10.D

11. EB病毒和許多人類惡性腫瘤相關，在亞洲它和下列哪一種癌症有密切關係？(A)肺癌　(B)鼻咽癌　(C)子宮頸癌　(D)黑色素癌

(103專高一)

解析 與EB病毒相關腫瘤為：伯奇氏淋巴瘤、鼻咽癌、B細胞淋巴瘤。

12. 下列何者用於製造天花疫苗？(A)天花病毒(variola virus)　(B)猴痘病毒(monkeypox virus)　(C)痘苗病毒(vaccinia virus)　(D)假牛痘病毒(pseudo cowpox virus)　(103專高二)

解析 牛痘(vaccinia)是使用於天花痘苗的病毒－痘苗病毒。

13. 下列何種病毒會透過胎盤，由母親傳染給胎兒，是導致嬰兒先天性缺陷，例如：小腦畸形等最常見的一種病毒？(A)腺病毒　(B)巨細胞病毒　(C)痘病毒　(D) D型肝炎病毒　(104專高一)

解析 病毒通過胎盤感染胎兒，可能會造成胎兒缺陷的病毒有德國麻疹與巨細胞病毒，經確認選項後應選(B)為答案。

14. B型肝炎例行檢測中，不包括下列哪一項？(A) HBsAg　(B) HBcAg　(C) HBeAg　(D)抗HBs抗體　(104專高二)

解析 B型肝炎核心抗原為HBcAg，是唯一實驗室無法檢查之抗原。

15. 人類疱疹病毒中最小的病毒且傳染性極高，主要藉由飛沫或直接接觸傳染的是下列何種病毒？(A)小兒麻痺病毒　(B)巨細胞病毒　(C)水痘帶狀疱疹病毒　(D) A型肝炎病毒　(105專高二)

解析 (A)小兒麻痺病毒傳染方式主要為糞－口途徑；(B)巨細胞病毒藉由體液傳染；(D) A型肝炎病毒藉由糞－口途徑傳染。

16. 病毒的構造是決定其是否能抵抗消毒劑的原因之一，下列何種病毒因不具套膜可以抵抗乙醚的破壞？(A)單純疱疹病毒(herpes simplex virus)　(B)腺病毒 (adenovirus)　(C)冠狀病毒 (corona virus)　(D)麻疹病毒(measles virus)　(106專高一)

解析 腺病毒無套膜，因此對乙醚、酸與膽鹽有抗性，但對熱不穩定。

解答：　11.B　12.C　13.B　14.B　15.C　16.B

17. 近年來，由於醫學發達，器官移植的可行性大為提高。下列何種病毒是可藉由輸血感染，尤其是在腎臟、骨髓移植後，接受免疫抑制治療時，更易再度活化？(A)單純疱疹病毒(Herpes simplex virus) (B)巨細胞病毒(cytomegarovirus) (C)人類乳頭瘤病毒(human papillomavirus) (D)腸病毒(enterovirus) （106專高一）

解析 巨細胞病毒可經由輸血及器官移植感染，其潛伏病毒之再發性感染常由於細胞性免疫力被抑制所造成。

18. 下列哪一種病毒和子宮頸癌相關？(A)肝炎病毒(hepatitis virus) (B)人類乳頭瘤病毒(human papillomavirus) (C)腺病毒(adenovirus) (D)腸病毒(enterovirus)

（97專普二、97專高二、106專高一）

解析 人類乳頭瘤病毒中第16、18型與女性子宮頸癌最相關。

19. 目前哪一型肝炎，可使用疫苗有效預防嬰兒被母親感染肝炎？(A) A型 (B) B型 (C) C型 (D) D型 （106專高二）

解析 B型肝炎可經由母親經由生產或餵母乳傳染給小孩，故患有B型肝炎的母親產下的新生兒須在24小時內注射HBIG，再施打疫苗；(A)有疫苗但不會經由母親傳染；(C)有10％機率會透過母親傳染，目前尚未研發出疫苗；(D)不會經由母親傳染，雖無疫苗，但若消滅B型肝炎病毒便可消滅D型肝炎病毒。

20. 肝炎病毒中，唯一屬於DNA病毒的是下列哪一種病毒？(A) A型肝炎病毒 (B) B型肝炎病毒 (C) C型肝炎病毒 (D) D型肝炎病毒 （107專高一）

解析 肝炎病毒較常見的有五型HAV, HBV, HCV, HDV以及HEV，僅HBV是DNA病毒，其餘四型皆為RNA病毒。

解答： 17.B 18.B 19.B 20.B

21. 某些病毒感染與人類腫瘤的發生具高度相關性。下列病毒感染與其相關聯之腫瘤發生之配對關係，何者錯誤？(A) Hepatitis A virus感染與肝癌發生相關 (B) Epstein-barr virus (EBV)與Burkitt 淋巴瘤(Burkitt lymphoma)發生相關 (C) Human papilloma virus 與子宮頸癌發生相關 (D)人類疱疹病毒第 8 型(Human Herpesvirus 8, HHV8)與卡波西氏肉瘤(Kaposi's sarcoma)發生相關

解析 肝癌的發生與HBV、HCV有關。 （109專高一）

22. 下列何者是致死率極高，目前世界衛生組織宣布已經被人類消滅之DNA病毒？(A)天花病毒 (B)伊波拉病毒 (C)漢他病毒 (D) E型肝炎病毒 （110專高一）

解析 天花自1967年全面接種疫苗，WHO在1980年確認此病毒已撲滅。

23. 下列關於痘病毒(poxvirus)的敘述，何者錯誤？(A)天花病毒 (Smallpox Virus)雖然目前在自然界已經絕跡，但仍有被使用作為生化武器之風險 (B)天花病毒與傳染性軟疣病毒(Molluscum Contagiosum Virus)都只會感染人類 (C)痘病毒是DNA病毒，所以病毒的複製是在細胞核內進行 (D)很多動物痘病毒與天花病毒具有共通的抗原性，所以可以用動物痘病毒來製備天花病毒疫苗 （111專高一）

解析 痘病毒的複製是在細胞質進行。

24. 下列何種病毒會造成潛伏感染(latent infection)，病毒會潛伏在神經節的神經細胞中？(A) EB病毒(Epstein-Barr Virus, EBV) (B)巨細胞病毒(Cytomegalovirus, CMV) (C)單純疱疹病毒(Herpes Simplex Virus) (D)日本腦炎病毒(Japanese Encephalitis Virus)

（111專高一）

解析 單純疱疹病毒潛伏於背根神經節中，例如HSV-1會潛伏在顱感覺神經節（如：三叉神經節），HSV-2會潛伏在腰椎或薦椎感覺神經節。

解答： 21.A 22.A 23.C 24.C

25. 下列何種病毒不具有鞘膜(envelope)？(A)腺病毒(adenovirus)　(B)單純疱疹病毒(herpes simplex virus)　(C) B型肝炎病毒(hepatitis B virus)　(D) A型流行性感冒病毒(influenza A virus)　（111專高二）

解析 腺病毒為無鞘膜的二十面體結構。

26. 下列何種病毒感染與鼻咽癌的形成最有關？(A)人類乳突瘤病毒　(B) B型肝炎病毒　(C)腺病毒　(D) EB病毒　（112專高一）

解析 (A)人類乳突瘤病毒－子宮頸癌；(B) B型肝炎病毒－肝癌；(C)腺病毒－肺炎、腸胃炎。

27. 下列病毒感染與其所引起疾病之配對關係，何者錯誤？(A) EB病毒(Epstein-Barr virus, EBV)感染會引起傳染性單核白血球增多症(Infectious mononucleosis)　(B) JC病毒(JC virus)感染會引起進行性多灶部腦白質病變(Progressive multifocal leukoencephalopathy)　(C)單純疱疹病毒(Herpes simplex)感染會引起帶狀疱疹(Shingles)　(D)微小病毒B19 (Parvovirus B19)感染會引起傳染性紅斑(Erythema infectiosum)　（112專高二）

解析 水痘帶狀疱疹病毒(VZV)感染會引起帶狀疱疹。

28. 下列哪一型乳突病毒(HPV)和子宮頸癌的形成最有關係？(A) 13型乳突病毒　(B) 14型乳突病毒　(C) 15型乳突病毒　(D) 16型乳突病毒　（112專高三）

解析 HPV第5、6、8、16、11、31、33、35型與一些腫瘤有關，而其中第16、18型與女性子宮頸癌最相關。

29. 有關第16型人類乳突病毒(HPV-16)的敘述，下列何者錯誤？(A)感染提高婦女得到子宮頸癌的機率　(B)感染提高口咽癌罹患機率　(C)感染造成傳染性濕疣(molluscum contagiosum)　(D) HPV-16 E6為致癌基因(oncogene)　（113專高一）

解析 傳染性濕疣是由傳染性濕疣病毒(Molluscum Contagiosum Virus)所造成。

解答：　25.A　26.D　27.C　28.D　29.C

無套膜正股 RNA 病毒

出題率：♥♡♡

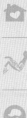

Microbiology and Immunology

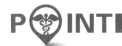

30-1 緒 論

一、成 員

1. 感染動物：
   (1) 小 RNA 病毒科(Picornaviridae)。
   (2) 杯狀病毒科(Calicivirdae)。
   (3) 肝炎病毒科(Hepeviridae)。

2. 感染植物：菸草鑲嵌病毒(Tabacco mosaic virus)。

3. 感染細菌：Qβ噬菌體。

二、病毒特徵

1. **無套膜之病毒，對乙醚有抵抗性。**

2. 正股 RNA 病毒的共同特徵：
   (1) 病毒感染時，其病毒 RNA 可直接作為 mRNA，轉譯合成病毒蛋白質。
   (2) 因此病毒的 RNA 具有感染力。

3. 病毒 RNA 之轉譯作用：
   (1) 因其為正股 RNA 病毒，其基因體之 RNA 可直接作為 mRNA 合成病毒蛋白質。
   (2) 與宿主細胞上的病毒受體結合後，以受體為媒介的方式進入細胞內 → 穿透 → 脫去蛋白外衣 → 再合成病毒蛋白質。

30-2 小 RNA 病毒科(Picornaviridae)

一、基本特性

1. 無套膜,具有單股線狀的 RNA 核酸,以及直徑約 27 nm、二十面體對稱結構的蛋白衣,由 60 個次蛋白衣所組成。

2. 病毒的次蛋白衣由四個病毒胜肽蛋白(viral peptide)─ VP1、VP2、VP3(位於病毒的外表面)與 VP4,被包圍於深的底部與病毒 RNA 接觸。

   (1) VP1、VP3 可與抗體結合。

   (2) VP1 含有凹陷結構可與細胞的受體結合,而避免宿主抗體的作用。

   (3) 病毒的表面會有凹溝出現,是與宿主細胞受體作用處,使抗體無法進入凹溝(canyon),可逃避中和性抗體的作用。

3. 因是正股 RNA 病毒,故病毒 RNA 本身具有感染性。

表 30-1	感染人類的小 RNA 病毒主要分成二屬			
病毒屬	對酸穩定性	最佳生長溫度	傳染途徑	受 體
腸病毒屬(Enterovirus)	抗酸	37°C	**糞口傳染**	Poliovirus receptor
鼻病毒屬(Rhinovirus)	不耐酸	33°C	飛沫、接觸傳染	ICAM-1

表 30-2	常見感染人類的小 RNA 病毒與可能引起的疾病
病毒種類	引起的疾病
腸病毒屬	**腸胃道、中樞神經系統疾病**
小兒麻痺病毒	肢體麻痺症、無菌性腦膜炎
克沙奇病毒 A 群	無菌性腦膜炎、咽喉炎、呼吸道感染、發疹
克沙奇病毒 B 群	心肌炎、發疹、無菌性腦膜炎、呼吸道感染、胸膜炎、肌痛、麻痺、流行性肋肌痛

表 30-2	常見感染人類的小 RNA 病毒與可能引起的疾病（續）
病毒種類	**引起的疾病**
伊科病毒	無菌性腦膜炎、呼吸道及腸道症狀、發燒
腸病毒 68~71 型	腦膜炎、呼吸道感染、角膜炎、發燒
A 型肝炎病毒	傳染性肝炎、急性肝炎
鼻病毒屬	呼吸系統疾病：普通感冒、支氣管炎

二、腸病毒屬

1. 在 1997 年以前，已知而被分類的腸病毒共有 60 餘型：
   (1) 小兒麻痺病毒：共 3 型。
   (2) 克沙奇病毒：A 型 23 種(A1~22, A24)及 B 型 6 種(B1~6)。
   (3) 伊科病毒共 30 型（1~33 型，但 8、10 及 28 型除外）。
   (4) 腸病毒（68~71 型）。

2. 近年又陸續發現多種型別，依據基因序列分析結果重新歸類，分為人類腸病毒(human enterovirus, HEV) A、B、C、D 型（表 30-3）。其中腸病毒 71 型被歸類於人類腸病毒 A 型。

3. 腸病毒適合在濕、熱的環境下生存與傳播，台灣全年都有感染個案發生。疫情通常於 3 月下旬開始上升，於 5 月底至 6 月中達到高峰後即緩慢降低，於 9 月份開學後再出現一波流行。

4. 5 歲以下幼童為腸病毒感染併發重症及死亡之高危險群。引起腸病毒感染併發重症之型別以腸病毒 71 型為主，克沙奇病毒居次。

(一) 小兒麻痺病毒(Poliovirus)

◆ 特　性

1. 在 55°C 作用 30 分鐘可失去活性，但 1 mol/L Mg^{2+}可穩定病毒的活性。

表 30-3	人類腸病毒的詳細分類
人類腸病毒種類	**血清型**
A 型(HEV-A)	克沙奇病毒 A2~8, 10, 12, 14, 16 型
	腸病毒 71, 76, 89~92 型
B 型(HEV-B)	克沙奇病毒 A9 型、B1~6 型
	伊科病毒 1~7, 9, 11~21, 24~27, 29~33 型
	腸病毒 69, 73~75, 77~88, 93, 97~98, 100~101 型
C 型(HEV-C)	克沙奇病毒 A1, 11(15), 13(18), 17, 19~22, 24 型
	腸病毒 95~96, 99, 102 型
	小兒麻痺病毒 1~3 型
D 型(HEV-D)	腸病毒 68, 70, 94 型

2. 氯及巴氏滅菌法有效，可消滅小兒麻痺病毒。

3. **會入侵中樞神經（脊髓運動神經的前角細胞），破壞運動神經的前角細胞造成脊髓灰白質炎**(poliomyelitis)，**俗稱小兒麻痺。**

◆ 治療與預防

1. 被動免疫：注射抗體或嬰兒由母親獲得抗體。

2. 主動免疫：三種血清型小兒麻痺病毒作成疫苗。

   (1) 給予沙克(Salk)或沙賓(Sabin)疫苗以產生 anti-VP1 中和性抗體（表 30-4）。

   (2) **沙賓疫苗：**

     A. **活的減毒疫苗，口服給予。**

     B. 除產生 IgG 抗體外，尚能產生腸道的分泌性抗體(sIgA)。

     C. 接種疫苗後能在社區散發造成間接免疫。

     D. 病毒回復毒力，造成因接種疫苗而感染小兒麻痺。

     E. 對免疫有缺陷者具有危險性。

(3) 沙克疫苗：

　　A. **不活化病毒的疫苗（死疫苗），注射給予。**

　　B. 只會產生 IgG 抗體，需追加注射。

　　C. 較安全，免疫有缺陷者可接種。

表 30-4 比較小兒麻痺病毒沙賓疫苗與沙克疫苗

特　性	沙賓疫苗	沙克疫苗
1. 製成	**活的減毒疫菌**	**死疫苗**
2. 途徑	**口服**	**注射**
3. 免疫效果	黏膜免疫(IgA)與系統性免疫	系統性免疫
4. 追加注射	否	是
5. 回復毒性	可能	否
6. 免疫缺陷者	較危險	較安全

(二) 克沙奇病毒(Coxsackieviruses)

1. 引起的疾病：

　　(1) 克沙奇病毒 A 群：

　　　　A. 手足口病(A16, A5, A9, A10)。

　　　　B. 急性出血性結膜炎(A24)。

　　　　C. **疱疹性咽峽炎**(A2-6, A8, A10)。

　　(2) 克沙奇病毒 B 群：

　　　　A. **引起心肌炎、心囊炎、腦膜腦炎、胸肋膜炎。**

　　　　B. **急性神經系統感染時，以 CSF 可分離出者，常為此病毒。**

2. 克沙奇病毒對新生的老鼠有高度感染性，可用乳鼠分離出病毒。

3. **咽喉、糞、血中或 CSF 中可找到病毒顆粒。**

(三) 伊科病毒(Echoviruses)

1. 引起無菌性腦膜炎、發熱性疾病、傷風與急性出血性結膜炎。

2. 能在猴腎細胞中生長。

3. 紅疹：第 4、9、16 型於 1954 年引起波士頓疹病。

4. 腸胃炎：第 18、20 型與嬰兒腹瀉有關。

5. 可能引起呼吸道疾病。

(四) 腸病毒(Enterovirus)

◆ 特　性

1. **引起腦膜炎、呼吸道感染、角膜炎等疾病。**

2. 除了小兒麻痺病毒之外，以腸病毒 71 型最容易引起神經系統的併發症，如無菌性腦膜炎與腦炎。常見的腸病毒所導致的疾病如表 30-5 所示。

表 30-5 常見腸病毒所導致的疾病		
疾　病	病　毒	症　狀
疱疹性咽峽炎 (herpangina)	克沙奇病毒 A1~10, A16 與 A22	發燒、嘔吐、咽峽部出現小水泡或潰瘍
手足口病 (hand-foot-mouth disease)	克沙奇病毒 A16、A4、A5、A9、A10 與腸病毒 71 型	發燒、全身小水泡，主要分布於口腔黏膜、舌頭、手掌與腳掌、手指及腳趾
流行性肋肌痛 (pleurodynia)	克沙奇病毒 B 群	胸部突發性陣痛、發燒、頭痛、噁心、嘔吐與腹瀉
急性心肌炎與心包膜炎(acute myocarditis and pericarditis)	克沙奇病毒 B 群	呼吸困難、發紺、嘔吐、心衰竭、休克等
無菌性腦膜炎 (aspetic menigitidis)	小兒麻痺、克沙奇病毒與伊科病毒皆有關	發燒、噁心、嘔吐與頭痛

◆ 治療與預防

1. 目前已有腸病毒 71 型疫苗，能預防腸病毒 71 型造成的重症。

2. 預防方法：勤於正確洗手、保持良好個人衛生習慣，減少被傳染的機會。

三、A 型肝炎病毒(Hepatitis A Virus, HAV)

(一) 基本特性

1. **無套膜之 RNA 病毒，二十面體對稱**。正股的 RNA 基因體。

2. 屬於小 RNA 病毒科之肝病毒屬(Hepatovirus)。依照病毒分類，以前曾被歸類為**腸病毒 72 型**。

3. 只有一種血清型，人類是唯一儲存宿主。

4. **又稱傳染性肝炎**(infectious hepatitis)**或短潛伏期肝炎**。

5. **對乙醚、酸、熱**（60°C，1 小時）**安定**；但會被高壓滅菌，沸水 5 分鐘，乾熱滅菌、紫外線、福馬林、次氯酸所破壞。

(二) 病毒複製

1. 與小兒麻痺病毒相同，可於腸胃道之細胞質中進行複製，再經血液擴散至肝臟。

2. 具有轉譯後切除作用(posttranslational cleavage)；這是小 RNA 病毒科病毒複製之特徵。

(三) 傳播及流行病學

1. **糞口傳染，很少由血液傳播**。

2. 小孩子是最常被感染群。

3. 爆發流行通常是由於糞便汙染水或食物（如**文蛤、牡蠣**等）。

4. 被感染後有 HAV 之 IgM、IgG 抗體，**不會導致長期慢性感染，只有急性肝炎**，死亡率約 0.6%。

5. 大多數 HAV 感染者無任何症狀，15~30 歲感染易出現臨床症狀。

6. 潛伏期：短，3~4 週（又稱短潛伏期肝炎）。

(四) 實驗室診斷

1. 病人糞便中以免疫電子顯微鏡找到 HAV。

2. 偵測 HAV 抗原，以肝、糞、膽汁、血液的檢體為主。

3. **HAV IgM 抗體為最近感染之重要血清標幟**，HAV IgG 抗體增加四倍以上為最近感染。

(五) 治療與預防

1. 主動免疫：不活化的 A 型肝炎病毒疫苗。

2. 被動免疫：在 A 型肝炎高度流行區注射免疫血清球蛋白 (immune serum globulins, ISG)。

3. 汙水處理及勤於洗手是最好的預防方法。

四、鼻病毒屬(Rhinovirus)

(一) 基本特性

1. 二十面體對稱的 RNA 病毒，20~30 nm，不耐酸為其特性。

2. 病毒受體是 ICAM-1（存在於上皮細胞、纖維母細胞、B 淋巴球）。

3. 可以用人類胚胎肺纖維母細胞(WI-38)及人的氣管上皮培養；33°C 是最合適的生長溫度。

(二) 流行病學及傳播

1. 又稱傷風病毒(common cold virus)，25%傷風普通感冒是由鼻病毒引發，好發於夏末秋初。

2. 只感染人與黑猩猩，經由飛沫傳染。

3. 症狀：鼻炎、喉嚨痛、咳嗽、頭痛；通常會自動痊癒。

4. 嬰幼兒感染常出現較嚴重的下呼吸道感染，如支氣管炎、支氣管肺炎等。

(三) 實驗室診斷

1. 病毒分離：痰、鼻咽拭子、鼻咽抽取物置於運送培養基中，立即送檢驗室，接種至培養細胞觀察細胞病理效應。

2. **血清學試驗：目前沒有，因有超過 100 種血清型的鼻病毒，且尚無共同抗原可提供偵測。**

30-3 杯狀病毒科(Caliciviridae)

一、基本特性

1. 無套膜、線狀單股的 RNA 基因體，約 28~40 nm，具有二十面體對稱結構的蛋白衣，外觀似杯狀(cuplike)，故稱為杯狀病毒。

2. 杯狀病毒科目前包括 5 個病毒屬：諾羅病毒屬(Norovirus)、札幌病毒屬(Sapovirus)、兔類病毒屬(Lagovirus)、Nebovirus、囊泡狀病毒屬(Vesivirus)。其中諾羅病毒屬及札幌病毒屬可造成人類急性腸胃炎。

二、諾瓦克病毒(Norwalk Virus)

1. 病毒分類：諾羅病毒屬(Norovirus)。

2. 最早發現於美國俄亥俄州諾瓦克市,由突發性腸胃炎患者糞便中以免疫電子顯微鏡找到的病毒。

3. 好發於冬季,易引起嚴重嘔吐,因此在英國又稱為冬季嘔吐蟲 (Winter vomiting bug)。

4. 具有高度傳染性,只需少量的病毒顆粒就能致病。

5. 傳染窩:人是唯一的帶病毒者。

6. 主要傳染途徑為糞口傳染。潛伏期 24~48 小時。

7. 目前主要有四種血清型,病人感染後會有保護性抗體產生。

8. 診斷:
   (1) 免疫電子顯微鏡找到糞便中的病毒。
   (2) 抗諾瓦克病毒的抗體偵測:
      A. 放射免疫分析阻礙試驗(RIA blocking test)。
      B. 免疫吸附法(immune adherence test)。

9. 引發疾病:急性腸胃炎,症狀包含腹瀉、嘔吐、噁心、腹部絞痛、畏寒、頭痛、脫水和高燒。具自限性,症狀通常持續 2~3 天後逐漸痊癒。甚少發生重症或死亡病例。

30-4　肝炎病毒科(Hepeviridae)

E 型肝炎病毒(Hepatitis E Virus, HEV)

(一) 基本特性

1. 球形、無套膜之正股 RNA 病毒,大小約 32~34 nm,對熱安定。

2. 此病毒在 1983 年才被發現。早期歸類為杯狀病毒科,在 2005 年才將 E 型肝炎病毒重新分類於肝炎病毒科(Hepeviridae)中的肝炎病毒屬(Hepevirus)。

(二) 傳播及流行病學

1. 通常發生於環境衛生較不好的開發中國家。傳播途徑主要為**飲食或糞口途徑**，很少由血液傳播。

2. 潛伏期：非常短，約 2~9 週。

3. 引起疾病：急性 E 型肝炎。典型症狀包括黃疸、肝腫大、發燒、食慾不振、腹痛緊繃、噁心嘔吐等。

4. 屬於自限性的病毒感染，通常會自然痊癒。目前並無 E 型肝炎演變成慢性肝炎的報告。

5. 被感染後有 HEV 之 IgM 及 IgG 抗體，死亡率約 1~2%。

6. 懷孕第三期的孕婦若被感染易出現猛爆性肝炎，死亡率高達 20%，亦可能會傳染給新生兒。

7. 最近研究顯示 E 型肝炎可能為人畜共通傳染病。

表 30-6　肝炎病毒的分類與重要特徵

特性 病毒	分　類	基因結構	傳染途徑	潛伏期	臨床疾病
HAV	小 RNA 病毒科	單股、線狀正性的 RNA	糞－口	3~4 週	急性肝炎、傳染性肝炎
HBV	肝 DNA 病毒科	部分雙股環形的 DNA	**非經腸道**	10~12 週	血清性肝炎、慢性肝炎
HCV	黃病毒科	單股、線狀正性的 RNA	**非經腸道**	6~8 週	輸血後肝炎、慢性肝炎
HDV	—	單股、環形正性的 RNA	**非經腸道**	3~12 週	猛暴性肝炎、慢性肝炎
HEV	肝炎病毒科	單股、線狀正性的 RNA	糞－口	2~9 週	急性肝炎
HGV	黃病毒科	單股、線狀正性的 RNA	**非經腸道**	—	慢性肝炎

QUESTI❓N

1. 引起普通傷風感冒(common cold)的病原極多，下列何者是最重要、最常見的病原？(A)流行性感冒嗜血桿菌(*Haemophilus influenzae*)　(B)腺病毒(adenovirus)　(C)呼吸道腸道孤兒病毒(reovirus)　(D)鼻病毒(rhinovirus)　　　　　　　(97專普一)

   解析) 25%傷風普通感冒是由鼻病毒引發，好發於夏末秋初。

2. 有關小兒麻痺病毒(poliovirus)之敘述，下列何者錯誤？(A) WHO繼消滅天花後，計畫在21世紀消滅小兒麻痺病毒　(B)沙賓疫苗是對抗此病毒有效的減毒活疫苗，所以幼兒只須注射一劑即可獲得有效的保護　(C)對免疫力有缺失的幼兒應注射沙克疫苗　(D)感染小兒麻痺病毒後，很多人為無症狀感染，卻成了主要帶原者

   解析) 沙賓疫苗是給予口服使用。　　　　　　　　　　(98專普一)

3. 有關A型肝炎病毒(HAV)的敘述，下列何者錯誤？(A) HAV曾被稱為腸病毒72型　(B)感染HAV後，不會轉為慢性肝炎(chronic hepatitis)　(C) HAV抗原變異大，目前尚無疫苗可以使用　(D) HAV常經由文蛤、牡蠣的汙染而引起A型肝炎的流行　(98專普二)

   解析) A型肝炎病毒(HAV)因為構造特性的關係，曾經被歸類在小RNA病毒科，加上傳播途徑與抗酸特性的相似，所以過去被認為是小RNA病毒科腸病毒屬的一員，被稱為是腸病毒72型。感染A型肝炎病毒的患者僅會出現急性肝炎的反應，並不會有慢性肝炎或肝硬化的症狀。此病毒的傳播方式是糞－口，患者的糞便中含有高量的病毒，容易汙染水源或食物（特別是可能被生食的文蛤與牡蠣）。若要前往衛生條件較為缺乏的國家，建議先接種疫苗（目前已有疫苗）。

4. 下列何種病毒是經口傳染，在腸道內繁殖，但卻會侵犯神經細胞，引起意識不清、持續發燒、頸部僵硬、肢體麻痺等神經併發症狀？(A)日本腦炎病毒　(B)漢他病毒　(C)腸病毒　(D)狂犬病毒　　　　　　　　　　　　　　　　　　　　　　　　(99專普一)

解答：　　1.D　　2.B　　3.C　　4.C

解析 (A)腦炎病毒是蚊子、節肢動物經病媒叮咬感染；(B)漢他病毒是節肢動物經病媒叮咬感染；(D)狂犬病是感染的動物咬噬感染。

5. 有關侵犯嬰幼兒之腸病毒第71型之敘述，下列何者正確？(A)已有疫苗可防治 (B)屬糞－口傳染途徑 (C)所造成的病徵以大出血為主 (D)常以抗生素氯黴素(chloramphenicol)為第一線治療藥物 (99專高二)

解析 (A)無疫苗可防治，應注意個人衛生；(C)病徵為發燒、疼痛的口腔潰瘍、具水泡的皮疹、手足口病；(D)僅能採支持療法。

6. 有關高傳染性腸病毒第71型之敘述，下列何者正確？(A)易引起孕婦呼吸道感染 (B)已有疫苗防治 (C)屬糞－口傳播模式 (D)對醫院內常用之消毒劑具抗性 (101專高二)

解析 (A)腸病毒71型易感染幼童；(B)疫苗尚在研發階段；(D)腸病毒對酸及許多化學藥物具抵抗性，如抗微生物製劑、清潔消毒劑及酒精，均無法殺死腸病毒。醛類、鹵素類消毒劑（如市售含氯漂白水）可使腸病毒失去活性。

7. 哪一種肝炎病毒不經由血液感染？(A) A型肝炎病毒 (B) B型肝炎病毒 (C) C型肝炎病毒 (D) D型肝炎病毒 (103專高一)

解析 A型肝炎病毒傳染途徑為糞口傳染。

8. A型肝炎病毒目前依病毒分類又被稱為下列何種病毒？(A)腸病毒71 (B)腸病毒72 (C)腸病毒73 (D)腸病毒74 (105專高二)

解析 A型肝炎病毒屬於小RNA病毒科之肝病毒屬(Hepatovirus)，以前曾被歸類為腸病毒72型。

9. 肝炎病毒中，唯一屬於DNA病毒的是下列哪一種病毒？(A) A型肝炎病毒 (B) B型肝炎病毒 (C) C型肝炎病毒 (D) D型肝炎病毒 (107專高一)

解析 (B)為DNA病毒，其他三個選項都是屬於RNA病毒。

10. 下列何種肝炎病毒，主要經由飲食傳染？(A) B型肝炎病毒 (B) C型肝炎病毒 (C) D型肝炎病毒 (D) E型肝炎病毒 (107專高二)

解析 A型及E型肝炎病毒的傳染途徑主要是經由飲食或是糞口傳染，而B型、C型及D型肝炎病毒主要是經由血液及體液傳染。

解答： 5.B 6.C 7.A 8.B 9.B 10.D

11. A型肝炎病毒經常造成地區性的流行感染，其主要傳播方式為何？(A)接觸傳染　(B)血液傳染　(C)飛沫傳染　(D)飲食傳染

（108專高一）

解析 A型肝炎病毒主要是經由糞口傳染，很少由血液傳播。

12. 肝炎病毒感染後，下列何者只會造成急性肝炎，並不會導致長期慢性感染的發生？(A) A型肝炎病毒　(B) B型肝炎病毒　(C) C型肝炎病毒　(D) D型肝炎病毒　（110專高二）

解析 常見的肝炎病毒有五型(A, B, C, D, E)，其中A型和E型肝炎病毒僅會引發急性肝炎並不會有慢性肝炎、肝硬化，甚至肝癌的發生。

13. 小兒麻痺病毒(polio virus)所引起的小兒麻痺曾經使人類引以為懼，但自有了疫苗後，對人類的威脅大為減低，對這二個疫苗，下列敘述何者正確？(A)沙克(Salk)疫苗是注射，沙賓(Sabin)疫苗是口服　(B)沙克(Salk)疫苗是口服，沙賓(Sabin)疫苗是注射　(C)沙克(Salk)是減毒活性疫苗，沙賓(Sabin)是去活化疫苗　(D)沙克(Salk)疫苗與沙賓(Sabin)疫苗均為口服　（112專高一）

解析 沙克(Salk)疫苗是死的去活化疫苗，採注射方式；沙賓(Sabin)疫苗是活的減毒疫苗，採口服方式。

解答：　11.D　12.A　13.A

MEMO

有套膜正股 RNA
病毒

出題率：♥ ♥ ♥

CHAPTER
31

重要疾病

披膜病毒科 ── α病毒屬

風疹病毒科 ── 風疹病毒屬

黃病毒科 ┬─ 黃病毒科的基本特性
├─ 登革熱病毒
├─ 日本腦炎病毒
├─ 黃熱病毒
├─ C 型肝炎病毒
├─ G 型肝炎病毒
└─ 茲卡病毒

冠狀病毒科 ┬─ 基本型態
├─ SARS 冠狀病毒
├─ MERS 冠狀病毒
└─ 新型冠狀病毒 SARS-CoV-2

反轉錄病毒科 ┬─ 反轉錄病毒科的基本特性
├─ 感染人類的反轉錄病毒
└─ 愛滋病(AIDS)

Microbiology and Immunology

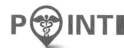

重｜點｜彙｜整

31-1　重要疾病

有套膜正股 RNA 病毒主要包括四科，其相關疾病如下：

1. 披膜病毒科(Togaviridae)：α病毒屬(Alphavirus)：腦炎。

2. 風疹病毒科(Matonaviridae)：風疹病毒屬(Rubivirus)：德國麻疹。

3. 黃病毒科(Flaviviridae)：
   (1) 黃熱病病毒(Yellow fever virus)：黃熱病。
   (2) 登革熱病毒(Dengue virus)：登革熱、出血性登革熱。
   (3) 日本腦炎病毒(Japanese encephalitis virus)：腦炎。
   (4) **C 型肝炎病毒**(Hepatitis C virus)：肝炎。
   (5) G 型肝炎病毒(Hepatitis G virus)：肝炎。
   (6) 茲卡病毒(Zika virus)：茲卡病毒感染症。

4. 冠狀病毒科(Coronaviridae)：呼吸道感染。

5. 反轉錄病毒科(Retroviridae)：
   (1) 人類免疫不全病毒(HIV)：後天免疫不全症候群(AIDS)。
   (2) 人類 T 細胞白血病病毒(HTLV)：白血病。

31-2　披膜病毒科(Togaviridae)

表 31-1　披膜病毒科的重要成員

屬　別	病　毒	疾　病
α病毒屬 (Alphavirus)	辛德畢斯病毒(Sindbis virus)	腦炎
	森林病毒(Semliki Forest virus)	
	西方馬腦炎病毒(Western equine encephalitis virus)	
	東方馬腦炎病毒(Eastern equine encephalitis virus)	
動脈炎病毒屬 (Arterivirus)	馬動脈炎病毒(Equine arteritis virus)	
	乳酸鹽脫氫酶病毒(Lactic dehydrogenase virus)	
	猴出血熱病毒(Simian hemorrhagic fever virus)	

一、α病毒屬(Alphavirus)

(一) 基本特性

1. 有套膜，單股線狀的 RNA 基因體，直徑約 70 nm，具有二十面體對稱蛋白衣。

2. RNA 基因體為：5'-cap (nonstructural gene)；3'-poly A (structural gene)。

3. 蚊子傳播，故屬節肢動物傳播病毒(arbovirus)。

4. 成熟的病毒由細胞膜行出芽，再釋出完整的病毒顆粒。

5. 骨髓系或淋巴系細胞或血管內皮細胞中繁殖而後可進入腦內，引起腦炎及中樞神經系統疾病。

(二) 傳播方式

1. 引起脊椎動物宿主的毒血症並持續一段時間，使病毒有機會感染其他病媒（無脊椎動物）。

2. 病毒存在無脊椎動物的唾液腺中，使其叮咬時能感染其他脊椎動物宿主。

31-3　風疹病毒科(Matonaviridae)

一、德國麻疹病毒(Rubivirus)

(一) 基本特性

1. 有套膜，線狀單股的 RNA 基因，直徑約 60 nm，具二十面體對稱的蛋白外衣。

2. 只有一種血清型。

3. 人是唯一的自然儲存宿主，由人與人之間的傳染所造成疾病。

(二) 臨床症狀

1. 呼吸途徑傳染，好發於兒童，屬溫和性感染，潛伏期約2~3星期。

2. 症狀：發燒、疲乏、流鼻水、結膜炎、頸部淋巴結腫大與紅疹（由頭到軀幹，再擴散到四肢，通常 2 天消退，又稱風疹）。

3. 若**懷孕前 3 個月**內感染德國麻疹病毒，易引起胎兒先天性感染(congenital infection)。

   (1) **經由胎盤感染發育中的胎兒。**

   (2) **易造成自然流產，死胎，先天性畸形**（白內障、眼盲、耳聾、心臟缺陷、心智遲滯、肝脾腫大、黃疸、溶血性貧血及肺炎）。

4. 懷孕 4 個月時感染嬰兒可能只有輕微的先天性缺陷。

(三) 實驗室診斷

1. 病毒的分離：咽喉拭子、唾液、尿液、CSF、白內障組織中分離，但需使用特殊的培養細胞及特殊的干擾作用等技術。

2. 血清學試驗：孕婦檢查血清中抗風疹特異性 IgM 抗體。

(四) 免疫與預防

1. 感染痊癒後，**免疫力可持續數年，甚至一輩子。**

2. 懷孕前應檢查對德國麻疹的免疫力，若無則接受預防注射麻疹、腮腺炎、德國麻疹混合疫苗(MMR)。

3. **德國麻疹疫苗是活性的減毒疫苗，只要有可能懷孕或懷孕絕不可注射。**

31-4 黃病毒科(Flaviviridae)

一、黃病毒科的基本特性

1. **有套膜、線狀單股的 RNA 基因**及二十面體對稱結構的蛋白衣。

2. 大多數的黃病毒是由節肢動物（蚊子）傳播，亦屬節肢動物傳播病毒。

表 31-2 黃病毒科重要成員

屬 別	例 子	疾 病
黃病毒屬 (Flavivirus)	Yellow fever virus	黃熱病
	Dengue virus (types 1-4)	登革熱
	Japanese encephalitis virus	日本腦炎
	Zika virus	茲卡病毒感染症
Hepatitis C virus	Human hepatitis C virus	C 型肝炎
GB hepatitis virus	GBV-A, GBV-B, GBV-C	非 A-E 肝炎

二、登革熱病毒(Dengue Virus)

(一) 特 性

1. 登革熱病毒有**四種血清型**。

2. **病媒是埃及斑蚊**（家蚊）**與白線斑蚊**（叢林蚊）。

3. 引起疾病：登革熱、出血性登革熱(dengue hemorrhagic fever, DHF)、登革休克症候群(dengue shock syndrome, DDS)。

4. 世界性分布，好發於熱帶與亞熱帶。南台灣的台南、高雄、屏東為流行區。

5. 症狀：因會造成**肌肉痛、關節痛**，又稱斷骨熱(breakbone fever)，其他症狀包括**發燒**（馬鞍型變化）、**淋巴腺病變、紅疹，在小血管引起組織病理損害，血管周圍浮腫並有單核球滲入。嚴重時會出現出血與休克。**

6. **若發生多次感染，發生重症的機率會增加。**

7. **感染生活史：可以經卵垂直傳播，人及猴子是主要的中間宿主。**
   (1) 都市：埃及斑蚊→人→埃及斑蚊→人。
   (2) 鄉村或郊區：白線斑蚊→人→白線斑蚊。
   (3) 森林：黑斑蚊→猴子→黑斑蚊→猴子。

8. **撲滅病媒蚊是預防病毒感染的主要方法。**

(二) 出血性登革熱

1. 根據 WHO 與衛生福利部新修定標準，登革熱患者有發燒等典型病癥合併下列症狀時，得判定為出血性登革熱：
   (1) 出血性癥候(hemorrhagic manifestations)：
      A. 止血帶試驗陽性。
      B. 輕微或嚴重出血現象。
      C. 血小板減少症，血小板數目 ≤ 100,000/mm^3。

(2) 血液濃縮(hemoconcentration)：

    A. 血比容上升超過正常 20%或以上。

    B. 出現血管通透性明顯增加的證據；此類證據包括低蛋白血症、胸膜或腹膜積水等。

2. 當出血性登革熱患者另有下列症狀時，得判定為登革熱休克症候群：

(1) 低血壓。

(2) 脈搏微弱至幾乎測不到，脈搏壓低於或等於 20 mmHg。

3. **最常發生於曾被動獲得母親登革熱抗體的新生兒，或是再度感染不同血清型的登革熱病毒。**

4. 症狀：低蛋白血症、血小板減少、出血時間延長、凝血酶原時間延長、休克或紅血球濃度過高。

5. 發生地區：菲律賓、東南亞、印度。

6. 發生地區之登革熱病毒有數種血清型。

7. **出血性登革熱患者通常發展於第二次感染登革熱病毒第二型。**

8. **第一次感染產生的抗體會有二種反應：**

(1) 加強病毒進入網狀內皮細胞內→刺激抗體的活性。

(2) 抗體病毒複合物活化補體→過敏反應而休克或活化凝固因子造成瀰漫性血管內凝血→出血性登革熱。

9. **目前尚無疫苗**，正在研發中。

三、日本腦炎病毒(Japanese Encephalitis Virus, JEV)

(一) 特 性

1. 1924 年在日本分離出的病毒，病媒是三斑家蚊(*Culex tritaenio-rhynchus*)。

2. 生活史：病媒蚊叮咬受感染的豬、鳥、人→JEV 進入雌蚊體內→蚊子腸內細胞病毒初次增殖→進入血液→進入唾液腺及神經組織→蚊子再叮咬另一宿主使宿主感染到日本腦炎病毒。

3. **引起疾病：日本腦炎**，潛伏期：約 6~8 天。

4. 症狀：上呼吸道症狀，少數人會出現持續頭痛、嘔吐、抽筋、神經症狀（肢體麻痺、顏面神經麻痺、頸部強直、眼睛運動不靈、昏迷）。

(二) 流行病學

1. 好發於亞洲（日本、韓國、台灣、中國東北）、西伯利亞，鄉村病人高於城市。

2. **豬是日本腦炎病毒重要的儲存宿主**，蜥蜴是重要的過冬宿主。

3. 台灣夏季（6~9 月）為感染高峰，因蚊蟲多，易於病毒的散播。

4. 疾管署於每年春末夏初安排全島豬隻病毒抗體監測計畫，以監測日本腦炎病毒感染之狀況。

5. 學齡前兒童最易感染，其次是 6~9 歲國小兒童。

(三) 實驗室診斷

1. 分離病毒。

2. 血清抗體偵測：
   (1) 感染早期有補體結合抗體出現。
   (2) 中和性抗體升高 4 倍。

3. CSF 檢查：淋巴球為主的白血球增加，蛋白質亦增加。

(四) 預 防

1. 滅蚊，禁止在都市養豬，隔離患者，預防接種日本腦炎疫苗。

2. 疫苗：

 (1) 小白鼠腦組織製備的疫苗（10%小白鼠腦組織＋10%蟻醛）。

 (2) 雞胚胎製備的疫苗。

四、黃熱病毒(Yellow Fever Virus)

1. 重要病媒：埃及斑蚊(*Aedes aegypti*)。

2. 都市傳播方式：人－人；叢林傳播方式：人－猴之間傳染。

3. 潛伏期：約 4~7 天。

4. 引起疾病：肝炎、出血熱。

5. 好發於非洲，南美的雨林區附近，故有森林性循環的典型特徵。

6. 目前有黃熱病疫苗。

五、C 型肝炎病毒(Hepatitis C Virus, HCV)

(一) 基本特性

1. 有套膜，線狀單股的 RNA 基因體。直徑約 30~38 nm，二十面體結構的蛋白衣，歸類於黃病毒科。

2. 早期的輸血後非 A 非 B 型肝炎大約有 90%是由 C 型肝炎病毒引起，目前利用 anti-HCV 作為捐血者的篩檢，可避免絕大部分的輸血後非 A 非 B 型肝炎。

(二) 疾　病

1. 大多數病人（約 80%）會呈**慢性 C 型肝炎**，感染會引起慢性持續性肝炎或慢性活動性肝炎。

2. 20~30%病人會出現**肝硬化**，出現肝硬化的 C 型肝炎病人會有 10%出現**肝癌**。

(三) 傳播途徑及流行病學

1. 感染方式：

(1) **經由輸血是最為重要之感染方式，故早期稱為輸血後肝炎** (posttransfusional hepatitis)。

(2) 性行為：同性與異性皆有可能傳播。

(3) 共同針頭之藥癮者。

(4) 母親傳染給胎兒：約有 10%機率。

(5) 洗腎病人、血友病人、紋身者、針刺傷意外者。

2. HCV 感染，50%易造成**慢性 C 型肝炎，容易導致肝癌**。

3. 潛伏期：6~8 週（範圍約為 2~26 週）。

(四) 實驗室診斷

1. **HCV 抗體的篩檢試驗**。

2. **病毒 RNA 偵測**(RT-PCR)。

3. **GPT (ALT)參考值**。

(五) 治療與預防

1. Ribavirin 抗病毒藥物來治療。

2. **干擾素-α** (Interferon-α)治療**慢性 C 型肝炎**。

3. 主動免疫：疫苗正在研究中。

4. 被動免疫：HCV 免疫球蛋白無效。

5. 血袋呈 anti-HCV 抗體(+)不可使用，因已有 HCV 病毒的感染。

6. anti-HCV(+)之病人每半年檢查一次肝功能、C 型肝炎抗體、甲型胎兒蛋白(AFP)及腹部超音波。

六、G 型肝炎病毒(GB Hepatitis Virus)

1. 具單股線狀的 RNA，9.5 Kb 基因體，歸類於黃病毒科中的肝炎相關病毒(hepatitis-associated viruses)。

2. GB 病毒抗體(anti-GBV Ab)的盛行率：
   (1) 多次輸血病人：14%。
   (2) 靜脈注射藥物癮者：11.6%。
   (3) 西非：26.9%。
   (4) 美國捐血者：2%。
   (5) 日本 non A-E hepatitis 病人：5%。

3. GB 肝炎病毒目前的實驗室診斷：
   (1) PCR 檢測病毒的 RNA。
   (2) Anti-GBV 抗體的篩檢。

七、茲卡病毒(Zika Virus)

1. 基本特性：有包膜、二十面體、單股正鏈 RNA 病毒，歸類於黃病毒科。

2. 症狀：與登革熱相似，但較輕微；典型症狀有發燒（通常是微燒）合併斑丘疹、關節痛（主要是手和腳的小關節）或結膜炎等，其他常見症狀還有頭痛、後眼窩痛、厭食、腹痛及噁心等。

3. 感染方式：主要經由病媒蚊傳播，重要病媒為埃及斑蚊(*Aedes aegypti*)及白線斑蚊(*Aedes albopictus*)。
   (1) 可能母嬰間垂直傳染，並可能會造成胎兒小頭畸形。
   (2) 另有報告顯示也可能透過性行為傳染。

4. 潛伏期：約 3~7 天（最長可達 12 天）。

31-6 反轉錄病毒科(Retroviridae)

一、反轉錄病毒科的基本特性

1. 病毒含有反轉錄酶(reverse transcriptase)，能將 RNA 反轉錄成 cDNA，嵌入宿主細胞之染色體，再以前病毒(provirus)的方式出現於宿主細胞內。

2. 某些病毒能將細胞轉形(transformation)，並同時有病毒被製造，引起惡性腫瘤，如白血病。

3. 是 RNA 病毒中的致癌病毒。

4. 慢性病毒屬(Lentiviruses)在外膜處有基因變異的特性，因此可以逃避宿主的免疫攻擊。

表 31-3 反轉錄病毒科的分類

病毒成員	分類命名	備　註
MLV 相關病毒	屬(genus)	－
Mammalian type C viruses	次屬(subgenus)	
Reptilian type C viruses	次屬(subgenus)	
Reticuloendotheliosis virus	次屬(subgenus)	
Mammalian type B viruses	屬(genus)	－
Type D viruses	屬(genus)	－
ALV-related	屬(genus)	－
人類 T 細胞白血病病毒 (HTLV-BLV)	屬(genus)	包括 HTLV-1、HTLV-2 與 RSV (Rous sarcoma virus)
慢性病毒(Lentivirus)	**屬(genus)**	**包括 HIV-1 與 HIV-2**
泡沫病毒(Spumavirus)	屬(genus)	引起泡沫狀的細胞病變

二、感染人類的反轉錄病毒

1. 人類嗜 T 淋巴球病毒-1 (human T cell leukemia virus-1, HTLV-1)：

   (1) 與成人 T 細胞白血病(adult T cell lekeumia)有關。

   (2) 主要侵犯 T_H 細胞，在日本常見。

   (3) 母親傳給小孩，輸血、性行為、靜脈藥物癮者。

2. 人類嗜 T 淋巴球病毒-2 (human T cell leukemia virus-2, HTLV-2)：與髮樣細胞白血病(hairy cell leukemia)有關。主要侵犯 $CD8^+$ T 細胞。

3. 人類免疫缺乏病毒-1 (human immunodeficiency virus-1, HIV-1)：**引起人類 AIDS，主要侵犯 T_H 細胞。**

4. 人類免疫缺乏病毒-2 (human immunodeficiency virus-2, HIV-2)：引起人類 AIDS，為較無毒力的病毒，主要侵犯 T_H 細胞。西非洲常見。

三、愛滋病(AIDS)

愛滋病又稱後天免疫缺乏症候群（acquired immunodeficiency syndrome；簡稱 AIDS），在 1981 年被發現，於 1983 年底愛滋病病毒被分離出來。**病原體為 HIV-1、HIV-2，屬於反轉錄病毒科中的慢性病毒屬。**

(一) 慢性病毒屬的特徵

1. **成熟的病毒顆粒有圓柱狀的類核體，屬於 D 型的反轉錄病毒，直徑約 100~140 nm，是有外膜的病毒，病毒顆粒內有反轉錄酶**(reverse transcriptase)，**可使病毒的 RNA 反轉錄成為 DNA。**

2. **由細胞膜出芽而釋出病毒顆粒。**

3. 在病毒的外膜具有高度的基因變異性。

4. **病毒的基因體為二條單股正股的線狀 RNA。**

5. 其 RNA 基因體較複雜；除 *gag*、*pol* 與 *env* 三個基本基因外，尚有六個與調控病毒表現有關的特別基因：

(1) *gag*：core protein (p24, p17, p15)，可形成病毒的核心蛋白。

(2) *pol*：reverse transcriptase, protease, integrase, endonuclease，可合成病毒的酵素系統。

(3) *env*：envelope protein (gp120, gp41)，**可製造病毒的外套膜。**

(二) 分　類

1. HIV-1：

(1) 引起人類的 AIDS，目前世界上與台灣流行的 HIV 病毒主要為此型。

(2) **主要侵犯 T_H 細胞。**

(3) 黑猩猩也會感染 HIV-1，但不引起 AIDS。

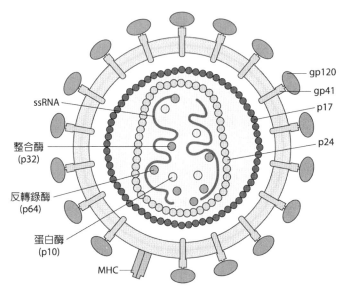

✤ 圖 31-1　HIV 的基本構造

2. HIV-2：

　(1) 引起人類的 AIDS，西非洲常見；HIV-1 與 HIV-2 間只有 40~
　　　50%序列相同。

　(2) 較無毒力的病毒，潛伏期較久，症狀亦不明顯。

3. 猴免疫缺乏病毒(Simian immunodeficiency virus, SIV)：

　(1) 存在恆河猴、非洲綠猴、黑猩猩等非人類的靈長類動物，引
　　　起這些動物的 AIDS。

　(2) HIV-2 與 SIV 之間序列約有 75%相似率。

4. 非靈長類 AIDS 的慢性病毒：

　(1) 存於貓、牛、羊、馬等動物身上。

　(2) 可能引起動物的神經症狀或肺炎、貧血、關節炎、腦炎。

(三) 病毒的複製

1. 吸附作用：**病毒外膜上的 gp120 與細胞上 CD4** 作用發生引起結
　構的改變。

2. **融合作用：病毒套膜與細胞膜經 gp41 作用而融合。**

3. 病毒蛋白衣進入細胞質並開始將病毒的 RNA 進行反轉錄作用。

4. 雙股的 cDNA 運送進入宿主細胞核內。

5. 病毒的 DNA 嵌入宿主染色體中形成前病毒。

6. 以宿主細胞之 DNA-dependent RNA polymerase II 進行病毒
　mRNA 之合成，末端重複序列區(long terirminal repeat, LTRs)含
　有啟動子(promoter)與加強子(enhancer)會影響前病毒 DNA 轉錄
　作用。

7 **病毒蛋白質與病毒 RNA 基因體形成核酸蛋白衣。**

8. 經由細胞膜出芽而將成熟的病毒顆粒釋出。

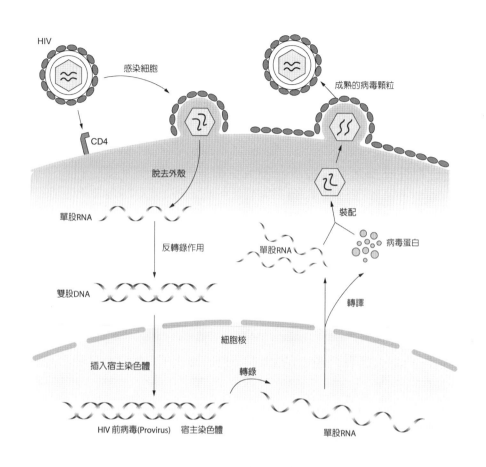

HIV

感染細胞

成熟的病毒顆粒

CD4

脫去外殼

單股RNA

反轉錄作用

裝配

單股RNA

病毒蛋白

雙股DNA

轉譯

細胞核

插入宿主染色體

轉錄

HIV 前病毒(Provirus)　宿主染色體

單股RNA

✚ 圖 31-2　HIV 感染宿主細胞的複製過程

(四) 人類的 HIV 感染

1. HIV 感染過程之概觀：由初步感染到死亡約 10 年。

(1) 初步感染→病毒擴散至淋巴器官→臨床的潛伏期（約半年至十年不等）→HIV 大量活化→引發臨床疾病→死亡。

(2) 初步感染後，約 8~12 週出現病毒血症，$CD4^+$ T 細胞減少，病毒擴散至淋巴器官並持續存在。

2. CD4⁺ T 細胞減少：

   (1) CD4⁺ T 細胞減少是 HIV 感染的主要特徵，CD4⁺ T 淋巴球是
整個免疫反應的樞鈕，可活化巨噬細胞、毒殺性 T 淋巴球、
自然殺手細胞與 B 細胞。

   (2) **CD4 分子是 HIV 病毒受體**，病毒感染細胞的 gp120 與正常輔
助性 T 淋巴球的 CD4 分子結合形成多核巨細胞；游離的
gp120 也會與正常輔助性的 CD4 分子結合，而被細胞毒殺反
應所毒殺；或 gp120 與抗體的複合物結合正常輔助性的 CD4
分子，導致 CD4⁺ T 細胞的功能障礙。

3. B 細胞：

   (1) 多株性 B 細胞活化。

   (2) 高γ-球蛋白血症。

4. 單核球與巨噬細胞：

   (1) 在病毒的散播及致病性十分重要。

   (2) 單核球感染病毒不會引起 CPE，但可作為病毒的儲存並運送
至肺及腦與全身。

   (3) 腦部主要的病毒感染細胞是單核球與巨噬細胞，這可能與
AIDS 的腦神經症狀有關。

5. 淋巴組織：

   (1) 病毒感染細胞主要是位於淋巴器官，特別是在潛伏期。

   (2) 在病毒感染晚期淋巴結會被破壞。

6. 神經細胞：腦部主要的病毒感染細胞是單核球與巨噬細胞發炎
細胞浸潤，而傷害神經細胞。

(五) 臨床症狀

1. 症狀：免疫系統被抑制及卡波西氏肉瘤，嚴重的伺機性感染、
疲倦、慢性下痢、體重減輕、發燒、淋巴腺病變。

2. 小兒愛滋病：由高危險群母親傳染，通常在 2 歲前出現症狀。

3. 神經學的疾病：40~90% AIDS 病人會出現神經學的疾病，此外可能引起弓漿蟲症(toxoplasmosis)、隱球菌症(cryptococcosis)與 CNS 淋巴瘤等疾病。

4. 伺機性感染：

(1) 原蟲性伺機性感染：弓漿蟲、貝氏同形球蟲(*Isospora belli*)、隱孢子蟲(*Cryptosporidium*)。

(2) **真菌性伺機性感染：白色念珠菌、新形隱球菌、卡氏肺囊蟲。**

(3) 細菌性伺機性感染：鳥型分枝桿菌、結核分枝桿菌、李斯特單核球桿菌、奴卡氏菌、沙門氏桿菌與鏈球菌。

(4) 病毒性伺機性感染：巨細胞病毒、單純疱疹病毒、水痘帶狀疱疹病毒、腺病毒、JC 病毒或 B 型肝炎病毒。

5. 相關癌症：

(1) 非何杰金氏淋巴瘤(non-Hodgkin's lymphoma)。

(2) **卡波西氏肉瘤**(Kaposi's sarcoma)。

(3) 肛門生殖器癌症(anogenital cancers)。

(4) 何杰金氏淋巴瘤(Hodgkin's lymphoma)。

(六) 實驗室診斷

1. 病毒的分離與鑑定：

(1) 由周邊血液淋巴球培養出病毒：
淋巴球＋PHA＋IL-2→出現鎂離子依賴性反轉錄酶的活性，並有顯著的細胞病理效應。

(2) 檢體直接作 PCR 來偵測病毒 DNA 或 RNA。

2. 血清學的方法：

(1) ELISA：HIV **抗體的篩選試驗**，若陽性反應需再重作一次，若二次皆為陽性反應，再**以西方墨點法確認**。

(2) 免疫螢光法。

(3) 放射性免疫沉澱法。

(4) **螢光活細胞分析：用於定量 CD4 細胞數目**。

3. 分子生物學的方法：PCR 或 RT-PCR。

4. 非特異性檢查：

(1) 血清免疫球蛋白定量。

(2) CD4 淋巴球數目＜200 cell/μL。

(3) CD4/CD8 淋巴球比例＜1。

(七) 愛滋病的預防、治療、控制及流行病學

1. 台灣地區感染 HIV 者，在性別方面，男性感染的比例較高，約占 93%。

2. 高危險群：男同性戀者或多重性伴侶之同性戀者，靜脈注射毒品，血友病患者，女性患者之新生兒。

3. 抗愛滋病毒藥物分類：

(1) **核苷酸反轉錄酶抑制劑：可抑制病毒反轉錄作用**，包括 AZT (Zidovudine)、ddI (Didanosine)、ddC (Zalcitabine)、d4T (Stavudine)、Nevirapine、Delavirdine。

(2) **非核苷酸反轉錄酶抑制劑**：Efavirenz (EFV)、Nevirapine (NVP)、Rilpivirine (RPV)。

(3) **蛋白酶抑制劑：可抑制病毒繁殖過程中之病毒裝配階段**，包括 Indinavir、Ritonavir、Saquinavir。

(4) **嵌合酶抑制劑**：Raltegravir、Dolutegravir、Elvitegravir。

4. 愛滋病的**雞尾酒療法**：將多種抗愛滋藥物合併服用，通常使用**三種藥物**，包含兩種**反轉錄酶抑制劑**及一種**蛋白酶抑制劑**。

5. 雞尾酒療法可控制 HIV 感染者體內病毒量，以減少發病率及死
   亡率、伺機性感染或腫瘤併發症之發生率，防止感染母親傳染
   給新生兒。但目前尚無任何藥物能治癒愛滋病。

6. 控制：
   (1) 捐血者應檢測 HIV 抗體。
   (2) 感染者要定期檢查與追蹤或治療。
   (3) 評估某一抗 HIV 藥物，對病人是否有效的最佳方式為**測量血
       中病毒含量。**
   (4) 感染者要避免捐血、捐器官、捐精子等移植過程有關事項。
   (5) **感染者要避免與他人有性交、口－生殖道接觸或共用針頭。**
   (6) 可能汙染血的個人器具不能共用，如牙刷及刮鬍刀。
   (7) 意外出血汙染的表面需以家庭用漂白水處理。
   (8) 穿刺過的器具及牙科器具需高壓滅菌處理。
   (9) 感染者求醫時需告知。
   (10) 與感染者接觸後需測試 HIV 抗體。
   (11) 小心感染者受到其他病原的感染。
   (12) **小孩感染者可以上學，大人感染者可以上班。**
   (13) 女性感染者避免懷孕。
   (14) 教導健康教育，並且避免與多人發生性行為或一夜情。

7. 對抗 HIV 的疫苗發展：
   (1) 預防一般人感染，對已感染病人，減少病毒感染細胞或延緩
       愛滋病的發病時間。
   (2) **HIV 的疫苗發展最大困難處是病毒快速突變，愛滋病毒感染
       後保護性免疫力不清楚，故尚未有有效的疫苗，最佳的預防
       方式是衛生教育。** 此外有關黏膜免疫力如何保護 HIV 陽性細
       胞的感染所知亦有限。

QUESTI**?**N

1. 懷孕初期，感染下列何者可能會造成畸形兒？(A)愛滋病毒　(B)小兒麻痺病毒　(C)德國麻疹病毒　(D)伊波拉病毒　（100專高二）

   解析 會有垂直傳染（懷孕傳染給胎兒）可能性的病毒，僅有愛滋病毒和德國麻疹病毒。懷孕前三個月感染德國麻疹病毒，有可能會讓新生兒出現先天性的缺陷，例如：青光眼、耳聾及小腦症等。

2. 人類免疫缺乏病毒(HIV)感染初期，會產生下列何種症狀或疾病？(A)卡波西瘤(Kaposi's sarcoma)　(B)淋巴結腫大　(C)卡氏肺炎囊球菌（*Pneumocystis carinii*，現改名為*Pneumocystis jirovecii*）感染 (D)巨細胞病毒(cytomegalovirus)感染　　　　　　　（101專高一）

   解析 (A)(C)(D)為後期出現的症狀。

3. 關於人類免疫不全病毒(HIV)的感染，下列敘述何者正確？(A)人類免疫不全病毒(HIV)可進入T淋巴球及巨噬細胞　(B)人類免疫不全病毒(HIV)進入人體之後，立即發生猛爆性肝炎　(C)人類免疫不全病毒(HIV)的感染沒有潛伏期間　(D)人類免疫不全病毒(HIV)因感染紅血球，造成免疫不全　　　　　（101專普一）

   解析 (B)初期無明顯症狀，而後出現發燒、疲倦等類似感冒症狀；(C)約有半年至十年不等的潛伏期；(D)因感染白血球、侵犯淋巴球，造成免疫不全。

4. 行政院衛生署疾病管制局為監測下列何種病毒感染之狀況，每年春末夏初均安排全島豬隻病毒抗體監測計畫，以掌控該病毒流行的狀況？(A)禽流感病毒　(B)漢他病毒　(C)登革熱病毒　(D)日本腦炎病毒　　　　　　　　　　　　　　　　（101專普一）

   解析 日本腦炎病毒的宿主是豬或其他家禽。

解答：　　1.C　　2.B　　3.A　　4.D

5. 下列何種病毒之複製繁殖，是不需經由反轉錄酶(reverse transcriptase)？(A) B型肝炎病毒(hepatitis B virus) (B)人類免疫不全病毒(human immunodeficiency virus) (C)人類嗜T細胞病毒(human T-cell lymphotropic viurs) (D)人類乳頭瘤病毒(human papillomavirus) （101專高二）

解析 反轉錄病毒（感染過程中，會將所攜帶的反轉錄酶帶入宿主細胞）可分為兩大類，分別是DNA反轉錄病毒以及RNA反轉錄病毒。DNA反轉錄病毒以B型肝炎病毒為代表，RNA病毒則以人類免疫不全病毒與人類嗜T細胞病毒為代表。

6. 人類免疫不全病毒HIV感染之標的是：(A) T淋巴細胞 (B) B淋巴細胞 (C)紅血球細胞 (D)自然殺手細胞(NK cell) （101專普二）

解析 人類免疫不全病毒(HIV)所感染的標的細胞是後天性免疫的總指揮官，也就是CD4 T淋巴細胞。這也就是為什麼HIV被稱為人類免疫不全病毒（或稱人類後天免疫不全病毒）的原因。

7. 目前治療愛滋病毒(HIV)的雞尾酒療法中，所用的一種蛋白分解酶抑制劑(protease inhibitor)是抑制愛滋病毒繁殖過程中之何階段？(A)脫殼(uncoating) (B)病毒核酸複製(nucleic acid replication) (C)病毒蛋白轉譯(translation) (D)病毒裝配(assemble) （101專普二）

解析 愛滋病的雞尾酒療法通常是將兩種反轉錄酶抑制劑及一種蛋白酶抑制劑一併使用，其中的蛋白酶抑制劑可抑制病毒繁殖過程中之病毒裝配階段。

8. 對於在臺灣好發的肝炎病毒感染，干擾素主要用於治療下列何種肝炎？(A) A (B) C (C) E (D) G （102專高一）

解析 干擾素-α治療慢性C型肝炎。

9. 人類免疫缺乏病毒(HIV)是：(A)單股RNA病毒 (B)雙股RNA病毒 (C)單股DNA病毒 (D)雙股DNA病毒 （102專高二）

解析 人類免疫缺乏病毒(HIV)的遺傳物質是兩條單股的RNA。

解答： 5.D 6.A 7.D 8.B 9.B

10. 有關人類免疫缺乏病毒的敘述，下列何者錯誤？(A)是屬於反轉錄病毒家族的一員，是一具套膜的RNA病毒 (B)感染途徑，包括同性戀、異性戀、靜脈用藥者等 (C)在體內主要感染CD8的T淋巴球，造成免疫功能喪失 (D)治療上主要是三合一混合療法，包括反轉錄酶抑制劑及蛋白酶抑制劑 （102專高二）

解析 在體內主要感染CD4的T淋巴球，造成免疫功能喪失。

11. 可導致成人急性T-細胞淋巴球性白血病為下列何種病毒？(A) HTLV-1 (B) HTLV-3 (C) HTLV-5 (D) HIV （104專高一）

解析 會引起成人急性T-細胞淋巴性白血病的病毒為HTLV-1及HTLV-2，故答案選項為(A)。

12. 下列何種病毒感染後，可產生終身免疫？(A)腸病毒 (B)腺病毒 (C)流行感冒病毒 (D)德國麻疹病毒 （105專高一）

解析 (D)在感染痊癒後，免疫力可持續數年，甚至終身。

13. 所謂的垂直感染，是指由母親傳給胎兒，其中最主要之一是病毒透過胎盤直接傳染胎兒。下列何種病毒可經由此途徑傳染？(A)德國麻疹病毒(rubella virus) (B)麻疹病毒(measles virus) (C)人類乳頭瘤病毒(human papillomavirus) (D)牛痘病毒(vaccinia virus) （106專高一）

解析 (A)若懷孕前3個月內感染，易引起胎兒先天性感染，此病毒可經胎盤感染發育中的胎兒，易造成自然流產、死胎、先天性畸形。

14. 關於病毒逃避免疫攻擊的機制，下列敘述何者錯誤？(A)流行性感冒病毒用抗原轉移(antigenic shift)來改變它的外套抗原 (B)單純疱疹病毒以潛伏的方式，躲藏在神經細胞，以避免免疫系統的辨認 (C)人類免疫不全病毒(human immunodeficiency virus)是一種超級抗原(super antigen)，可有效活化T細胞免疫反應 (D)有些病毒可抑制MHC (major histocompatibility complex)第一類分子表達

解析 人類免疫不全病毒是感染人類的反轉錄病毒，而非超級抗原，會侵犯、感染T細胞，使T細胞喪失原本的免疫反應。 （106專高二）

解答： 10.C 11.A 12.D 13.A 14.C

15. 臺灣每年夏天常有登革熱的區域流行，對於登革熱病毒(dengue virus)的特性，下列敘述何者錯誤？(A)屬於小RNA病毒(picornavirus)　(B)是一具套膜，單股(single stranded)RNA病毒　(C)斑蚊為主要傳染媒介　(D)患者會有發燒、發冷、頭痛、背痛等類似感冒之症狀　　　　　　　　　　　　（106專高二）

解析 登革熱病毒屬於黃病毒科，為有套膜、線狀單股的RNA基因。

16. 治療愛滋病之藥物zidovudine (AZT)的作用為：(A)阻斷病毒吸附宿主　(B)阻斷病毒脫殼　(C)阻斷病毒核酸複製　(D)直接抑制病毒蛋白外衣合成　　　　　　　　　　　　　　　（106專高二）

解析 (C)可抑制病毒反轉錄作用。

17. 下列有關人類免疫缺陷病毒(human immunodeficiency virus)的敘述，何者錯誤？(A)屬RNA病毒　(B)以gp120與T細胞表面的CD4分子結合　(C)潛伏期中，CD4陽性T細胞的數量不會減少　(D)患者死亡原因主要是因為伺機性感染及腫瘤　　（106專高二補）

解析 人類免疫缺陷病毒即是侵犯、感染T細胞，故潛伏期中即已開始破壞T細胞。

18. 肝炎病毒中，哪一種是引起輸血後肝炎的主要病毒？(A) A型肝炎病毒　(B) D型肝炎病毒　(C) C型肝炎病毒　(D) E型肝炎病毒　　　　　　　　　　　　　　　　　　　　（106專高二補）

解析 C型肝炎病經由輸血是最為重要之感染方式，故早期稱為輸血後肝炎。

19. 常發生於夏季的登革熱，其症狀可類似感冒，亦可嚴重至休克出血，其傳播途徑主要由下列哪一種途徑？(A)鳥類　(B)蟑螂　(C)蚊子　(D)老鼠　　　　　　　　　　　　　　（107專高一）

解析 登革熱病毒有四種血清型，病媒是埃及斑蚊（家蚊）與白線斑蚊（叢林蚊）。

解答：　15.A　16.C　17.C　18.C　19.C

20. 下列何者為目前實驗室中用於確定HIV感染之試驗？(A)東方墨點分析　(B)西方墨點分析　(C)南方墨點分析　(D)北方墨點分析

　　解析 西方墨點法，是分子生物學領域上常用的一種實驗方法，也是HIV檢測的方法。　　　　　　　　　　　　　　（107專高一）

21. 下列病毒何者在複製過程中，並未經過反轉錄(reverse transcription)的階段？(A)人類免疫缺乏病毒(HIV)　(B) B型肝炎病毒(HBV)　(C)人類嗜T淋巴球病毒(HTLV)　(D)伊波拉病毒(Ebola virus)　　　　　　　　　　　　　　　（107專高二）

　　解析 (A)(C)為反轉錄病毒科，故有經過反轉錄的階段；(B)為DNA病毒，與反轉錄病毒一樣有反轉錄的階段；(D)無反轉錄階段。

22. HIV的感染主要藉由其表面之gp120與下列哪一分子作用結合而感染宿主細胞？(A) CD3　(B) CD4　(C) CD8　(D) CD21

（108專高一）

　　解析 病毒外膜上的gp120藉由吸附作用與細胞上CD4作用導致CD4$^+$ T細胞的功能障礙。

23. 對反轉錄病毒的敘述，下列何者錯誤？(A)具有套膜的RNA病毒　(B)主含三種基因：gag、pol及env　(C)其RNA為負股(negative strand)　(D)具特殊的反轉錄聚合酶　　　　（108專高二）

　　解析 小RNA病毒科(Picornaviridae)、披膜病毒科(Togaviridae)與反轉錄病毒科(Retroviviridae)等，其RNA皆為正股。

24. 下列病毒的散播，何者不經病媒蚊媒介？(A)日本腦炎病毒　(B) SARS病毒　(C)黃熱病毒　(D)登革熱病毒　　　（109專高一）

　　解析 SARS冠狀病毒主要經由接觸到患者呼吸道分泌物、體液及排泄物狀況下才可能遭受感染。

25. 人類免疫不全病毒(HIV)可感染何種細胞，而造成免疫不全症候群？(A) CD4 T細胞　(B) CD8 T細胞　(C) CD20 B細胞　(D) CD22 B細胞　　　　　　　（95專普一、專高一；109專高二）

　　解析 人類免疫不全病毒(HIV)僅會感染細胞表面帶有CD4標誌蛋白的宿主細胞，例如：巨噬細胞和CD4 T細胞。

解答：　　20.B　　21.D　　22.B　　23.C　　24.B　　25.A

26. 後天性免疫缺乏症候群(acquired immune deficiency syndrome, AIDS)是因為感染人類免疫缺乏病毒(HIV)，造成何種細胞減少？ (A) B 細胞　(B) CD4 T 細胞　(C)巨噬細胞(macrophage)　(D)自然殺手細胞(natural killer cell)　　　　　　　　　　（110專高二）

   解析　CD4分子是HIV病毒受體。病毒與CD4分子結合形成多核巨細胞而被細胞毒殺反應所毒殺，導致CD4 T 細胞的功能障礙。

27. 下列何類型藥物，無法用於抑制人類免疫缺乏病毒(HIV)？(A)神經氨酸水解酶抑制劑(neuraminidase inhibitor)　(B)核苷類似物(nucleoside analogue)　(C)蛋白酶抑制劑(protease inhibitor)　(D)嵌合酶抑制劑(integrase inhibitor)　　　　　　　　　　（110專高二）

   解析　神經氨酸水解酶抑制劑用於預防與治療成人及兒童流感。

28. 下列有關登革熱病毒的敘述，何者錯誤？(A)只有一種血清型　(B)可藉由埃及斑蚊傳播　(C)病患若發生多次感染，發生重症的機率會增加　(D)嚴重的登革熱病症會有出血與休克　（111專高一）

   解析　登革熱病毒有四種血清型。

29. 下列何種疾病最常藉由埃及斑蚊(*Aedes aegypti*)傳播？(A)瘧疾(Malaria)　(B)登革熱(Dengue fever)　(C)利什曼病(Leishmaniasis)　(D)西尼羅熱(West Nile Fever)　　　　　　　　　　（112專高三）

   解析　(A)瘧疾是瘧蚊叮咬；(C)利什曼病是白蛉叮咬登革熱的病媒是埃及斑蚊（家蚊）與白線斑蚊（叢林蚊）；(D)西尼羅熱是病毒經鳥類感染熱帶家蚊或白線斑蚊，再經由它們叮咬人類。

解答：　26.B　27.A　28.A　29.B

負股 RNA 病毒

病毒分類

桿狀病毒科 ── 重要特性
　　　　　　└ 狂犬病毒

正黏液 ── 基本特性
病毒科 ── 病毒的蛋白質
　　　── 致病性與臨床發現
　　　── 免疫性與流行病學
　　　── 實驗室診斷
　　　└ 治療與預防

副黏液病毒科 ── 簡　介
　　　　　　── 副流行性感冒病毒
　　　　　　── 腮腺炎病毒
　　　　　　── 麻疹病毒
　　　　　　── 呼吸道融合病毒
　　　　　　└ 新城雞瘟病毒

本洋病毒科 ── 基本特性
　　　　　　└ 漢他病毒

線狀病毒科 ── 馬堡病毒
　　　　　　└ 伊波拉病毒

沙狀病毒科 ── 淋巴球性脈絡
　　　　　　　叢腦膜炎病毒
　　　　　　└ 其他沙狀病毒

Microbiology and Immunology

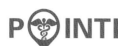

32-1 病毒分類

1. **桿狀病毒科**(Rhabdoviridae)：引起**狂犬病**。

2. **正黏液病毒科**(Orthomyxoviridae)：**流行性感冒**。

3. **副黏液病毒科**(Paramyxoviridae)。

   (1) **副流行性感冒病毒**(Parainfluenza virus)：呼吸道感染疾病。

   (2) **腮腺炎病毒**(Mumps virus)：腮腺炎。

   (3) **呼吸道融合病毒**(Respiratory syncytial virus)：感冒、呼吸道感染疾病。

   (4) **麻疹病毒**(Measles virus)：**麻疹**。

4. **本洋病毒科**(Bunyaviridae)：腦膜炎、出血熱。

5. 線狀病毒科(Filoviridae)：出血熱。

6. 沙狀病毒科(Arenaviridae)：腦膜炎。

32-2 桿狀病毒科(Rhabdoviridae)

一、重要特性

1. 負股 RNA 的基因體為雙股 RNA，具有螺旋形核酸蛋白衣與套膜。

2. 病毒本身含有 RNA 聚合酶的活性，其 RNA 不具感染性。

3. 病毒藉由其 G 蛋白與細胞上的乙醯膽鹼受體結合，而進到宿主細胞內。

表 32-1 桿狀病毒科的重要成員與特性			
病毒分類	形狀	常見宿主	致病性
水疱性口炎病	子彈形	牛、昆蟲	輕微、具胞殺性
狂犬病毒(Rabies virus)	子彈形	脊椎動物	致死性胞殺
傳染性造血組織壞死病毒	子彈形	鮭科魚類	致死性胞殺

二、狂犬病毒(Rabies Virus)

(一) 狂犬病毒的特徵

1. 螺旋對稱型病毒。

2. 子彈型(Bullet-shaped)或桿狀的外觀。

3. 可在實驗動物腦內繁殖,並形成細胞質包涵體。

4. 可生存於雞胚胎或鴨蛋中。

5. 培養的細胞株可培養病毒。

6. 只有一種血清型。

(二) 狂犬病毒感染後的致病機轉

1. 病毒擴展至中樞神經系統的決定因素:一般約 30~78 天的潛伏期,與下列因素有關:
   (1) 感染原的濃度。
   (2) 傷口與腦的距離。
   (3) 傷口的嚴重性。
   (4) 宿主的年齡。
   (5) 宿主的免疫狀態。

2. 宿主體內傳染途徑：傷口→周邊神經組織→背根神經節→腦脊髓→腦幹、小腦、海馬→**經由神經系統下降，感染眼、唾液腺、皮膚及其他器官**。

(三) 狂犬病的病徵

1. **傳染媒介：感染狂犬病的脊椎動物**（狗、貓、蝙蝠、兔子、松鼠、狐狸）。

2. 病毒存在於受感染動物的唾液中，**經咬人或咬動物而傳播**。

3. 親神經性病毒，主要侵犯腦及神經組織。

4. **潛伏期相當長約 1 個月以上**（由傷口→周邊神經組織→中樞神經）。

5. **被咬的傷口若在臉部則潛伏期縮短，危險性極高**。

6. 症狀：**過度敏感、恐水症**(hydrophobia)、腦炎、**麻痺，最後死亡**。

(四) 實驗室診斷

1. 咬傷患者的動物，留下觀察 10 天，若出現腦炎，狂犬病或異常行為則宰殺，觀察其腦組織中是否有**奈格利氏小體**(Negri body)。

2. 診斷狂犬病**通常不用血清學的方法來檢測**。

(五) 治療與預防

1. 被狂犬病**動物咬傷的患者**緊急處理：
   (1) **以大量清水消毒劑清洗傷口**。
   (2) 立即給予人類狂犬病免疫球蛋白(HRIG)。
   (3) 可在咬傷 24 小時內進行**狂犬病疫苗注射**。

2. **預防接種**：人、動物（貓、狗）。

32-3　正黏液病毒科(Orthomyxoviridae)

一、基本特性

1. 具有套膜，單股 RNA 基因體分為 8 個片段，屬於多片段遺傳物質(segmented gonome)，螺旋狀對稱的蛋白衣直徑約 90~110 nm。

2. 病毒外表形態較多形性，有時為圓形，有時為長絲狀。

3. 套膜上的表面醣蛋白有兩種不同的突起物，分別具有血球凝集素(hemagglutinin, HA)與神經胺酶(neuraminidase, NA)二種活性。

4. 病毒 RNA 之複製與轉錄是在細胞核中進行。

5. 病毒在 4°C 下頗為安定，而在−70°C 中可保存其感染力甚久。

6. 乙醚及其他破壞蛋白質的藥劑、紫外線及加熱（56°C，數分鐘）均可使病毒失去感染力。

7. 流行性感冒病毒的核酸 RNA 分為 8 個片段，在基因體複製時常發生抗原的改變，有下列二種方式：

   (1) 抗原移變(antigenic shift)：是由於二種不同病毒株感染同一細胞，且其 RNA 基因體成員發生重組(reassortment)，導致出現新血清型的病毒株，易引起大流行。

   (2) 抗原飄變(antigenic drift)：是由於自發性點突變所造成，可引起小流行。

8. 流行性感冒病毒的標準命名系統：

   (1) 型別(type)，病毒來源的宿主，地理來源，病毒株(strain number)，分離的年代，HA 與 NA 抗原亞型。如 A/Hong Kong/03/68 (H3N2)。

(2) 流行性感冒病毒分為 A、B、C 型的依據是以核糖核蛋白來區分型專一性(type-specific)。

(3) 流行性感冒病毒區分亞型的依據：HA1~15 與 NA1~9 型。

二、病毒的蛋白質

1. 基質蛋白(matrix protein, M protein)；位於外膜內層，較穩定。

   (1) M1：幫助病毒裝配。

   (2) M2：幫助病毒進入細胞內的脫殼作用。

2. 核糖核蛋白(ribonuclear protein)：

   (1) 為型專一性，可分為 A、B、C 三型。

   (2) **A 型：抗原經常發生改變，會引起全球大流行**(pandemic)。

   (3) **B 型**：抗原改變較少，一般是引起區域流行(epidemic)。

   (4) **C 型**：似乎很安定，只會引起地區性流行(endemic)。

3. **血球凝集素(HA)**及**神經胺酸酶(NA)**位於病毒的外膜上。

   (1) **HA：可凝集多種動物 RBC**，亦對呼吸道黏膜上皮細胞有親和性（**H1~H15，有 15 種**），為病毒的致病性抗原。

   (2) NA：分解神經胺酸(neuraminic acid)，幫助病毒侵入細胞內（N1~N9，有 9 種）。

三、致病性與臨床發現

1. 由空氣飛沫傳染或呼吸道的感染。

2. 流行性感冒病毒之傳染力甚強且潛伏期短（約 1~2 天）。

3. 典型症狀約 2~3 天的發熱、寒顫、全身肌肉痠痛、頭痛、急性呼吸道疾病、肺炎、雷氏症候群等症狀。

四、免疫性與流行病學

1. B、C 兩型病毒，感染後所得到的免疫力，對同型病毒的再感染時有抵抗力。

2. A 型則具極高的抗原變異性，因此容易引起大流行。

3. 以晚秋至早春時較易發生。

五、實驗室診斷

1. 檢體：咽喉拭物或鼻咽部清洗液。

2. **雞胚胎培養**：接種於雞胚胎之羊膜腔或尿囊腔，33~35°C 孵育 3 天後，偵測血球凝集作用。

3. 能與人類、天竺鼠及雞的 RBC 凝集。

4. 血清學診斷第一次檢體於發病後 5 天內採取，第二次則於 5~9 天採取檢體。

5. 細胞培養，觀察細胞病理效應。

六、治療與預防

1. 減輕症狀或避免細菌性二次感染。

2. 抗原之變化頻繁，使得疫苗之發展較困難。

3. **目前最理想的疫苗是預測的混合病毒株**，如 2002 年 WHO 建議使用去活性(inactivated)的 H1N1 型（新加利多尼亞型）、H3N2 型（莫斯科型）與 B 型（四川型）的混合疫苗。

4. Oseltamivir（**克流感，Tamiflu**）是流感病毒神經胺酸酶之強力及選擇性抑制的前驅藥(prodrug)，**可抑制傳染病毒從感染細胞的釋出**。可治療及預防 A 型及 B 型流感。

32-4　副黏液病毒科(Paramyxoviridae)

一、簡　介

1. 副流行性感冒病毒 1~4 型(Parainfluenza 1-4 virus)：
   (1) 具有血球凝集及神經胺酸酶的活性。
   (2) 融合蛋白（fusion protein, F 蛋白）具有細胞膜融合及溶血素的性質。
   (3) 造成傷風、上呼吸道感染的症狀。

2 腮腺炎病毒(Mumps virus)：
   (1) 只有一種血清型，由人與人之間呼吸道的傳播。
   (2) 套膜上 HN 與 F 蛋白的性質與副流行性感冒病毒相同。
   (3) 引起腮腺炎，侵犯卵巢及睪丸造成不孕，也會侵犯腎臟。

3. 麻疹病毒(Measles virus)：
   (1) 有猴子紅血球凝集能力但缺乏神經胺酸酶，也有 F 蛋白可使細胞融合。
   (2) 感染細胞後可形成產生細胞質與細胞核內的包涵體。

表 32-2 副黏液病毒科的分類及特性	
病　毒	特　性
副流行性感冒病毒腮腺炎病毒	可凝集哺乳類及鳥類紅血球，具神經胺酸酶的活性
麻疹病毒	可凝集哺乳類及鳥類紅血球，無神經胺酸酶的活性
呼吸道融合病毒	無法凝集哺乳類及鳥類紅血球，無神經胺酸酶的活性

(3) 感染後皮膚會出現紅疹，有時會出現**亞急性硬化性泛腦炎**(subacute sclerosing panencephalitis, SSPE)。

4. 呼吸道融合病毒(Respiratory syncytial virus, RSV)：
   (1) 套膜 G 蛋白缺乏血球凝集素及神經胺酸酶，具有 F 蛋白可使感染的細胞膜融合，但缺乏溶血素性質。
   (2) 引起小孩的支氣管炎及肺炎，常見冬季流行並常引發院內感染。

二、副流行性感冒病毒(Paramyxovirus)

(一) 重要性質

1. 形態與流行性感冒病毒類似，但較大且較多形性。

2. 病毒基因體是單股 RNA，無分段。

3. 抗原性安定，不會有基因的重組作用。

4. 在感染細胞的細胞質內複製，並由細胞膜出芽而釋放出病毒顆粒。

5. F 蛋白是副流行性感冒病毒在感染及致病上十分重要的因子：
   (1) 使病毒套膜與宿主細胞膜融合。
   (2) 細胞與細胞間的融合而出現巨細胞(giant cell)，與病毒的擴散有關。
   (3) 病毒 HN 與宿主細胞附著後，F0 分解成 F1 與 F2，其中 F1 蛋白才有融合的活性，亦才能感染細胞成功。

(二) 疾病及臨床發現

1. 經由飛沫或接觸傳播。

2. 病毒會感染呼吸道上皮細胞，造成普通感冒、支氣管炎、肺炎及哮喘等。

三、腮腺炎病毒(Mumps Virus)

1. 病毒形態大小的差異頗大，平均直徑約 150~200 nm。

2. 具有血球凝集與神經胺酸酶及溶血素等生物活性，亦有細胞融合現象。

3. 此病毒極易生長於雞胚或人類養殖細胞內。

4. 疾病及臨床發現：

   (1) 4、5 歲幼童最常發生，常見腮腺與唾液腺腫大。

   (2) 青春期男性約有 25%會出現疼痛的睪丸炎併發症。

   (3) 主要藉由直接接觸與飛沫來傳播。

5. 預防：

   (1) MMR 三合一疫苗預防。

   (2) 通常是在幼兒一週歲時注射。

四、麻疹病毒(Measles Virus)

1. 病毒直徑約 120~200 nm，呈不規則之顆粒狀，**含螺旋狀對稱 RNA 核蛋白**。

2. 缺乏神經胺酸酶的活性。

3. 可與猴子或狒狒的紅血球在 **37°C 發生凝集作用**。

4. 56°C 即可破壞，37°C 時可存活 2 小時。

5. 感染細胞後可產生細胞質與細胞核內包涵體。

6. 在雞胚，人類與猴腎細胞培養，6~10 天後可見多核巨細胞或細胞病變。

7. 人為唯一之天然宿主及傳染窩。

8. 疾病及臨床發現：

(1) 藉由**飛沫傳染**病毒。

(2) 潛伏期大約 10 天，**會有全身紅疹及頰部口腔內的黏膜出現柯氏斑**(Koplik's spot)，**可做為麻疹之診斷依據。**

(3) 有時會出現亞急性硬化性泛腦膜炎。

(4) **預後終生免疫。**

9. 預防：MMR 三合一疫苗。

五、 呼吸道融合病毒 (Respiratory Syncytial Virus, RSV)

1. RSV可在細胞株中生長，其產生的細胞融合作用較強，但無法於雞胚內生長。

2. 對乙醚有感受性，$MgSO_4$可穩定病毒的活性。

3. 引起**急性下呼吸道感染**，潛伏期短約 2~4 天，被列為**重要院內感染的病原體**，特別是育嬰房的感染。

4. HFDL、Hep-2 及 A549 與 Hela cell 皆可出現融合細胞的細胞病理效應。

六、新城雞瘟病毒(Newcastle Disease Virus)

1. 在雞胚及人類養殖細胞內生長良好，且能產生凝集作用。

2. 造成鳥類及家禽（特別是雞）的流行性感冒與肺炎。

3. 人類的感染純屬偶然，引起結膜炎。

4. 人與人之間無法相互傳染。

32-5　本洋病毒科(Bunyaviridae)

一、基本特性

1. 具外膜，單股的 RNA 有 3 個片段，直徑約 100 nm，外殼為螺旋對稱的蛋白衣。

2. 可分為四個屬：

   (1) 崩芽病毒(Bunyavirus)：節肢動物傳染，引起發燒、病毒血症或腦炎。

   (2) 漢他病毒(Hantavirus)：齧齒動物傳染，引起出血熱。

   (3) 內羅畢病毒(Nairovirus)：節肢動物傳染，引起出血熱。

   (4) 白蛉病毒(Phlebovirus)：節肢動物傳染，引起出血熱、腦炎。

二、漢他病毒(Hantavirus)

(一) 引起疾病

1. **出血熱合併出現腎症候群**或稱為韓國出血熱(Korean hemorrhagic fever)，死亡率約 5~20%。

2. 漢他病毒肺症候群(Hantavirus pulmonary syndrome)，死亡率高達 60%。

(二) 漢他病毒的發現

　　病毒於 1978 年由韓國學者在田鼠(*Apodemus agraius*)的肺臟發現，當時因流行於韓國的漢江(Hantaan river)，因而命名為漢他病毒。

(三) 傳播及流行病學

1. 以意外吸入或食入病毒汙染的**齧齒動物排出物而感染**。

2. 大老鼠間的傳染，中國大陸與韓國是流行區，台灣在 1995 年於南部發現一個疑似感染個案，於 2001 年初在花蓮亦曾有疑似感染病例出現。

3. 美國新墨西哥州、科羅拉多州、內華達州在 1993 年爆發漢他病毒肺症候群，死亡率高達 60%，漢他病毒感染的齧齒類動物之唾液、尿液、糞便排泄出的病毒被吸入人體，而使人感染，造成發燒、疲倦、**普遍性出血**、腎衰竭甚至休克而死亡。

4. 目前無特殊治療方法，基本上施以支持療法。

32-6 　線狀病毒科(Filoviridae)

一、馬堡病毒(Marburg Virus)

1. 引起疾病：馬堡熱(Marburg fever)。

2. 馬堡病毒的發現：德國的馬堡(Marburg)首先出現，由猴血製備細胞培養後有 25 位工作人員生病，7 人死亡。

3. 病毒的性質：

   (1) 是線狀病毒科(Filoviridae)成員，病毒呈長絲狀。

   (2) 單股負股的 RNA 病毒，具有外膜與螺旋型的蛋白外衣。

   (3) 細胞質複製，由細胞膜行出芽而釋出成熟的病毒顆粒。

4. 感染後的症狀：

   (1) 主要感染猴子及人類，死亡率極高。

   (2) 傳染途徑為人－人傳染，猴子－人傳染。

   (3) 引起高熱、出血、病毒出血熱、休克，甚至死亡。

二、伊波拉病毒(Ebola Virus)

1. 引起疾病：病毒性出血熱。

2. 伊波拉病毒的發現：
   (1) 1976 年非洲的薩伊與蘇丹爆發伊波拉病毒的感染，死亡率高達 87%。
   (2) 第一位被分離出病毒的病患住在薩伊河支流的伊波拉(Ebola)，故將病毒命名為 Ebola virus。

3. 病毒的性質：
   (1) 病毒呈多形性，長纖維狀、U 字形、6 字狀。
   (2) 是線狀病毒科成員，病毒呈長絲狀。
   (3) 單股負股的 RNA 病毒，大小約 100 nm×850~1500 nm。

4. 感染後的症狀：引起高熱、出血、病毒出血熱、肝脾壞死、多器官功能失調、休克、死亡。

5. 病毒分離：
   (1) 拉薩病毒、馬堡病毒與伊波拉病毒的檢體屬第四級病原體，無論是體外(*in vitro*)或體內(*in vivo*)，都必須在 P4 最高安全實驗室(maximum containment laboratory, MCL)內進行。
   (2) 感染性實驗材料必須用 ^{60}Co 或γ-射線照射處理。

6. 治療與預防：
   (1) 應立即對病人採取嚴格的隔離措施。
   (2) **病人的排泄物、分泌物、唾液、血液及其他與病人有直接接觸過之物體皆須進行消毒。**
   (3) **經由病人的體液、血液傳播**，故避免接觸到已受感染者的體液，如血液、糞便、尿液及分泌物（包括呼吸飛沫）、嘔吐物等。

32-7　沙狀病毒科(Arenaviridae)

一、淋巴球性脈絡叢腦膜炎病毒(Lymphocytic Choriomeningitis Virus, LCMV)

(一) 基本特性

1. 有套膜的 RNA 病毒，病毒顆粒外觀如沙狀。

2. 單股的 RNA 病毒在宿主細胞質複製，以出芽方式釋出。

(二) 淋巴球性脈絡叢腦膜炎的特徵

1. 病毒感染後會出現淋巴細胞浸潤脈絡叢及腦膜。

2. LCMV 自然感染齧齒動物，如老鼠，並存在老鼠的尿液排泄物中。

3. 經常接觸老鼠的實驗室工作人員或飼養老鼠為寵物的人較易罹患淋巴球性脈絡叢腦膜炎。

4. 人感染 LCMV 後的症狀：咳嗽、頭痛、肌肉疼痛、發燒；少數人會惡化為腦膜炎。

5. 傳播方式：鼠－人之間的傳播。

(三) 預　防

目前無疫苗，最好避免與齧齒類動物接觸。

二、其他沙狀病毒

1. 拉薩熱病毒(Lassa fever virus)：引起拉薩熱。

   (1) 其他的沙狀病毒感染後會出現病毒性出血熱、瘀斑，患者常因低血壓性休克而死，如拉薩熱(Lassa fever)。

(2) 傳播方式：人－人傳播、鼠－人傳播。

(3) 死亡率：36~67%。

2. Junin virus：引起阿根廷出血熱。

3. Machupo virus：引起玻利維亞出血熱。

QUESTI？N 題｜庫｜練｜習

1. 下列何種病毒的抗原變異很大，不易發展出具長效之疫苗？(A)B型肝炎病毒　(B)小兒麻痺病毒　(C)麻疹病毒　(D)流感病毒

   解析 流行性感冒毒主要利用抗原移變及抗原飄變兩種方式，形成抗原分子的變異，來逃避宿主免疫反應。　　　　　　　（96專普一）

2. 下列何種疾病不是藉蚊媒傳播？(A)韓國出血熱　(B)登革熱　(C)日本腦炎　(D)黃熱病　　　　　　　　　　　　　　　（96專高二）

   解析 (A)因吸入或食入汙染的齧齒動物排出物而感染漢他病毒引起。

3. 下列何者是造成流感病毒抗原(influenza virus)變異性大、易發生世界性大流行的主因？(A)病毒的核酸為RNA，RNA複製時突變率高　(B)病毒的核酸RNA分成8段，易因基因重組而形成新品種的病毒　(C)病毒具脂質外套膜、宿主範圍廣　(D)病毒易因外界環境變化而形成突變　　　　　　　　　　　　　　（96專高二）

   解析 流感病毒會引發世界性的大流行，主要原因就是其所攜帶的RNA有8段，當不同病毒株感染同一宿主時，就有機會在此宿主細胞內發生RNA片段的互換及重組，而造成新的病毒株形成。

4. 下列何種病毒容易發生抗原劇變的現象(antigenic shift)？(A)流感病毒A型　(B)流感病毒B型　(C)流感病毒C型　(D)副流感病毒

   解析 (B)抗原改變較少；(C)(D)很安定。　　　　　　　　（96專普二）

5. 在台灣被鄰居飼養的狗咬傷後，首先要盡快完成下列何步驟，以降低感染狂犬病的風險？(A)立即施打狂犬病免疫球蛋白　(B)立即施打狂犬病疫苗　(C)立即抓狗進行安樂死；取其腦組織送疾病管制局檢查有無狂犬病毒　(D)立即用肥皂及清水沖洗傷口，並以優碘或70%酒精消毒　　　　　　　　　　　　　（96專普二）

   解析 被狂犬病動物咬傷的患者才需立即給予人類狂犬病免疫球蛋白(HRIG)，並可在咬傷24小時內進行狂犬病疫苗注射。

解答：　　1.D　　2.A　　3.B　　4.A　　5.D

6. 下列何種病毒感染,在臨床上尚無有效的疫苗可防治?(A)麻疹病毒 (B)腮腺炎病毒 (C)呼吸道融合病毒 (D)德國麻疹病毒

解析 MMR三合一疫苗為活病毒疫苗,可預防麻疹、腮腺炎及德國麻疹病毒。 (97專高一)

7. 有關A型流感病毒之敘述,下列何者正確?(A)會感染並破壞T淋巴細胞 (B)表面抗原主要為H (haemagglutinin)及N (neuraminidase)兩類抗原 (C)由H1N1型變異為H3N2型,病毒內部抗原亦有變異 (D)對N類抗原的抗體能阻止病毒黏附於細胞上,效果較H類抗原的抗體為大 (97專高二)

解析 A型流感病毒感染的對象是呼吸道上皮細胞,鑲嵌在病毒外套膜上的表面抗原,主要是紅血球凝集素(H-haemagglutinin)和神經胺酸酶(N-neuraminidase)。從H1N1型變異為H3N2型,代表的是外部抗原H(紅血球凝集素)和N(神經胺酸酶)發生變異。對N類抗原的抗體會導致流感病毒無法從宿主細胞順利釋出,對H類的抗體才能有效阻止病毒黏附於宿主細胞。

8. 下列何種病毒不需要吸血性節肢動物當傳播的媒介?(A)漢他病毒 (B)日本腦炎病毒 (C)登革熱病毒 (D)黃熱病毒 (97專普一)

解析 (A)意外吸入或食入病毒汙染的齧齒動物排出物而感染。

9. 小玲8個月大,上個月隨母親赴越南省親,返台2星期後出現咳嗽、流鼻水、高燒、眼紅及口腔內出現白點的病症,醫師給小玲服用退燒、止咳的藥物,5日後小玲臉部出現紅疹,2天後紅疹蔓延全身,3星期後紅疹才漸消退。小玲最可能感染下列何種傳染病?(A)登革熱 (B)德國麻疹 (C)麻疹 (D)水痘 (97專普一)

解析 症狀中最需要留意的就是患者口腔內出現白點,因可能是麻疹病毒引起的柯氏斑;而登革熱、德國麻疹和水痘並不會出現此症狀。

10. 下列何種宿主可作為流感病毒(influenza virus)突變而跨越不同物種感染的中間宿主?(A)蚊子 (B)豬 (C)老鼠 (D)果子狸

(98專高一)

解答: 6.C 7.B 8.A 9.C 10.B

解析 目前已知豬可作為不同流感病毒株（例如：來自人和鴨）感染的中間宿主，並進而在豬的細胞內發生基因重組，最後形成新的病毒變異株。

11. 下列何種病毒的宿主範圍甚廣，幾乎可以感染所有哺乳類動物？
(A)天花病毒　(B)狂犬病毒　(C)麻疹病毒　(D)愛滋病毒（98專普一）

解析 天花病毒以及麻疹病毒感染的對象是人類，愛滋病毒則可以感染人類和黑猩猩。相對於其他病毒，狂犬病毒的宿主範圍就很廣，可以感染大多數的哺乳類動物，例如：狗、貓、鼬獾、白鼻心、錢鼠等。

12. 下列何種病毒最易經由鼠類傳染給人？(A)登革熱病毒　(B)日本腦炎病毒　(C)漢他病毒　(D)輪狀病毒 （100專高一）

解析 (A)病媒是埃及斑蚊和白線斑蚊；(B)傳染窩是豬、鳥類及三斑家蚊；(D)經糞－口途徑傳播。

13. 禽流感(avian flu)病毒H5N1型是依據該病毒的何種構造抗原來分型？(A)病毒的蛋白外衣(capsid)　(B)病毒的脂質外套膜(envelope)　(C)病毒脂質外套膜上的醣蛋白(glycoprotein)　(D)病毒的核酸 （100專高一）

解析 流感病毒有許多不同的亞型，是根據病毒脂質外套膜上的二個醣蛋白，分別是血球凝集素(HA)與神經胺酸酶(NA)的組合來區別。

14. 有關漢他病毒之敘述，下列何者錯誤？(A)因接觸或吸入帶病原的汙染物而感染　(B)漢他病毒主要宿主為老鼠　(C)目前尚無有效的疫苗或藥物可以預防及治療　(D)最常出現的症狀為腸炎及腹瀉 （100專普一）

解析 人體感染漢他病毒後會出現血管通透性增加、低血壓性休克與出血性症狀。

15. 下列哪一種病毒只有一種血清型，而且人是此病毒唯一的天然宿主，最適合實施免疫接種以預防該疾病的發生？(A)日本腦炎病毒　(B)登革熱病毒　(C)小兒麻痺病毒　(D)麻疹病毒 （100專普一）

解答： 11.B　12.C　13.C　14.D　15.D

解析 選項中符合僅有一種血清型並已有疫苗可以接種的就是麻疹病毒
和日本腦炎病毒。麻疹病毒以人類為唯一天然宿主，傳染性極
強；日本腦炎病毒的天然宿主則是豬與鳥類，需透過蚊子作為病
媒再傳染給人類。登革熱病毒有四種血清型，小兒麻痺病毒有三
種血清型。

16. 流感病毒(influenza virus)約每10年會有較大的變異，因而引起世
界性的大流行。此現象與何者最有關？(A)流感病毒為單股RNA
病毒，RNA複製時較易發生突變　(B)流感病毒在患者呼吸道繁
殖很快，突變率相對增加　(C)流感病毒核酸RNA分為八段，較
易發生基因重組　(D)流感病毒會抑制患者的免疫力而大量繁殖
該病毒　　　　　　　　　　　　　　　　　　　　　　(100專高二)
　解析 流感病毒發生變異的方式主要有兩種，一種是小變異僅會引發小
流行（病毒基因出現點突變），另一種較可怕屬於大變異，會引
發世界性的大流行（因為流感病毒有八個RNA片段，不同病毒株
的RNA片段可能會進行交換）。

17. 面對H5N1禽流感病毒的威脅，克流感(Tamiflu)成為市場上搶手
的抗流感藥物，克流感如何抑制流感病毒的繁殖？(A)抑制流感
病毒吸附於呼吸道黏膜細胞　(B)抑制流感病毒核酸複製　(C)抑
制流感病毒蛋白合成　(D)阻止流感病毒釋出(release)，無法感染
新的寄主細胞　　　　　　　　　　　　　　　　　　(101專普一)
　解析 克流感是神經胺酸酶抑制劑，神經胺酸酶是流感病毒表面抗原中
重要的蛋白質，克流感可作用於病毒神經胺酸酶的活性部位，阻
止病毒釋出。

18. 造成幼童患病之副黏液病毒(paramyxoviruses)不含：(A)伊波拉病
毒(Ebola virus)　(B)呼吸道融合病毒　(C)麻疹病毒　(D)腮腺炎
病毒　　　　　　　　　　　　　　　　　　　　　　(102專高二)
　解析 伊波拉病毒屬於線狀病毒科。

解答：　16.C　17.D　18.A

19. 流行性感冒是全世界最盛行的病毒感染之一，而A型流行性感冒病毒(influenza A virus)之所以造成全世界大流行(pandemic)的主要原因為何？(A)病毒複製極為迅速 (B)病毒具有套膜(envelope)，極為穩定，不易為一般消毒劑殺死 (C)病毒的HA或NA抗原發生不連續變異(antigenic shift) (D)病毒極易釋出毒素殺死宿主細胞 （103專高一）

解析 A型流行性感冒病毒的抗原經常發生改變，會引起全球大流行。

20. 所謂的黏液病毒(Orthomyxoviruses)主要含哪3種流行性感冒病毒？(A) A、B、C型流行性感冒病毒 (B) A、B、D型流行性感冒病毒 (C) A、B、E型流行性感冒病毒 (D) A、B、F型流行性感冒病毒 （104專高二）

解析 黏液病毒造成的流行性感冒病毒分為A、B、C型，其依據是以核糖核蛋白來區分型專一性(type-specific)。

21. 伊波拉(Ebola)病毒是一種致死率極高的病毒，有關其特性敘述，何者錯誤？(A)為一絲狀之RNA病毒 (B)大多盛行於非洲 (C)可引起嚴重而致命的出血熱 (D)由空氣傳染，故傳染率極高

解析 (D)傳染方式應是直接接觸受伊波拉病毒感染動物的血液、分泌物、器官或其他體液而感染，而非透過空氣傳染。 （105專高一）

22. 實驗室診斷病毒感染的其中一個方法是利用細胞培養方式。下列何種病毒會在患者腦部出現所謂的Negri小體(Negri body)？(A)單純疱疹病毒(Herpes simplex virus) (B)巨細胞病毒(cytomegalovirus) (C)狂犬病病毒(rabies virus) (D)伊波拉病毒(Ebola virus)

解析 咬傷狂犬病患者的動物，留在實驗室觀察10天，若其出現腦炎、狂犬病或異常行為則宰殺，觀察其腦組織中是否有Negri小體，診斷狂犬病通常不用血清學的方法來檢測。 （106專高二）

23. 伊波拉病毒(Ebola virus)是經由下列何者傳播？(A)飲用水 (B)病媒蚊 (C)空氣 (D)病患的體液、血液 （107專高二）

解析 (D)伊波拉病毒的傳染主要是接觸病人的排泄物、分泌物、唾液、血液。

解答： 19.C 20.A 21.D 22.C 23.D

24. 在後口腔內的黏膜上出現柯氏斑點(Koplik spots)，是何種病毒感染的前驅症狀？(A)腮腺炎病毒　(B)麻疹病毒　(C)小兒麻痺病毒 (D)德國麻疹病毒　　　　　　　　　　　（101專高二、109專高一）

解析 患者口腔黏膜出現柯氏斑點（中間白色，外圍紅色），這是麻疹病毒感染初期的症狀之一。

25. 有關流行性感冒病毒的敘述，下列何者錯誤？(A)有疫苗預防其感染　(B)有藥物可以治療其感染　(C)每年有上萬人類感染禽流感病毒H5N1而產生重症　(D)為單股RNA病毒　（109專高二）

解析 H5N1禽流感病毒之主要感染模式為禽鳥傳染給人，然因病毒具突變性，人對人的感染途徑是有可能存在的，但這種模式之效率並不高。

26. 下列何種病毒主要由齧齒類動物為媒介傳播至人？(A)日本腦炎病毒　(B)漢他病毒　(C)黃熱病病毒　(D)委內瑞拉腦炎病毒

解析 日本腦炎病毒病媒是三斑家蚊，黃熱病病毒病媒是埃及斑蚊，委內瑞拉腦炎病毒病媒是斑蚊。　　　　　　　　　　　（110專高一）

27. 下列病毒何者具多片段遺傳物質(segmented genome)？(A)彈狀病毒(Rhabdovirus)　(B)小RNA病毒(Picornavirus)　(C)黃熱病毒(Flavivirus)　(D)正黏液病毒(Orthomyxovirus)　（112專高二）

解析 正黏液病毒的遺傳物質結構為線狀單股，分8個片段；(A)(B)(C)的遺傳物質皆為線狀單股RNA。

28. 恐水症(hydrophobia)症狀的病人，是感染下列何種病毒的特殊病徵？(A)人類免疫不全病毒(Human immunodeficiency virus)　(B)人類嗜T淋巴球細胞病毒(Human T-cell lymphotropic virus)　(C)人類巨細胞病毒(Human cytomegarovirus)　(D)狂犬病毒(Rabies virus)　　　　　　　　　　　　　　　　　　（112專高三）

解析 狂犬病毒利用醣蛋白(glycoprotein)與乙醯膽鹼接受器的結合進入肌細胞繁殖，釋出之新病毒由周邊神經逆行至中樞神經。患者因喉部肌肉痙攣、唾液吞嚥困難，導致口流涎沫。當患者見水之際，喉部肌肉痙攣更加嚴重，因此心生恐懼，稱為恐水症(hydrophobia)。

解答：　24.B　25.C　26.B　27.D　28.D

雙股 RNA 病毒及
其他病毒

出題率：❤ ♡ ♡

呼吸道腸道孤兒病毒科┬病毒分類
　　　　　　　　　　├病毒構造
　　　　　　　　　　├輪狀病毒
　　　　　　　　　　├呼腸孤病毒
　　　　　　　　　　└環狀病毒

D 型肝炎病毒┬基本特性
　　　　　　├傳播及流行病學
　　　　　　└治療與預防

Microbiology and Immunology

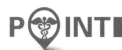

33-1 呼吸道腸道孤兒病毒科(Reoviridae)

一、病毒分類

1. 輪狀病毒屬(Rotavirus)：
   (1) 宿主：哺乳類動物。
   (2) 引起的疾病：**腸胃炎**與呼吸道感染。

2. 正呼腸孤病毒(Orthoreovirus)：
   (1) 宿主：脊椎動物。
   (2) 引起的疾病：呼吸道與腸胃道疾病。

3. 環狀病毒屬(Orbivirus)：
   (1) 宿主：昆蟲、哺乳類。
   (2) 引起的疾病：發燒。

二、病毒構造

1. 病毒顆粒的組成：具有 10~11 片段的雙股 RNA 與核心蛋白（內含 RNA 聚合酶），再加雙層的蛋白衣。

2. 無外膜雙股 RNA 病毒，直徑約 70 nm，具有二十面體對稱型的蛋白。

3. 病毒可在細胞質內複製。

三、輪狀病毒(Rotavirus) A、B、C 群

1. 輪狀病毒基因體：**雙股 RNA 分為 11 段，病毒無套膜，但有兩層蛋白外殼，在腸胃中被分解為感染性次病毒顆粒**(infectious subviral particle, ISVP)。

2. 如果同時感染兩個不同血清型的病毒，可能發生基因體重組 (reassortment)。

3. **糞－口途徑傳染**。

4. 引起疾病：**嬰幼兒病毒性腸炎，造成嚴重腹瀉**，通常以**輪狀病毒 A 群**最常見，也最嚴重，冬季常在台灣造成地區性感染。

5. 目前已**有疫苗**可供接種，但**無對抗輪狀病毒的藥物**，治療以症狀治療為主。

四、呼腸孤病毒(Reovirus)

1. 病毒基因體：病毒的雙股 RNA 分為 10 個片段。

2. 病毒無套膜，但有兩層蛋白外殼。

3. 引起的疾病：上呼吸道感染。

五、環狀病毒(Orbivirus)

1. 病毒基因體：雙股 RNA 分為 10 個片段。

2. 引起的疾病：人的科羅拉多壁蝨熱、綿羊的藍舌病(blue tongue disease)。

33-2　D 型肝炎病毒
(Hepatitis D Virus, HDV; Delta Agent)

一、基本特性

1. 含有正股的 RNA 基因體，屬於衛星病毒，因此需 B 型肝炎病毒的協助感染。

2. 其基因體是單股環狀，並由 Delta 抗原組成之病毒核心包圍，其外圍並有 HBsAg 組成之套膜。

3. HDV 是有缺陷的病毒，需獲得 HBsAg 的套膜才能傳染。

4. HDV 會干擾 HBV 的基因的表現。

二、傳播及流行病學

1. 感染方式與 HBV 十分類似，需 HBV 存在才能複製。

2. 經由血液傳播是最為重要之感染方式，另包括性行為和共用針頭之藥癮者。

3. 重疊感染(superinfection)：
   (1) 已有 HBV 感染，再感染上 HDV 稱為「重疊感染」。
   (2) 在 HBV 帶原者常造成慢性肝炎。
   (3) 血清學檢查 HBc IgM 為陰性。

4. 同時感染(coinfection)：
   (1) HBV 與 HDV 同時感染。
   (2) 易造成猛爆性肝炎。
   (3) 血清學檢查 HBc IgM 為陽性。

5. 死亡率約 2~20%。

6. anti-HDV 不是保護的中和性抗體，故有 HDV 帶原者。

7. 潛伏期：約 3~12 週。

三、治療與預防

1. 主動免疫：無，但撲滅 HBV 可預防 HDV 感染。

2. 被動免疫：撲滅 HBV。

QUESTI⊙N

1. 在台灣常造成嬰幼兒腹瀉的病毒為：(A)輪狀病毒(Rotavirus)
   (B) 人 類 腺 病 毒 (Human adenovirus) (C) 細 胞 巨 大 病 毒
   (Cytomegalovirus) (D)鼻病毒(Rhinovirus) （95專普一）

   解析 輪狀病毒常引起嬰幼兒的腸胃炎，是造成小兒科院內感染中最常
   見的腸胃系統致病原。

2. 有關輪狀病毒A型(Rotavirus Type A)感染後之敘述，何者正確？
   (A)可造成兩歲以下患者嚴重腹瀉 (B)由急性期後常進入慢性感
   染發炎期 (C)其病毒DNA片段可插入患者染色體中 (D)已有有
   效預防疫苗 （96專高二）

   解析 (A)輪狀病毒感染兩歲以下的嬰幼兒易引起嚴重腸胃炎，症狀包
   括：喉嚨痛、頭痛、發燒、腹痛、嘔吐及水狀腹瀉。成人感染常
   只有類似感冒的症狀，腸胃炎症狀通常不明顯。(B)病毒性腸胃
   炎多半為自限性，通常可以完全恢復，少有長期後遺症，但需注
   意補充水分及電解質。(C)輪狀病毒之核酸為雙股RNA。(D)目前
   已有口服輪狀病毒疫苗，可有效預防輪狀病毒造成的嚴重腹瀉，
   但使用對象為6個月以下的嬰幼兒，且並未納入常規預防接種的
   項目中。

3. 下列何組肝炎病毒，較常經由輸血或外科手術過程中感染？(A)
   HAV、HBV、HDV (B) HBV、HCV、HDV (C) HAV、HBV、
   HCV (D) HAV、HCV、HEV （97專高一）

   解析 HAV、HEV主要是食用受汙染的食物或水所感染（糞－口感
   染）。

4. 冬季常在台灣造成地區性感染的A型輪狀病毒(rotavirus)，其主要
   是造成何種病症？(A)小兒腹瀉 (B)大人腹瀉 (C)小兒肺炎
   (D)大人肺炎 （101專高一）

   解析 A型輪狀病毒屬於呼腸孤病毒科，感染後會出現急性胃腸炎症
   狀。

解答： 1.A 2.A 3.B 4.A

5. 病患若先感染B型肝炎病毒後，再感染下列何種肝炎病毒，極易引發猛爆性肝炎？(A) A型　(B) C型　(C) D型　(D) E型

　　　　　　　　　　　　　　　　　　　　　　　　　　　（101專高一）

解析 D型肝炎病毒(HDV)本身並不是具有感染能力的完整病毒顆粒（屬於缺陷型病毒），必須要再借用B型肝炎病毒(HBV)的外套膜（含表面抗原HBsAg）才會具備感染能力（所以也可稱HDV為HBV的衛星病毒），並可能引發感染者出現猛爆性肝炎。

6. 兩歲以下兒童急性腹瀉最常見的病原是：(A)沙門桿菌(*Salmonella*)　(B)志賀桿菌(*Shigella*)　(C)阿米巴原蟲(*Entamoeba*)　(D)輪狀病毒(*Rotavirus*)　　　　　　　　（104專高一）

解析 輪狀病毒會引起嬰幼兒病毒性腸炎，以A群最常見。

7. 對於「D型肝炎」的敘述，下列何者錯誤？(A)可稱為α型病原體肝炎　(B)活化複製需要B型肝炎病毒(Hepatitis B virus)的輔助　(C)病原體屬於類病毒、擁有套膜及環型RNA　(D)會引起猛爆型肝炎　　　　　　　　　　　　　　　　　　　　（106專高二）

解析 D型肝炎病毒是含有正股的RNA基因體，屬於衛星病毒，因此需B型肝炎病毒的協助感染，其特點為能與B型肝炎發生重疊感染，並易造成猛爆性肝炎。

8. 下列有關輪狀病毒(Rotavirus)的敘述，何者錯誤？(A)可用抗病毒藥物治療　(B)已有疫苗可供接種　(C)為一個主要造成嬰幼兒嚴重腹瀉的病毒　(D)如果同時感染兩個不同血清型的病毒，基因體重組(reassortment)可能發生　　　　　（112專高二）

解析 目前並沒有有效對抗輪狀病毒的藥物，治療以症狀治療為主。

解答：　　5.C　　6.D　　7.A　　8.A

MEMO

黴　菌

基本特性── 黴菌與細菌的比較
　　　　　├─ 黴菌的構造
　　　　　├─ 真菌的分類
　　　　　└─ 真菌的菌落形態

黴菌病──┬─ 表皮黴菌病
　　　　　├─ 皮膚黴菌病
　　　　　├─ 皮下黴菌病
　　　　　├─ 全身性黴菌病
　　　　　└─ 伺機性黴菌病

醫學上重要的酵母型黴菌──┬─ 白色念珠菌
　　　　　　　　　　　　　└─ 新型隱球菌

黴菌的實驗室診斷──┬─ 檢體直接鏡檢
　　　　　　　　　├─ 黴菌分離常用的培養基
　　　　　　　　　└─ 黴菌的鑑定

Microbiology and Immunology

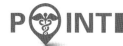

34-1 基本特性

一、黴菌與細菌的比較

表 34-1 黴菌與細菌的比較

特性	黴菌	細菌
大小	約 4 μm	約 1 μm
細胞核分類	**真核細胞**	原核細胞
細胞質	粒線體及內質網	無胞器
細胞膜成分	有固醇(ergosterol)	沒有固醇,但黴漿菌除外
細胞壁	**含葡聚醣、幾丁質、角質** (chitin)	含胜肽聚醣
內孢子	生殖用的有性及無性孢子	逃難存活用
雙形性的存在	+	－
代謝方式	需有機碳,無專性厭氧菌	許多不需有機碳,許多厭氧菌
Penicillin	**無感受性**	**有感受性**

二、黴菌的構造

(一) 營養系統(Vegetative System)

1. 菌絲(hyphae):是真菌的孢子生長於適合的培養環境時,發芽長出的修長分枝細絲,而菌絲的種類有下列幾種。
   (1) **分隔菌絲**(speptate hyphae):大部分真菌菌絲具有橫隔的細胞壁,橫隔內有一些孔洞,使分隔細胞的細胞質內含物能自由流通。
   (2) **無隔菌絲**(nonseptate hyphae):少部分真菌的菌絲缺乏橫隔,細胞質與細胞核是混合流通,內有許多核,這種結構稱為 coenocyte,如藻菌綱中的毛黴菌(*Mucor*)與根黴菌(*Rhizopus*)。

(3) 櫛狀菌絲(pectinate)：菌絲呈梳子狀。

(4) 螺旋狀菌絲：有時菌絲末端捲曲成螺旋狀。

2. 菌絲體(mycelium)：許多菌絲形成一叢網狀結構的生長物，依其功能分為營養型菌絲體與繁殖型菌絲體。

(1) 營養型菌絲體：穿入培養基向下生長吸收養分。

(2) 繁殖型菌絲體：向上生長的菌絲體，能產生孢子，又稱空中型菌絲體。

(二) 生殖系統：孢子生殖

◆ 有性生殖

兩個配子細胞結合，經細胞核融合及減數分裂產生有性孢子，有性孢子分為：

1. 卵孢子(oospore)：形成卵孢子的配子細胞有大小兩種，配子細胞結合時是小配子細胞進入大配子細胞內形成卵孢子，常見於藻菌亞門(phycomycetes)。

2. 接合孢子(zygospore)：單套體菌絲頂端互相接觸，進行融合，產生厚壁有棘的接合孢子，常見於藻菌亞門(phycomycetes)。

3. 子囊孢子(ascospore)：兩個細胞融合後形成子囊(ascus)，細胞核融合後經 2~3 次減數分裂，產生 4~8 個子囊孢子於子囊中；見於子囊菌亞門(ascomycetes)。

4. 擔子孢子(basidiospore)：兩條單套體菌絲結合，經分裂與發育，在菌絲體末端形成膨大的擔子器(basidia)，擔子器上有四個擔子柄(sterigmata)，每個擔子柄有一個擔子孢子；見於擔子菌亞門(basidiomycetes)。

◆ 無性生殖

不發生融合，親代細胞分裂成兩個子代細胞，或以出芽方式產生新的細胞，或以無性孢子(conidia)進行。

1. 外生性無性孢子：由菌絲體形成的孢子，又稱葉狀孢子(thallospore)。

   (1) **關節孢子**(arthrospore)：由菌絲裂開形成，常見於粗球孢子菌屬，其他如毛芽胞菌(*Trichosporon*)、芽生裂殖菌(*Blastoschizomyces*)皆有關節孢子。

   (2) **厚膜孢子**(chlamydospore)：孢子被厚壁所包圍，對不良的環境有抵抗力，常見於白色念珠菌。

   (3) **芽生孢子**(blastospore)：以出芽方式所產生的孢子，見於念珠菌屬及隱球菌屬。

   (4) **分生孢子**(conidia)：從分生孢子柄(conidiophore)長出的孢子，依其大小分為大分生孢子(macroconidia)及小分生孢子(microconidia)；在不完全真菌亞門(Fungi imperfecti)最常見。

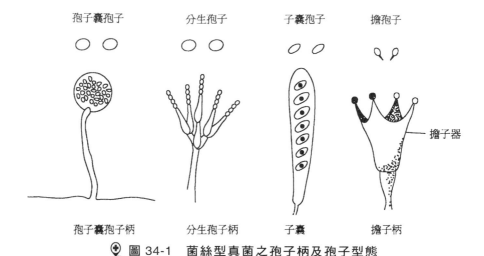

　圖 34-1　菌絲型真菌之孢子柄及孢子型態

2. 內生性無性孢子：孢子囊孢子(Sporangiospore)，屬於內生性孢子，位於菌絲長出的孢子囊柄上之孢子囊內，常見於根黴菌、毛黴菌、*Rhizomucor* 等。

三、真菌的分類

1. 子囊菌亞門(Ascomycetes)：子囊孢子為有性生殖的孢子，如毛癬菌(*Trichophyton*)、小芽胞菌(*Microsporum*)、芽生菌(*Blastomyces*)。

2. 擔子菌亞門(Basidiomycetes)：較高等的真菌以擔子孢子為有性生殖的孢子，如新型隱球菌、香菇。

3. 藻菌亞門(Phycomycetes)：較低等原始的真菌，行有性生殖會有接合孢子，以孢子囊孢子行無性生殖，通常是無隔菌絲，如根黴菌與毛黴菌。

4. **不完全真菌亞門(Fungi imperfecti)：其生活史中找不到有性世代的有性孢子，大部分的致病性真菌屬於此綱**，又稱半知菌，如表皮癬菌(*Epidermophyton*)、孢子絲菌(*Sporothrix*)與念珠菌。

四、真菌的菌落形態

1. 酵母型菌落(Yeast type colony)：
   (1) 酵母菌(yeast)的菌落呈類似葡萄球菌菌落，屬單細胞。
   (2) 沒有菌絲或假菌絲，如隱球菌屬。

2. 類酵母型菌落(Yeast-like type colony)：
   (1) 出現假菌絲(pseudohyphae)。
   (2) 此類黴菌在培養基表面也呈典型的酵母型菌落，但在深部形成絲狀分枝。
   (3) 出現假菌絲，如念珠菌屬。

3. 絲狀菌落(filamentous colony)：由許多菌絲構成，屬多細胞。

4. 雙形性菌落(dimorphic colony)：

   (1) 37°C 生長時呈酵母型菌落，室溫生長時呈絲狀菌落，稱之為雙形性（或在活體組織以酵母型態生長，在腐生環境中以菌絲型態生長）。

   (2) 雙形性真菌：包括申克氏孢子絲菌(*Sporothrix schenckii*)、莢膜組織胞漿菌(*Histoplasma capsulatum*)、皮炎芽生菌(*Blastomyces dermatitidis*)、巴西副球孢子菌(*Paracoccidioides brasiliensis*)與青黴菌(*Penicillium marneffei*)。

34-2 黴菌病

一、表皮黴菌病(Superficial Mycoses)

(一) 花斑癬(Tinea Versicolor)

1. 又稱汗斑，病原菌為糠秕馬拉色氏菌(*Malassezia furfur*)。

2. 常經由空氣傳染。

3. 皮膚的鱗屑以 10% KOH 處理之後，可見圓形的出芽細胞（類似有蓋的油瓶）及菌絲。

4. 病原菌也可能是糠秕橢圓菌(*Pityrosporum furfur*)或糠秕球菌(*P. orbiculare*)，感染處在紫外線照射下可產生螢光。

5. 糠秕馬拉色氏菌培養時需加入油酸(oleic acid)或 Tween 80。

6. 治療：Selenium disulfide、Salicylic acid、Miconazole nitrate。

(二) 黑癬(Tinea Nigra)

1. 病原菌為威尼克分枝胞子菌(*Exophiala werneckii*)（美洲）、曼林氏分枝胞子菌(*Cladosporium mansonii*)（亞洲）。

2. 熱帶國家最常見。

3. 菌絲呈黑色，含厚膜孢子。

(三) 毛幹白節病(White Piedra)

1. 病原菌為白吉利絲孢酵母菌(*Trichosporon beigelii*)。

2. 毛幹處有小型軟瘤。

3. 有節狀菌絲及關節孢子。

(四) 毛幹黑節病(Black Piedra)

1. 病原菌為何德毛節菌(*Piedraia hortae*)。

2. 毛幹處有黑色硬節，節內有子囊（內含 2~8 子囊孢子）。

3. 培養時會出現黑綠色菌絲、厚膜孢子。

(五) 渦紋癬(Tinea Imbrica)

1. 病原菌為同心髮癬菌(*Trichophyton concentricum*)，侵犯表皮。

2. 患部呈同心圓。

3. 會出現分枝狀菌絲、關節孢子、厚膜孢子。

(六) 紅癬(Erythrasma)

1. 病原菌為微細棒狀桿菌(*Corynebacterium minutissimum*)，侵犯皮膚的角質層。

2. 患部呈紅色，紫外線照射下可產生紅色螢光。

表 34-2 \ 表皮黴菌所引起的疾病	
黴　菌	疾　病
糠秕馬拉色氏菌	汗斑、花斑癬(Tinea versicolor)
威尼克分枝胞子菌	黑癬(Tinea nigra)
曼林氏分枝胞子菌	黑癬
白吉利絲孢酵母菌	毛幹白節病(White piedra)
何德毛節菌	毛幹黑節病(Black piedra)
同心髮癬菌	渦紋癬(Tinea imbrica)
微細棒狀桿菌	紅癬(Erythrasma)

二、皮膚黴菌病(Cutaneous Mycoses)

1. 主要感染皮膚、毛髮、指甲。

2. 皮膚絲狀菌主要病原菌有：**表皮癬菌屬**(*Epidermophyton*)、**小芽孢癬菌屬**(*Microsporum*)、**毛癬菌屬**(*Trichophyton*)。

(一) 致病菌

◆ 表皮癬菌屬(*Epidermophyton*)

1. 病原菌只有絮狀表皮癬菌(*E. floccosum*)。

2. 只侵犯指甲與表皮，引起足癬、手癬、體癬及甲癬，但不侵犯毛髮。

3. 出現棍棒狀的大分生孢子，外觀類似南美香蕉，內有 1~5 個細胞。

◆ 小芽孢癬菌屬(*Microsporum*)

1. 主要的孢子型式為大分生孢子，孢子壁粗糙，呈紡錘形，主要形成於菌絲末端。

2. 侵犯皮膚及毛髮，引起體癬及頭癬；很少侵犯指甲。

3. 人體常見的致病性小芽孢癬菌：

　⇨ 奧杜盎氏小芽孢癬菌(*M. audouinii*)

　(1) 小分生孢子數量甚少且形狀奇異，有網球拍狀菌絲，梳狀菌絲。

　(2) 有厚膜孢子。

　(3) 不能生長於白米培養基(rice medium)，可藉此與其他皮膚絲狀菌區分。

　(4) 常引起兒童流行性癬病。

　(5) 受感染的毛髮會出現黃綠色螢光。

　⇨ 狗小芽孢癬菌(*M. canis*)

　(1) 菌落呈棉絮狀，菌落背面有黃橘色色素產生。

　(2) 大分生孢子為紡錘形，多分隔，內有 8~15 個細胞。

　(3) 有網球拍狀菌絲、梳狀菌絲及厚膜孢子。

　(4) 主要寄生於貓狗，再感染兒童。

　(5) 受感染的毛髮會出現螢光。

　⇨ 石膏粉狀小芽孢癬菌(*M. gypseum*)

　(1) 白色棉絮狀菌落，培養久後變為棕色。

　(2) 大分生孢子內有 4~6 個細胞。

　(3) 人類的感染來自土壤，受感染的毛髮不會出現螢光。

◆ **毛癬菌屬**(*Trichophyton*)

1. 主要的孢子型式為小分生孢子。

2. 大分生孢子呈長圓形鉛筆狀，較少見。

3. 鬚毛癬菌(*T. mentagrophytes*)：
   (1) 為石膏樣菌落，常出現螺旋狀菌絲。
   (2) 引起毛髮外感染及香港腳。

4. 紅色毛癬菌(*T. rubrum*)：
   (1) 菌落最初為白色棉絮狀，最後形成天鵝絨表面，菌落上有紅色素。
   (2) 小分生孢子狀，如葡萄。

5. 斷髮毛癬菌(*T. tonsurans*)：
   (1) 菌落中央有凹陷，狀似火山口。
   (2) Thiamine 能促進其生長（可與紅色毛癬菌，鬚毛癬菌區分）。
   (3) 此菌引起頭部的黑點癬。

6. 許蘭氏毛癬菌(*T. schoenleini*)：
   (1) 菌落呈蠟狀，密塊狀。
   (2) 毛髮內出現氣泡並有鹿角狀菌絲，照射紫外線會有螢光出現。
   (3) 此菌引起黃癬。

(二) 常見引起的疾病

1. **足癬**(tinea pedis)：
   (1) **又稱香港腳，皮膚黴菌病最常見**。
   (2) **主要病原菌：紅色髮癬菌**(*T. rubrum*)、**鬚毛癬菌**(*T. mentag-ophytes*)、**絮狀表皮癬菌**(*E. flocosum*)。

2. 錢癬；體癬(tinea corporis)：
   (1) 又稱圓癬(ringworm)。
   (2) 主要病原菌：狗小芽孢癬菌、鬚毛癬菌。

3. 頭癬(tinea capitis)：
   (1) 又稱禿髮癬(ringworm of scalp)。
   (2) 主要病原菌：狗小芽孢癬菌、斷髮毛癬菌。
   (3) 真菌在髮幹內引起髮內感染，在頭髮表面引起毛髮外感染。

4. 股圓癬(tinea cruis)：
   (1) 又稱騎師癬(jock itch)。
   (2) 病原菌：紅色髮癬菌、鬚毛癬菌、絮狀表皮癬菌。

5. 鬚癬(tinea barbae)：病原菌為紅色髮癬菌、鬚毛癬菌。

6. 甲癬(tinea unguium)：
   (1) 又稱甲黴菌病(onychomycosis)。
   (2) 病原菌：紅色髮癬菌、鬚毛癬菌、絮狀表皮癬菌。

(三) 治 療

1. 頭癬：2% Miconazole 藥膏或口服 Griseofulvin 1~2 星期。

2. 體癬：2% Miconazole、5% Undecylenic acid、3% Salicylic acid、5% Benzoic acid。

3. 足癬：過錳酸鉀(1:5000)洗滌急性期患部，再以抗黴菌藥物治療。

三、皮下黴菌病(Subcutaneous Mycoses)

致病菌自然生長於土壤，腐壞生物的腐生菌，經由宿主的傷口而感染局部皮下組織。分為下列三種：

(一) 孢子絲菌病(Sporotrichosis)

1. 是一種慢性肉芽腫感染，受感染的部位常會隨著淋巴液的洩流而散布。

2. 申克氏孢子絲菌(*Sporothrix schenckii*)為主要病原菌。

3. 為雙形性真菌，感染的組織內會出現小型的，長圓雪茄狀的單細胞。

4. 感染後會於局部皮下形成膿瘍與潰瘍，之後延著淋巴管產生壞死的肉芽腫。

5. **常感染農夫、工人、礦工的上肢。**

(二) 產色黴菌病(Chromycosis)

1. 多由俗稱黑黴菌所引起的緩慢進行性皮膚肉芽腫。

2. 此病流行於亞熱帶，感染的部位多於下肢。

3. 病原菌為土壤棲息菌，統稱為暗色真菌或黑黴菌(dematiaceous fungi)，因細胞壁具有棕至黑的黑色素。

(三) 菌足腫(Mycetoma)

1. 又稱 Maduromycosis 或 Madura foot。

2. 為慢性肉芽腫及化膿性感染。

3. 菌足腫有二種形式：

(1) 真菌性菌足腫(Mycotic mycetoma)：*Pseudallescheria boydii*（最常見）、*Cephalosporium falciforme*、*Madurella species*、*Exophiala species*、*Acremonium species*。

(2) 放線菌性菌足腫(Actinomycetoma)：奴卡氏菌 (*Nocardia brasiliensis*)、鏈絲菌 (*Streptomyces somaleliensis*)、放線菌 (*Actinomadura madurae*)。

四、全身性黴菌病(Systemic Mycoses)

(一) 芽生菌病(Blastomycosis)

1. 致病菌為皮炎芽生菌(*Blastomyces dermatitidis*)。

2. 感染皮膚的雙形性真菌。

3. 又稱北美芽生菌病。

(二) 副球孢子菌病(Paracoccidioidomycosis)

1. 致病菌為巴西副球孢子菌(*Paracoccidioides brasiliensis*)。

2. 感染皮膚及網狀內皮系統。

3. 屬雙形性真菌，37°C BHI 培養基上出現厚壁細胞，並有多發性出芽現象。

4. 又稱南美芽生菌病。

(三) 組織胞漿菌病(Histoplasmosis)

1. 致病菌為莢膜組織胞漿菌(*Histoplasma capsulatum*)。

2. AIDS 患者較易得病。

3. 屬雙形性真菌。

4. 感染網狀內皮系統的巨噬細胞，可於肺的巨噬細胞內發現。

5 肺部病灶常發生纖維變性及鈣化，在 X 光片下易與肺結核混淆。

(四) 球孢子菌病(Coccidioidomycosis)

1. 致病菌為粗球孢子菌(*Coccidioides immitis*)，屬沙漠土壤的腐生菌。

2. 又稱峽谷熱、沙漠風濕症。

3. 通常懷孕或 AIDS 較易得病。

4. 屬雙形性真菌。

5. 菌絲在 37°C 能發育成具有厚壁的圓球體，內含許多內孢子。

6. 易感染肺、腦膜及骨髓。

表 34-3　全身性黴菌病	
黴　菌	引起疾病
皮炎芽生菌(*Blastomyces dermatitidis*)	芽生菌病
巴西副球孢子菌(*Paracoccidioides brasiliensis*)	副球孢子菌病
莢膜組織胞漿菌(*Histoplasma capsulaum*)	組織胞漿菌病
粗球孢子菌(*Coccidioides immitis*)	球孢子菌病

五、伺機性黴菌病(Opportunistic Mycoses)

(一) 麴菌病(Aspergillosis)

1. 薰煙色麴菌(*Aspergillus fumigatus*)最常見，**其會於病患胸口產生可改變位置的真球菌。**

2. 麴菌屬的分生孢子柄末端會膨大成囊狀體，其上有瓶梗 (phialid)，小分生孢子排列於瓶梗上。

3. 麴菌屬會藉由吸入空氣中分生孢子至肺部造成**呼吸道感染。**

4. 麴菌會產生黃麴毒素(aflatoxins)，可能會導致肝癌。

5. **彈性蛋白酶、磷脂酶、過氧化氫酶等酵素，與麴菌屬之毒性有關。**

(二) 白黴菌病(Mucormycosis)

1. 最常見為毛黴菌、根黴菌、犁頭黴菌(*Absidia*)。

2. 毛黴菌感染致死率約 90%。

3. 根黴菌培養時會出現假菌根(Rhizoid)與孢子囊孢子。

4. 因感染至鼻腦而造成的鼻腦接合菌症，主要**多發生於糖尿病患者身上**；大部分研究顯示可能是因糖尿病患者身上的巨噬細胞及嗜中性白血球無法抵禦白黴菌的入侵所致；愛滋病患者則相對較少感染到白黴菌。

(三) 青黴菌病(Penicillinosis)

1. AIDS 常見 *Penicillium marneffei* 伺機性感染，出現在組織球內呈卵圓形酵母型細胞，屬雙形性真菌。

2. 腐生性青黴菌小分生孢子排列成掃把狀。

(四) 卡氏肺囊蟲病(*Pneumocystis carinii*)

1. AIDS 病人常因**伺機感染卡氏肺囊蟲**引起肺炎而死亡。

2. 早期認為是原蟲，目前歸類於真菌。

3. 能以 GMS 鍍銀染色、Toluidine blue O 及 Calcofluor white 染色。

4. 也能以單株抗體進行染色。

(五) 念珠菌病

　　主要致病菌為白色念珠菌，引起鵝口瘡(thrush)、陰道炎，會有假菌絲出現。

(六) 隱球菌病

　　致病菌為新型隱球菌，主要存於鴿糞中，有巨大莢膜，可以用印度墨汁(India ink)染色。

34-3 醫學上重要的酵母型黴菌

一、白色念珠菌(*Candida albicans*)

1. 特性：主要致病因子包括**能黏附組織、能分泌蛋白酶、能轉換表現型**。

2. 在感染組織中可見酵母細胞及假菌絲（**但沒有菌絲型的存在**），故**為雙形性**。

   (1) 在固態培養基底部易**出現假菌絲**[萌芽管(germ tubes)]。

   (2) 5~10% CO_2 培養箱內易出現假菌絲。

   (3) 宿主組織內也容易出現假菌絲，是鑑別的重要特徵。

3. 使用**皮質類固醇、抗生素、抗癌藥物、糖尿病或免疫有缺陷者易感染**。

4. 引起的疾病：占黴菌感染的 70%以上。

   (1) **鵝口瘡**：常發生於**嬰兒**及 AIDS 患者。

   (2) **陰道炎**(vulvovaginitis)：通常是陰道內乳酸桿菌被抗生素抑制所造成。

   (3) 甲溝炎、化膿、紅腫。

   (4) 慢性黏膜皮膚念珠菌病：是小孩的細胞免疫機能有缺陷的徵兆。

   (5) 小孩常引起**尿布疹**。

5. 白色念珠菌通常存在於正常人的**口腔、上呼吸道、腸道**及**女性生殖道**中，一般存在的數量稀少，並不會輕易引起疾病，但若當人體免疫功能下降或失常時，就可能造成此菌大量繁殖進而引發感染。**對於惡性血液疾病且持續使用免疫抑制劑的病人甚至會發生足以威脅生命的擴散性念珠菌症**(disseminated candidiasis)。

二、新型隱球菌(*Cryptococcus neoformans*)

1. 存在於鴿糞。

2. 具有巨大莢膜，以印度墨汁染色可觀察到酵母型態的菌體。

3. 不會有菌絲，行出芽生殖，在血液培養基或沙保羅氏培養基上皆可生長。

4. 隱球菌病又稱歐洲芽菌病(European blastomycosis)。

5. 最主要的感染途徑是吸入被隱球菌汙染的塵埃，也可經由傷口或飲食而感染。免疫力正常、健康的人們也會感染。

6. 常侵犯中樞神經系統（造成黴菌性腦膜炎(fungal meningitis)）及肺部（造成肺炎）。嚴重程度取決於病人的免疫狀況，可能無症狀，或出現肺炎、胸水及其他更嚴重的表現。

34-4　黴菌的實驗室診斷

一、檢體直接鏡檢(Direct Microscope Examination)

1. 10% KOH (NaOH)處理：皮膚科的檢體加上 10% KOH 使角質透明化，觀察檢體內的黴菌。

2. 乳酸酚棉藍染色(Lactophenol cotton blue staining)：觀察黴菌最常使用的染色法。

3. 印度墨染色：
   (1) 觀察新型隱球菌的巨大莢膜。
   (2) CSF 檢體常直接做印度墨染色，需注意與白血球的區分。

4. Wright stain 或 Giemsa stain：常染細胞內的莢膜組織胞漿菌。

5. 真菌檢體標本常用的染色法有：(1)組織病理切片是用 H&E 染色法(Hematoxylin and eosin)、(2)特殊染色法則是使用 **PAS 染色法**(periodic acid-Schiff)及六甲烯基四胺銀(methenamine silver)法來進行染色觀察。

二、黴菌分離常用的培養基

1. **沙保羅氏培養基**(Sabouraud's dextrose agar, SDA)：
   (1) 因黴菌最佳生長的酸鹼度在 pH5~7，培養基中的 pH5.6 會抑制一般細菌的生長。
   (2) 最常用來分離黴菌的培養基。

2. brain heart infusion (BHI) agar：
   (1) 常用於分離挑剔性雙型性黴菌。
   (2) 通常接種二套培養基，其中一套置於室溫(25°C)，另一套置於 37°C 培養觀察是否為雙型性黴菌。
   (3) 接種後 4 週仍無生長才可報告陰性培養，若懷疑是雙型性黴菌需培養 8 週。

3. 念珠菌呈色培養基(CHROMagar Candida)：
   (1) 常用於分離和鑑別臨床主要常見念珠菌屬。**可以鑑定出混合菌種感染。**
   (2) **利用菌種代謝能力不同，產生不同顏色來鑑別。白色念珠菌在念珠菌呈色培養基呈現綠色菌落。**
   (3) **培養基通常含有抗細菌抗生素。**

三、黴菌的鑑定

1. 觀察黴菌表面及底部的形態特徵。
2. 觀察黴菌生長速率、外觀、顏色、質地。

3. 顯微鏡觀察黴菌：

(1) 挑開製抹片法(tease mount technique)製作抹片，加入乳酸酚棉藍染色後，顯微鏡下直接觀察黴菌的孢子及菌絲。

(2) 膠帶製片法(cellophane tape mount)。

4. 載玻片培養技術(slide culture technique)：

(1) 可觀察完整的孢子與菌絲的連接方式。

(2) 若懷疑是粗球孢子菌、皮炎芽生菌或黏膜組織胞漿菌，不能進行載玻片培養技術，因感染性芽孢很容易由空氣傳染。

QUESTI②N 題｜庫｜練｜習

1. 有關隱球菌症(Cryptococcosis)的敘述，何者錯誤？(A)初期肺部感染是無症狀　(B)主要顯性疾病為腦膜炎　(C)診斷依據為檢驗血清或腦脊髓液抗體　(D)病原體的生長均為出芽性的酵母菌的形式　　　　　　　　　　　　　　　　　　　　　　（104專高二）
　　解析 診斷依據為檢驗血清或腦脊髓液培養或偵測腦脊髓液或血液中菌體抗原。

2. 檢查新型隱球菌(*Cryptococcus neoformans*)感染，常用何種染色方法？(A)革蘭氏染色法(Gram staining)　(B)抗酸染色法(acid-fast staining)　(C)鍍銀染色法(silver staining)　(D)墨汁染色法(india ink staining)　　　　　　　　　　　　　　　　　　　　（104專高二）
　　解析 新型隱球菌(*Cryptococcus neoformans*)具有巨大莢膜，以印度墨汁染色可觀察到酵母型態的菌體。

3. 一位已治癒的肺結核病人因咳血住院，胸部X光顯示有一可改變位置的真菌球(Fungus ball)，開刀病理標本最可能是：(A) Candidisis（念珠菌症）　(B) Aspergillosis（麴黴菌症）　(C) Zycomycosis（接合菌症）　(D) Cryptococcosis（隱球菌症）　　　　　　　　　　　　　　　　　　　　　　（105專高一）

4. 鼻腦接合菌症(Rhinocerebral zygomycosis)主要發生在何種病人？(A)愛滋病　(B)糖尿病　(C)毒癮患者　(D)早產兒　（105專高二）
　　解析 鼻腦接合菌症又稱鼻腦白黴菌症，大部分研究表示可能因糖尿病患者的巨噬細胞及嗜中性白血球無法抵禦白黴菌入侵而感染，但詳細機轉尚未確認，愛滋病患相對較少罹患白黴菌病。

5. 白色念珠菌(*C. albicans*)為正常菌群，但若在下列何處發現時，表示已受感染？(A)口腔　(B)腸胃道　(C)女性生殖道　(D)尿道　　　　　　　　　　　　　　　　　　　　　　　　（106專高二）

解答：　　1.C　　2.D　　3.B　　4.B　　5.D

解析 白色念珠菌通常存於正常人的口腔、上呼吸道、腸道及女性生殖道中，一般存在數量少，並不易引起疾病，若當人體免疫功能下降或失常時，此菌大量繁殖進而引發感染；由題目可知尿道並非白色念珠菌正常生長的人體部位，若尿道中發現此菌即非正常繁殖，並造成人體的感染。

6. 下列何者為真菌性檢體標本常用的染色法？(A) periodic acid-Schiff染色　(B) acid-fast染色　(C) Gram's染色　(D) Hematoxylin and eosin染色　　　　　　　　　　　　　　（106專高二補）

7. 威脅生命的擴散性念珠菌症(disseminated candidiasis)主要發生在何種病人？(A)愛滋病　(B)糖尿病　(C)接受類固醇治療的成人 (D)惡性血液疾病並持續使用免疫抑制劑　　　　　　（107專高一）

8. 有關細菌與黴菌之比較，下列何者錯誤？(A)細菌為原核細胞，黴菌為真核細胞　(B)細菌皆單一細胞，黴菌皆多細胞　(C)細菌為無性生殖，黴菌可有性生殖　(D)細菌細胞壁含肽聚醣，黴菌細胞壁含葡聚醣和幾丁質　　　　　　　　　　（107專高一）

解析 黴菌中的酵母菌(yeast)的菌落呈類似葡萄球菌菌落，屬於單細胞，故本題的選項(B)為錯誤。

9. 白色念珠菌(C. albicans)的結構及生理特性，下列何者錯誤？(A)菌絲型(mold form)　(B)會出芽　(C)有假菌絲(pseudohypha)　(D)真核生物　　　　　　　　　　　　　　　　　　　（107專高二）

10. 下列何者不屬於表淺性黴菌病(superficial mycosis)？(A)花斑癬(pityriasis versicolor)　(B)黑癬(tinea nigra)　(C)足癬(tinea pedis) (D)毛幹黑節病(black piedra)　　　　　　　　　　（107專高二）

解析 (C)屬於皮膚黴菌病(cutaneous mycoses)。

11. 下列有關白色念珠菌(Candida albicans)之敘述何者錯誤？(A)通常是單倍體(haploid)　(B)萌芽管(germ tubes)測試中，一般會形成萌芽管　(C)在念珠菌呈色培養基(CHROMagar Candida)通常呈現綠色菌落　(D)是常見的伺機性致病菌　　　　　　（108專高一）

解答：　　6.一律給分　　7.D　　8.B　　9.一律給分　　10.C　　11.A

解析 白色念珠菌多以雙倍體的型式存在，不同於多數真菌為單倍體型式存在。

12. 黴菌與人類細胞在結構上最大的差別為何？(A)細胞壁　(B)細胞膜　(C)細胞核　(D)粒線體　　　　　　　　　　　　（108專高一）

解析 黴菌有含葡聚醣、幾丁質、角質(chitin)之細胞壁。

13. 下列何種不是常見感染皮膚、毛髮及指甲(cutaneous mycoses)的黴菌？(A)隱球菌屬(*Cryptococcus*)　(B)表皮癬菌屬(*Epidermophyton*)　(C)小芽胞菌屬(*Microsporum*)　(D)毛髮癬菌屬(*Trichophyton*)　　　　　　　　　　　　（108專高二）

解析 隱球菌屬最主要的感染途徑是吸入被隱球菌汙染的塵埃，也可經由傷口或飲食而感染。

14. 有關以念珠菌呈色培養基(CHROMagar Candida)做鑑別培養上的敘述何者錯誤？(A)通常可以鑑定出混合菌種感染　(B)利用菌種代謝能力不同，產生不同顏色來鑑別　(C)可以測試出菌種對藥物的感受性　(D)通常含有抗細菌抗生素　　　　　（109專高一）

解析 CHROMagar Candida培養基需在35℃下培養36~48小時。利用菌落顏色判讀念珠菌菌種，以找出適當的治療方式。

15. 臨床上以免疫學方法快速診斷隱球菌(*Cryptococcus neoformans*)引起之感染，通常是直接偵測下列何者？(A)腦脊髓液或血清中有無*C. neoformans*之細胞壁抗原　(B)腦脊髓液或血清中有無*C. neoformans*之細胞漿抗原　(C)腦脊髓液或血清中有無*C. neoformans*之莢膜多醣體抗原　(D)血清中有無*C. neoformans*之特異性抗體　　　　　　　　　　　　（109專高二）

解析 隱球菌因具有莢膜，故墨汁染色後，從檢體中偵測有無其莢膜多醣體抗原。

16. 下列何種真菌會產生萌芽管(germ tube)？(A)白色念珠菌(*Candida albicans*)　(B)光滑念珠菌(*Candida glabrata*)　(C)克魯斯念珠菌(*Candida krusei*)　(D)熱帶念珠菌(*Candida tropicalis*)（109專高二）

解答：　12.A　13.A　14.C　15.C　16.A

> **解析** 白色念珠菌在固態培養基底部易出現假菌絲（即萌芽管），是鑑別的重要特徵。

17. 下列何種特性不是白色念珠菌(*Candida albicans*)之主要致病因子？(A)能黏附組織　(B)能合成黑色素　(C)能分泌蛋白酶　(D)能轉換表現型　　　　　　　　　　　　　　　　　　（110專高一）

18. 下列何種酵素與麴菌屬(*Aspergillus*)之毒性無關？(A)彈性蛋白酶(B)葉酸酶　(C)磷脂酶　(D)過氧化氫酶　　　　　　　（110專高一）

19. 關於新型隱球菌(*Cryptococcus neoformans*)的敘述，下列何者錯誤？(A)常在鴿子的糞便中被發現　(B)會形成莢膜(capsule)　(C)會引發黴菌性腦膜炎(fungal meningitis)　(D)只會在免疫缺失的病患身上造成感染　　　　　　　　　　　　　（110專高二）

> **解析** (D)免疫力正常、健康的人們也會感染。嚴重程度取決於病人的免疫狀況。

20. 下列何種黴菌常經由呼吸道感染？(A)麴菌屬(Aspergillus)　(B)念珠菌屬(Candida)　(C)著色芽生屬(Fonsecaea)　(D)小芽胞菌屬(Microsporum)　　　　　　　　　　　　　　　（111專高二）

> **解析** (B)念珠菌屬：屬伺機性感染，易經由生殖道、食道、口腔、皮膚感染免疫力較差者；(C)著色芽生屬：經皮膚傷口感染；(D)小芽胞菌屬：經皮膚傷口感染。

21. 黴菌結構及生理特性的敘述，下列何者正確？(A)原核生物　(B)不能行光合作用　(C)具胜糖(peptidoglycan)細胞壁　(D)具penicillin感受性　　　　　　　　　　　　　　　（112專高二）

> **解析** (A)真核細胞；(C)細胞壁含葡聚醣、幾丁質、角質(chitin)；(D)penicillin對黴菌無效。

22. 下列何種黴菌較常存在於鴿糞中，且會造成腦膜炎？(A)白色念珠菌(*Candida albicans*)　(B)申克氏孢子絲菌(*Sporothrix schenckii*)　(C)黃色麴菌(*Aspergillus flavus*)　(D)新型隱球菌(*Cryptococcus neoformans*)　　　　　　　　　　　（112專高三）

解答：　17.B　18.B　19.D　20.A　21.B　22.D

解析 新型隱球菌具有巨大莢膜，主要的感染途徑是吸入被隱球菌汙染的塵埃，常侵犯中樞神經系統（造成黴菌性腦膜炎）及肺部（造成肺炎）。

23. 下列何者不屬於皮癬菌 (dermatophytes)？ (A) 表皮癬菌 (*Epidermophyton*)　(B)毛髮癬菌(*Trichophyton*)　(C)絲孢酵母菌 (*Trichosporon*)　(D)小芽孢菌(*Microsporum*)　　　　（113專高一）

解析 絲孢酵母菌(*Trichosporon*)屬於酵母型黴菌。

寄生蟲概論

出題率：♥ ♡ ♡

寄生蟲的分類

宿主對寄生蟲的抵抗力

診斷、治療與預防

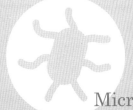

Microbiology and Immunology

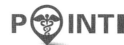

35-1　寄生蟲的分類

　　寄生蟲可以分為三大類：蠕蟲、原蟲及節肢動物。

1. 蠕蟲(helminths)：為多細胞生物，包括：
   (1) 扁形蠕蟲類(platyhelminthes)：吸蟲(trematoda)、條蟲(cestoda)、渦蟲(turbellaria)。
   (2) 鉤蟲(acathocephala)。
   (3) 線蟲(nematoda)。

2. 原蟲(protozoa)：原生動物，單細胞，包括：
   (1) 鞭毛蟲。
   (2) 變形蟲。
   (3) 孢子蟲。
   (4) 纖毛蟲。

3. 節肢動物(Arthropoda)：如體蝨、壁蝨、跳蚤等。

35-2　宿主對寄生蟲的抵抗力

1. 抗寄生蟲之非專一性免疫力：
   (1) 補體的溶解作用。
   (2) 嗜中性白血球及巨噬細胞的吞噬作用。

2. 對抗寄生蟲的特異性免疫力：
   (1) IgE 及**嗜酸性白血球**在殺死某些蠕蟲十分重要。
   (2) 於細胞內複製的原蟲會刺激特異性的毒殺性 T 淋巴球。

(3) CD4⁺ T 細胞及細胞激素牽涉到某些寄生蟲感染的解決與惡化。如利什曼原蟲(*Leishmania major*)感染後若是 T$_H$1 細胞被活化則會有抵抗力，相反地若是 T$_H$2 細胞被活化則會惡化。

(4) 引發慢性肉芽腫反應及纖維化。

3. 寄生蟲如何逃脫宿主免疫系統的攻擊：

(1) 原蟲常有解剖學上的阻隔作用。

(2) 寄生蟲在細胞內獲得宿主蛋白質外套，稱為抗原遮避作用。

(3) 寄生蟲對免疫執行機制有抗性。

(4) 寄生蟲表面抗原的變異性，如岡比亞錐蟲。

(5) 寄生蟲經由自發性或特異性抗體結合後將其抗原性外套剝除。

(6) 寄生蟲改變宿主免疫反應。

35-3 診斷、治療與預防

一、診　斷

1. 臨床症狀、病史、病人生活情形、旅遊地區、社經背景等。

2. 實驗室診斷：

(1) 嗜酸性白血球增高。

(2) 檢查蟲卵、活動體或囊體。

(3) 血清學檢查法：酵素免疫分析法、血球凝集試驗、間接螢光抗體法。

(4) 培養法。

二、治　療

1. 常用來治療寄生蟲的藥物及其作用如表 35-1 所示。

2.加強營養以增加抵抗力。

3.外科手術切除病灶。

表 35-1	常見治療寄生蟲的藥物		
藥　名	作用對象	作用機轉	副作用
Thiabendazole	蟯蟲	抑制電子傳遞而阻礙 ATP 產生	嘔吐
Mebendazole	線蟲	阻礙葡萄糖的攝取	噁心
Metrnidazole	痢疾阿米巴 陰道滴蟲 梨型鞭毛蟲	干擾 DNA 合成	腸胃症狀或可能致癌（孕婦不能用）
Atabrine	梨型鞭毛蟲	―	嘔吐、暈眩
Chloroquine	阿米巴原蟲 瘧原蟲	阻礙 DNA 複製及轉錄作用	傷害角膜、視網膜，可能通過胎盤傷害嬰兒
Diethylcarbamazine	血絲蟲	―	可能引起過敏反應

三、預　防

1.截斷傳染途徑，消滅中間宿主及病媒。

2.提升衛生習慣、不生食、不赤腳行走，並且改善環境衛生。

3.至疫區旅遊先行服藥，並注意寄生蟲感染。

4.防止傳染的擴散，盡速診斷治療，注意隔離，檢疫與排泄物的消毒。

5.疫苗接種，如瘧疾疫苗。

QUESTI?N

1. 下列哪種免疫球蛋白與過敏反應有關，並對寄生蟲之感染提供保護？(A) IgA　(B) IgG　(C) IgM　(D) IgE　　　　（93專高二）

   解析 寄生蟲感染時，會刺激IgE的血清濃度上升。

2. 下列何種白血球在寄生蟲感染時會明顯增加？(A)嗜中性白血球 (B)嗜酸性白血球　(C)嗜鹼性白血球　(D)巨噬細胞　　（94專高二）

3. 下列何種細胞，在對抗寄生蟲之感染時最為有效？(A)嗜酸性球 (B)嗜中性球　(C)嗜鹼性球　(D)單核球　　　　（97專普一）

   解析 在寄生蟲侵犯的組織或過免反應處，肥大細胞會釋出對嗜酸性白血球趨化物質，使其聚集，進行去顆粒作用，釋出其內的蛋白質及骨髓過氧化酶，進而抑制寄生蟲的生長。

解答：　　1.D　　2.B　　3.A

MEMO

原　蟲

CHAPTER

36

出題率：♥ ♡ ♡

Microbiology and Immunology

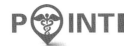

重 | 點 | 彙 | 整

36-1 變形蟲綱(Sarcodina)

主要致病菌為阿米巴，阿米巴又分為四類：

1. **致病性阿米巴**：痢疾阿米巴(*Entamoeba histolytica*)。

2. 非致病性阿米巴或共生性阿米巴。

3. 致病性自由生活阿米巴：福氏內格里阿米巴(*Naegleria fowleri*)、棘性阿米巴(*Acanthamoeba* spp.)。

4. 嗜糞性阿米巴(*Coprozoic amoeba*)。

一、致病性阿米巴

(一) 痢疾阿米巴(*Entamoeba histolytica*)

1. 引起疾病：阿米巴痢疾、阿米巴性膿瘍或續發性阿米巴腦膜炎。

2. 分布：全世界，為分布最廣的寄生蟲之一。

3. 形態：

   (1) 營養體：直徑大小從 12~60 μm，有偽足用以運動，可吞噬紅血球。

   (2) 囊前期：營養體和囊體之間的時期。

   (3) **囊體**：直徑 10~12 μm，出現細胞壁，內有 1~2 個肝醣泡，**1~4 個核**，囊體為**感染型**，對外在環境有抵抗力。

   (4) 後囊期營養體：囊體進入人體經胃酸、小腸消化刺激後，脫囊進行分裂的時期。

4. 生活史：痢疾阿米巴主要寄生於大腸（或肺、肝、腦）。

   (1) 囊體及活動體隨糞便排出，但只有囊體可以存活。

(2) 人吃了被囊體汙染的水或食物而被感染。此外，亦**可藉由肛交傳染**。

5. 臨床症狀：

(1) 痢疾阿米巴有溶解性酵素分解組織並吸取營養，在腸壁的黏膜層、肌肉層、漿膜層被侵蝕，而出現錐瓶狀、火山口狀的潰瘍。

(2) 腸道阿米巴症：痢疾、腹瀉、血便，若侵入盲腸則會造成阿米巴性闌尾炎。

(3) **腸道外阿米巴症**：**肝膿瘍**、肺、腦、脾都有可能受侵襲。

(4) 10~20%的人被感染，85~95%為無症狀感染，因此有帶原者。

6. 實驗室診斷：

(1) 排瀉物中找到囊體、**活動體**。

(2) 糞便中有血便，以蘇木素染色可觀察到 Charcol-Leyden 晶體及成叢的紅血球。

(3) 組織切片找活動體。

(4) 血清檢驗：血球凝集試驗（間接）或螢光抗體法，ELISA 測專一性抗體。

7. 預防：**易發生於擁擠的照護中心**、**難民營等處所**，故改善衛生，減少食物及飲水的汙染。

8. 治療：Iodohydrozyquinoline、Iodoquinol 及 Metronidazole。

二、其他阿米巴

(一) 福氏內格里阿米巴(*Naegleria fowleri*)

1. 引起的疾病：原發性阿米巴腦膜炎(primary amoebic meningo-encephalitis, PAM)。

2. 具有營養體和囊體二種形態，可營自由生活，其阿米巴型或鞭毛型均可感染人類。

3. 傳播途徑：通常因人於淡水、鹹水、溫泉、游泳池中游泳由鼻腔中進入。

(二) 棘狀阿米巴(*Acanthamoeba* spp.)

1. 引起的疾病：戴隱形眼鏡感染阿米巴角膜炎、慢性肉芽腫性阿米巴腦膜炎。

2. 症狀：

(1) 多發生在衰弱或慢性病病人，免疫缺陷病人最易感染。

(2) 多由傷口進入（常由眼睛）再到腦、角膜、眼睛、皮膚、耳朵。

(3) 阿米巴角膜炎、腦膜炎、各器官的慢性肉芽腫。

3. 預防：戴隱形眼鏡者使用消毒過後的生理食鹽水，並定時清潔隱形眼鏡。

36-2 鞭毛蟲綱(Mastigophora)

一、分 類

1. 腸道鞭毛蟲：梨型鞭毛蟲、麥氏唇鞭毛蟲、人毛滴蟲。

2. 腔道鞭毛蟲：陰道滴蟲。

3. 血液鞭毛蟲：錐蟲、利什曼原蟲。

二、梨型鞭毛蟲(*Giardia lamblia*)

1. 引起的疾病：梨型鞭毛蟲病(Giadiasis)。

2. 形態：有營養體（**具雙核**）和囊體（為感染型）。

3. 生活史：糞便中的囊體汙染水源或食物而使人被感染→脫囊→
   行有絲分裂→營養體利用吸盤讓其緊緊吸附於腸黏膜上。

4. 臨床症狀：吸收不良、慢性腹瀉、脂肪痢、乳糖不耐症等，**致
   死率不高**。

5. 診斷：糞便中的囊體。

6. 預防：注意衛生，防止水源食物汙染，性行為亦能傳染此種寄
   生蟲。

7. 治療：Quinacrine hydrochloride。

三、陰道滴蟲(*Trichomonas vaginalis*)

1. 又稱陰道鞭毛蟲，引起滴蟲病。

2. 形態：鞭毛蟲中最大的，有短的波動膜，延伸到蟲體後端一半
   處，有 4 根前鞭毛，只有活動體沒有囊體。

3. 生活史：
   (1) 人是唯一宿主，陰道滴蟲有很強的生存力，半乾燥環境下可
       存活 12~20 小時。
   (2) 傳播途徑：主要由性行為傳染，因其生存力強，汙染的衛浴
       設備也可能會受傳染。
   (3) 主要寄生於女性陰道或男性泌尿道及前列腺。

4. 臨床症狀：
   (1) 陰道分泌物增加及充血、搔癢或灼熱感。
   (2) 陰道代謝醣類使陰道呈鹼性，有利於其他細菌生長，而導致
       陰道炎。

(3) 少數的**男性**會引起尿道炎及前列腺炎，**大多數沒有症狀**，因此為重要的傳播者。

5. 診斷：

(1) 女性：**陰道分泌物中**檢查陰道滴蟲。

(2) 男性：尿液沉澱物及前列腺分泌物中找陰道滴蟲。

6. 預防：注重個人衛生。

7. 治療：以 Metronidazole 治療，性伴侶也應同時治療。

四、錐蟲屬(*Trypanosoma*)

1. 錐蟲屬中只有三種是寄生於人類，其疾病分別為：

(1) 岡比亞錐蟲(*Trypanosoma gambiense*)：**非洲睡眠病**（中西非）。

(2) 羅得西亞錐蟲(*Trypanosoma rhodesiense*)：東非睡眠病。

(3) 枯西氏亞錐蟲(*Trypanosoma cruzi*)：查格氏病(Chaga's disease)，分布於美國南方、墨西哥、中美洲、南美洲。

2. 依其發育感染型的部位不同可分為：

(1) 唾液型錐蟲：屬前期感染，感染型存於昆蟲宿主的唾液腺中，如岡比亞錐蟲和羅得西亞錐蟲由采采蠅傳播。

(2) 糞便型錐蟲：屬後期感染，感染型存於昆蟲的排泄物中，如枯西氏錐蟲由錐鼻蟲叮咬後隨糞便排出於傷口附近，經抓傷的傷口而進入。

3. 形態及生活史：須經脊椎動物及無脊椎動物兩種宿主來傳播。

4. 臨床症狀：

(1) 岡比亞錐蟲：非洲睡眠病。

A. 寄生蟲血症（錐鞭毛體）：傷口出現錐蟲性下疳。

B. 中樞神經系統被入侵：頭痛。

C. 感染後第一年內：頸後三角區淋巴腫，稱為溫氏徵候 (Winterbottom's sign)。

D. 感染後第二年：腦膜炎→嗜睡、水腫→死亡。

(2) 羅得西亞錐蟲：東非睡眠病，表徵和岡比亞錐蟲相似，但病程顯得更快更易惡化，病人常在神經症狀出現之前即死亡。

(3) 枯西氏亞錐蟲：查格氏病。

　　A. 急性期：病人出現全身疲倦、寒顫、高燒、肌肉疼痛及衰竭、肝脾腫大、皮下水腫等。

　　B. 慢性期：漸進式的心臟衰竭、淋巴腫大、消化道擴張而造成巨食道症或巨結腸症。

5. 診斷方法：

(1) 唾液型錐蟲：

　　A. 抽取血液做抹片檢查。

　　B. CSF 檢查：CSF 中 IgM 升高。

　　C. 血清診斷法：血液中產生大量 IgM、補體固定試驗、螢光抗體試驗。

　　D. 以大白鼠做動物接種法或體外培養法。

(2) 糞便型錐蟲：

　　A. 血液抹片：找錐鞭毛體，呈 "C" 型，並有一大動基體 (kinetoplast)。

　　B. 做組織切片。

　　C. 病媒接種法：以乾淨的錐鼻蟲吸受檢人的血，待 1~2 月後，檢查蟲內有無錐鞭毛體。

　　D. 動物接種法或體外培養法。

五、利什曼原蟲屬(*Leishmania*)

(一) 重要特徵

1. 由白蛉傳播。

2. 具無鞭毛體(amastigote form)及前鞭毛體(promastigote form)，而前鞭毛體為感染型。

(二) 皮膚型利什曼原蟲病(Cutaneous Leishmaniasis)

1. 病原：由熱帶利什曼原蟲(*Leishmania tropica complex*)引起，包括熱帶利什曼原蟲(*L. tropica*)、大利什曼原蟲(*L. major*)、黑礦利什曼原蟲(*L. aethiopia*)。

2. 疾病：造成東方癤(oriental sore)、皮膚性利什曼病。

3. 病媒：白蛉(Sandflies)。

4. 宿主：
   (1) 天然宿主：狗（人並非有意義之保蟲宿主）。
   (2) 保蟲宿主：貓、沙鼠、嚙齒類動物。

5. 生活史：被有感染的白蛉咬後→前鞭毛體進入皮膚→無鞭毛體會在巨噬細胞或微血管的內皮細胞內增生→被白蛉吸食血液→在白蛉腸中增殖→移至口器形成感染型。

6. 臨床症狀：蟲體在巨噬細胞或微血管內皮增生→淋巴球活化巨噬細胞→肉芽腫→局部結節、潰瘍。

7. 預防：是所有寄生蟲中唯一有免疫預防的，目前正在研發疫苗。

8. 治療：得過此病會有免疫力，可以葡萄糖酸鈉銻、Atabrine 與 Amphotericin B 治療。

(三) 皮膚黏膜型利什曼原蟲病 (Mucocutaneous Leishmaniasis)

1. 病原：由巴西利什曼原蟲(*L. braziliensis* complex)和墨西哥利什曼原蟲(*L. mexicana* complex)所引起。

2. 生活史：
   (1) 天然宿主：森林中嚙齒動物，又為保蟲宿主，其病媒為白蛉。
   (2) 生活史大概相似，但主要寄生於人體皮膚及黏膜的內皮組織細胞中。

3. 臨床症狀：
   (1) 巴西利什曼原蟲好侵襲黏膜，常破壞鼻中隔軟骨。
   (2) 墨西哥利什曼原蟲好侵襲耳朵。

(四) 內臟型利什曼原蟲病(Visceral Leishmaniasis)

1. 病原：杜氏利什曼原蟲(*L. donovani* complex)。

2. 引起的疾病：黑熱病(kala-azar fever)。

3. 生活史：
   (1) 病媒：白蛉。
      保蟲宿主：狗、狼、狐狸與野生嚙齒動物。
   (2) 生活史與其他利什曼原蟲相似，但其可以侵犯全身，尤其是網狀內皮系統細胞。

4. 臨床症狀：發燒、肚子腫脹、腹瀉、貧血、膚色變深（黑熱病）、肝脾腫大、腹水，死亡率高達 75~95%。

36-3 纖毛蟲綱(Ciliate)－大腸纖毛蟲(*B. coli*)

唯一會寄生人類的纖毛蟲為大腸纖毛蟲(*Banlantidium coli*)。

1. 引起的疾病：大腸纖毛蟲病(Banlantidiasis)。

2. 分布：全球性。

3. 型態：

   (1) 營養體：卵圓形，體表有許多纖毛，近前端處有一漏斗形的胞口→利用纖毛擺動將食物撥進胞口→胞咽→食物泡，不能消化的廢物由胞肛排出。

   (2) 囊體：球形或橢圓形，有厚而折射性的囊壁，為感染型。

4. 生活史：

   (1) 寄生在大腸、盲腸及終端迴腸之腸壁。

   (2) 可行有性及無性生殖。

5. 臨床症狀：大部分無症狀，若侵入大腸壁會引起腹瀉、下痢、腹部絞痛或噁心嘔吐。

6. 治療：Oxytertracycline (Terramycin)、Iodoquinol。

36-4 孢子蟲綱(Sporozoa)

一、瘧原蟲(*Malaria*)

1. 引起的疾病：瘧疾，俗稱打擺子，為主要熱帶疾病之一。

2. 分布：多介於南緯 30 度至北緯 60 度之間，與蚊子的生態分布有關。

3. 重要性質：
　(1) 人類最重要的致病性孢子蟲，且是專性細胞內寄生蟲，熱帶地區最常見的寄生蟲疾病。
　(2) 1964 年 12 月 4 日，WHO 宣布台灣為無瘧疾地區，但 1996 年初在台灣台北榮民總醫院爆發因注射斷層掃描之顯影劑而造成瘧疾的院內感染。

4. 分類：瘧疾已存在數世紀，當時以它們顯著的臨床症狀—發燒週期來命名，因此，每日發燒、三日發燒等名稱個別代表 24、48、72 小時的發燒週期。目前則是以致病原名稱來代表；主要分為四種：
　(1) 間日瘧原蟲(*Plasmodium vivax*)：引起隔日瘧（瘧原蟲 48 小時分裂一次），於熱帶、亞熱帶、溫帶分布最廣。
　(2) 三日瘧原蟲(*P. malariae*)：引起三日瘧（瘧原蟲 72 小時分裂一次），於熱帶及亞熱帶分布最廣。
　(3) **惡性瘧原蟲**(*P. falciparum*)：引起**惡性瘧**（瘧原蟲 36~48 小時分裂一次），分布在熱帶及亞熱帶。
　(4) 卵型瘧原蟲(*P. ovale*)：分布於中西非，亞洲及南美洲。

5. 宿主：
　(1) 終宿主：蚊子（有性生殖）→進行配子生殖與孢子生殖。
　(2) 中間宿主：人類（無性生殖）→進行裂體生殖與配子生殖。

6. 生活史：
　(1) 當瘧蚊叮咬人時，孢子由唾液腺進入人體的血液中。
　(2) 進入肝實質細胞，孢子進行**裂體生殖**，產生許多裂殖小體。
　(3) 裂殖小體(schizonts)進入紅血球內進行裂體生殖，產生許多裂殖小體，反覆感染其他紅血球。
　(4) 部分裂殖小體在紅血球內行減數分裂，行配子生殖，產生配子母細胞釋出血液。

(5) 瘧蚊叮咬吸血時，配子母細胞(gametocytes)進入蚊胃中，並發育成雌配子。

(6) 小配子母細胞經外邊毛形成過程，最後產生雄配子。

(7) 雌雄配子結合成合子(zoogote)→卵動子(ookinete)再附著於蚊胃壁。

(8) 於胃壁中發育成卵囊體，行孢子生殖。

(9) 4~5 天後，囊體破裂釋出大量孢子，孢子進入蚊子唾液腺中。

(10) 蚊子叮咬人時感染下一個個體。

7. 臨床症狀：寒顫、高燒、發汗、溶血性貧血、脾臟腫大及色素沉積現象，惡性瘧最為嚴重。併發症（通常發生在**惡性瘧**）：黑水熱(black water fever)、**腦性瘧疾**、腎病變。

   (1) 大部分引發重症甚至於致命的瘧疾，是由惡性瘧造成。

   (2) **間日瘧**與**卵型瘧**，若未治療完全，可能在數月或數年後**復發**。

8. 預防：撲滅瘧蚊，到流行區前後做化學預防，國內目前多是到東南亞或非洲旅遊感染，由境外移入國內。醫療上，**輸血時避免針頭重複使用**。

9. 診斷：常以 Wright-Giemsa **染色法**篩檢及鑑別。

10. 治療：奎寧(Quinine)、氫氧氯化奎寧(Hydrozychloroquine)、奎寧叮(Quinacrine)、Primethamine、Pyrimethamine、Chloroquanide。

二、剛地弓漿蟲(*Toxoplasma gondii*)

1. 引起疾病：弓蟲病或**先天性感染**。

2. 為細胞內寄生蟲。

3. 宿主：

   (1) 終宿主：貓易為保蟲宿主，有腸內期及腸外期兩種繁殖方式。

   (2) 中間宿主：人和其他哺乳動物，只有腸外期。

4. 生活史：
   (1) 弓蟲在貓的小腸黏膜上皮細胞內產生裂殖體和配子體行有性生殖。
   (2) 卵囊隨貓糞排出被溫血動物吃入。
   (3) 貓吃了溫血動物的肉而受感染。

5. 傳播途徑：人類因不慎吃了**貓糞**或未煮熟的肉類而感染，而懷孕期間初次感染**可經胎盤傳染給胎兒**。

6. 臨床症狀：
   (1) 人類感染大多數是無症狀感染，免疫有缺陷者會出現致命性腦炎。
   (2) **先天性感染**：胎兒視網膜炎、腦脊髓炎、**水腦症**、小腦症、目盲、失智、肝脾腫大、黃疸、早產、死產或流產。

7. 診斷：
   (1) 測血清中抗體（產檢中先天性感染的病原體 TORCH 套組檢驗），以 ELISA 或間接免疫螢光抗體法篩檢。
   (2) Sabin-Feldman 染色檢定。
   (3) PCR 檢測羊水中弓漿蟲的 DNA。

8. 預防：熟食肉類，並注意貓的飼養衛生。

9. 治療：Pyrimethamine 及磺胺藥。

三、卡氏肺囊蟲(*Pneumocystis carinii*)

1. 早期認為是孢子蟲，但目前歸為真菌（詳見第 34 章）。

2. 特性：
   (1) 細胞外寄生，普遍存於環境中，寄生於肺泡。
   (2) 營養體具多形性，囊體存 8 個囊內體。

3. 分布：全世界。

4. 臨床症狀：AIDS 病人常因伺機性感染肺囊蟲性肺炎而死亡。

5. 診斷：

  (1) 肺部穿刺或支氣管沖洗液檢查蟲體。

  (2) 單株抗體染色。

6. 治療：Pentamidine isothionate、Pyrimethamine。

四、隱孢子蟲(*Cryptosporidium*)

1. 特性：

  (1) 為一種小的寄生蟲，世界性分布，許多動物都可以作為宿主。

  (2) 在單一宿主中可以有有性世代及無性世代，且為細胞內的寄生物。

  (3) 造成人類腹瀉。

2. 生活史：

  (1) 寄生處：胃、腸道上皮細胞、肺及眼睛。

  (2) 感染期：孢子及成熟囊期。

  (3) 人類因食入卵囊孢子而感染。

3. 臨床症狀：腹瀉、脫水、水便、營養不良；AIDS 病人會有嚴重腹瀉。

4. 診斷：糞便做抹片檢查卵囊體；間接螢光分析，ELISA 來測糞便中的卵囊體。

5. 預防：糞－口或肛－口感染，注意衛生。

6. 治療：沒有有效療法，只能補充液體來治療脫水。

五、貝氏孢子蟲(*Isospora belli*)

1. 引起疾病：人類球蟲症(human coccidiosis)。

2. 分布：全世界。

3. 臨床症狀：一般沒症狀為自癒性，而 AIDS 患者常腹瀉、下痢、小腸疝氣、損害小腸壁。

4. 診斷：新鮮糞便中找成熟的囊體，可用碘染色。

5. 治療：Pyrimethamine 加上 Sulfadiazine，或 Trimethoprim 加上 Sulfamethoxzole。

表 36-1 醫學上常見的致病性原蟲				
寄生蟲	導致的疾病	感染的方式	寄生的部位	臨床的症狀
痢疾阿米巴	阿米巴症	食入囊體	大腸	下痢、赤痢或腹痛
福氏內格里阿米巴	原發性腦膜炎	自鼻腔吸入	腦組織、腦膜	嚴重前頭痛、發燒、噁心、嘔吐或昏迷
棘狀阿米巴	棘狀阿米巴角膜炎	眼睛傷口，汙染的隱形眼鏡	角膜	嚴重眼痛、角膜潰瘍及慢性肉芽腫
梨型鞭毛蟲	梨型鞭毛蟲症	食入囊體	小腸	下痢、腹絞痛、吸收不良或脹氣
陰道滴蟲	滴蟲症	性行為	陰道、生殖泌尿道	陰道或泌尿道分泌物增加及灼痛感
岡比亞錐蟲羅得西亞錐蟲	非洲睡眠病	采采蠅叮咬	血流、淋巴液及中樞神經系統	發燒、頭痛與睡眠病

表 36-1　醫學上常見的致病性原蟲（續）

寄生蟲	導致的疾病	感染的方式	寄生的部位	臨床的症狀
枯西氏錐蟲	查格氏病	錐鼻蟲	血流、網狀內皮系統	發燒、肝脾腫大及腦膜炎
熱帶利什曼原蟲	皮膚型利什曼原蟲病	白蛉叮咬	皮膚	皮膚潰瘍
巴西利什曼原蟲	皮膚黏膜型利什曼原蟲病	白蛉叮咬	皮膚及黏膜	皮膚、口腔及鼻黏膜的潰瘍
杜氏利什曼原蟲	內臟型利什曼原蟲病	白蛉叮咬	肝、脾與淋巴結	肝脾腫大、貧血、發燒及體重減輕
大腸纖毛蟲	大腸纖毛蟲症	食入囊體	大腸或盲腸	結腸炎、下痢
弓漿蟲	弓蟲病	食入卵囊或先天性感染	網狀內皮系統、肺、眼及腦	淋巴腺病變、發燒、肺炎、眼及腦的損害
隱孢子蟲	隱孢子蟲症	食入卵囊	腸道上皮細胞內	下痢、腹痛、厭食與體重減輕
卡氏肺囊蟲	肺囊蟲肺炎	空氣傳播	肺臟	呼吸困難、窘迫或肺炎

QUESTI?N

題｜庫｜練｜習

1. 會引起非洲睡眠病的原蟲為：(A)鞭毛蟲　(B)棘狀阿米巴　(C)利
什曼原蟲　(D)錐蟲　　　　　　　　　　　　　　　　(95專普一)

2. 有關痢疾阿米巴(*Entamoeba histolytica*)在人體感染所引起的病害，
何者正確？(A)在腸道感染造成的腸穿孔通常是急性的　(B)阿米巴
瘤較易發生在慢性期的病人　(C)在腸道內感染的病患不會引起肝
臟腫大　(D)在肝臟感染通常都造成一個大的膿瘍　　(95專普二)

3. 有關梨形鞭毛蟲的敘述，下列何者錯誤？(A)寄生在膽管附近
(B)主要藉汙染的飲用水而感染　(C)是極強的致病原，有很高的
致死率　(D)營養體具有雙核　　　　　　　　　　　　(96專普一)

　　解析 常見臨床症狀包括：吸收不良、慢性腹瀉、脂肪痢、乳糖不耐症
等，致死率不高。

4. 有關弓蟲(*T. gondii*)的敘述，下列何者錯誤？(A)卵囊(oocyst)存在
肌肉中　(B)會經胎盤感染造成胎兒水腦　(C)貓糞常是傳播媒介
(D)輸血是傳播途徑　　　　　　　　　　　　　　　　(97專普一)

5. 有關陰道滴蟲的敘述，下列何者錯誤？(A)女性感染者罹病程度
從嚴重之全身感染到無症狀都有可能　(B)男性感染者通常不會
有症狀，因此是極佳帶原者　(C)檢體由女性感染者之子宮頸取
樣　(D)是常見的女性性病致病原　　　　　　　　　　(98專普二)

6. 瘧原蟲在肝臟細胞中進行：(A)減數分裂　(B)分裂繁殖　(C)接合
生殖　(D)出芽生殖　　　　　　　　　　　　　　　　(99專普一)

　　解析 瘧原蟲是一種單細胞生物，進入人體後以孢子(sporozoite)形式
經血循在肝臟細胞分裂繁殖、侵犯肝臟細胞，孵化後的原蟲進入
血中，破壞紅血球，引起疾病症狀。

7. 瘧疾除了藉由蚊子叮咬傳播外，還可在醫護行為時因下列何種行
為而傳播？(A)輸血時，針頭重複使用　(B)導尿　(C)檢查糞便
(D)量體溫　　　　　　　　　　　　　　　　　　　　(99專普二)

解答：　　1.D　　2.A　　3.C　　4.A　　5.A　　6.B　　7.A

8. 有關痢疾阿米巴(*Entamoeba histolytica*)患者的敘述，下列何者錯誤？(A)急性期時，在糞便中可見活動體　(B)患者紅褐色痰液可能有阿米巴　(C)病灶可能出現在全身各處　(D)成熟囊體有8個核
   解析 成熟囊體有4個核。　　　　　　　　　　　　　　（100專普一）

9. 下列哪一種寄生蟲可經由胎盤感染胎兒造成先天性感染？(A)痢疾阿米巴(*Entamoeba histolytica*)　(B)梨形鞭毛蟲(*Giardia lamblia*)　(C)剛地弓形蟲(*Toxoplasma gondii*)　(D)大腸纖毛蟲(*Balantidium coli*)　　　　　　　　　　　　　　（100專普二）

10. 腦性瘧疾(cerebral malaria)是由下列哪一種瘧原蟲所造成？(A)間日瘧原蟲(*Plasmodium vivax*)　(B)卵圓瘧原蟲(*Plasmodium ovale*)　(C)惡性瘧原蟲(*Plasmodium falciparum*)　(D)三日瘧原蟲(*Plasmodium malariae*)　　　　　　　　　　（101專高一）

11. 下列何種瘧原蟲會有復發現象(relapse)？(A)間日瘧原蟲＋卵圓瘧原蟲　(B)間日瘧原蟲＋惡性瘧原蟲　(C)惡性瘧原蟲＋三日瘧原蟲　(D)惡性瘧原蟲＋卵圓瘧原蟲　　　　　　　　　　（101專普一）
    解析 因間日瘧原蟲、卵圓瘧原蟲皆會產生休眠的瘧原蟲，稱為hypnozoite，日後才會活化，而有復發現象。

12. 下列哪一種寄生蟲可藉由肛交造成感染？(A)惡性瘧原蟲　(B)痢疾阿米巴　(C)蛔蟲　(D)梨形鞭毛蟲　　　　　　　　　　（101專高二）
    解析 惡性瘧原蟲是經由蚊蟲叮咬而感染；痢疾阿米巴除了經由受汙染的食物及水傳染外，更能藉由肛交傳染；蛔蟲及梨形鞭毛蟲則經由食入受汙染的水或食物而感染。

13. 有關卡氏肺囊蟲(*Pneumocystis carinii*)的敘述，何者錯誤？(A)主要發生在愛滋病人　(B)初次感染都發生在肺部　(C)血清學檢驗為診斷依據　(D)可以trimethoprim-sulfamethoxazole預防感染　（104專高一）

解答：　8.D　　9.C　　10.C　　11.A　　12.B　　13.C

14. 孕婦因感染哪一種寄生蟲會經胎盤感染給胎兒，造成先天性感染的傷害？ (A)痢疾阿米巴(*Entamoeba histolytica*)　(B)鞭蟲 (*Trichuris trichiura*)　(C)陰道鞭毛滴蟲(*Trichomonas vaginalis*) (D)弓蟲(*Toxoplasmosis gondii*)　　　　　　（105專高一）

　　解析 感染到弓蟲病的傳染途徑主要有兩種，第一種是人類因不慎吃了貓糞或未煮熟的肉類而感染，而第二種為孕婦在懷孕期間初次感染的話可經過胎盤傳染給胎兒，造成先天性感染。

15. 在精神病院、難民營和擁擠的日間照護中心，要特別注意下列哪種寄生蟲的感染？ (A)蛔蟲(*Ascaris lumbricoides*)　(B)鞭蟲 (*Trichuris trichiura*)　(C)糞小桿線蟲(*Strongyloides stercoralis*) (D)痢疾阿米巴(*Entamoeba histolytica*)　　　　　（107專高一）

　　解析 痢疾阿米巴是全世界分布最廣的寄生蟲之一。人吃了被囊體汙染的水或食物而被感染。故本題的選項為(D)。

16. 病人4個月前到非洲旅遊，回國後一星期因發燒39℃，疲倦就醫，為證明其是否感染惡性瘧疾(*Plasmodium falciparum*)，應收集什麼檢體做鏡檢最適當？(A)糞便　(B)尿液　(C)血液　(D)痰

　　解析 當瘧蚊叮咬人體時，配子體便由其唾液腺進入血液，故採檢時可從血液檢驗。　　　　　　　　　　　　　　（109專高二）

17. 下列何種人體器官，最常受到腸外阿米巴病(extraintestinal amebiasis)原蟲的滋養體(trophozoite)入侵？(A)肺　(B)心臟　(C)肝　(D)腎臟　　　　　　　　　　　　　　　（113專高一）

　　解析 腸外阿米巴病原蟲容易導致肝膿瘍。

解答：　14.D　15.D　16.C　17.C

MEMO

蠕 蟲

線蟲 ─┬─ 線蟲的重要特徵
　　　├─ 腸道　─┬─ 蛔蟲
　　　│　線蟲　├─ 蟯蟲
　　　│　　　　├─ 鞭蟲
　　　│　　　　├─ 鉤蟲
　　　│　　　　├─ 糞線蟲
　　　│　　　　└─ 東方毛線蟲
　　　└─ 組織　─┬─ 班氏絲蟲
　　　　　線蟲　├─ 羅阿絲蟲
　　　　　　　　├─ 奧氏絲蟲
　　　　　　　　├─ 蟠尾絲蟲
　　　　　　　　├─ 麥地那絲蟲
　　　　　　　　└─ 其他組織寄
　　　　　　　　　　生的線蟲

吸蟲 ─┬─ 吸蟲的特徵
　　　├─ 肺吸蟲 ─── 衛氏肺
　　　│　　　　　　　吸蟲
　　　├─ 肝吸蟲 ─┬─ 牛羊肝
　　　│　　　　　│　吸蟲
　　　│　　　　　└─ 中華肝
　　　│　　　　　　　吸蟲
　　　├─ 腸吸蟲 ─┬─ 薑片蟲
　　　│　　　　　└─ 橫川吸
　　　│　　　　　　　蟲
　　　└─ 血吸蟲 ─┬─ 曼森氏
　　　　　　　　　│　血吸蟲
　　　　　　　　　├─ 日本血
　　　　　　　　　│　吸蟲
　　　　　　　　　└─ 埃及血
　　　　　　　　　　　吸蟲

條蟲 ─┬─ 條蟲的特徵
　　　├─ 擬葉目條蟲 ─── 廣節裂頭條蟲
　　　└─ 圓葉目條蟲 ─┬─ 無鉤條蟲
　　　　　　　　　　　├─ 有鉤條蟲
　　　　　　　　　　　├─ 犬複殖器條蟲
　　　　　　　　　　　├─ 縮小包膜條蟲
　　　　　　　　　　　└─ 短小包膜條蟲

Microbiology and Immunology

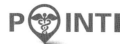

37-1　線　蟲

一、線蟲的重要特徵

1. 不分節，一般呈圓柱狀，兩端細長，外表具堅韌的保護性表皮。

2. 線蟲有完整的消化道，具有口及肛門開口。

3. 雌雄異體，雄蟲蟲體一般會小於雌蟲。

4. 線蟲口周圍有三片唇瓣，成蟲有口囊(buccal capsule)，內有齒板(cutting plate)。

二、腸道線蟲(Intestinal Nematodes)

(一) 蛔蟲(*Ascaris lumbricoides*)

1. 引起的疾病：蛔蟲病(ascariasis)、肺炎、營養不良。

2. 分布：在溫帶及熱帶地區最普遍，在同一宿主體內可寄生許多成蟲。

3. 型態：
   (1) 蟲卵型態：雌成蟲每天平均生產 20 萬個蟲卵，外覆有一層蛋白膜，常被膽汁染成黃棕色。
   (2) 成蟲型態：**為腸道中較大的線蟲**，頭端有三個排列如「品」字的唇瓣。

4. 生活史：胚卵被人食入→在小腸孵化成幼蟲→穿過腸壁血管→血液循環→肝臟→心臟→肺臟→穿過血管進入肺泡→咳出→吞入食道→胃→小腸發育為成蟲→蟲卵由糞便排出→在泥土中約三週發育為具有感染性的胚卵→再被人食入而感染。

5. 臨床症狀：

(1) 營養被掠奪，而影響兒童發育。

(2) IgE 抗體升高、嗜酸性白血球增加；蛔蟲性肺炎、腸阻塞、腹膜炎。

6. 診斷：**糞便**或痰液中的卵。

7. 預防與治療：

(1) 在蛔蟲及其他腸道寄生蟲混和感染時，應先治療蛔蟲，以免刺激蛔蟲造成爆發性的活動。

(2) 常用的藥物為 Mebendazole (Vermox)，在宿主腸道中吸收很差，是所有腸道線蟲感染的有效治療藥物（但糞線蟲除外）。

◆ 犬蛔蟲(*Toxocara canis*)

1. 分布範圍與蛔蟲科一樣是在溫帶及熱帶地區。

2. 犬蛔蟲通常寄生於犬及狐狸小腸。

3. 臨床症狀：

(1) 幼蟲(larvae)：**會在體內移行**而引起咳嗽、發燒、急性肺炎(loffler syndrome)等症狀，並會在感染後約 4 天至 2 星期間發生。有些有過敏的患者可能會引發突然的氣喘發作；若發生氣喘症狀但本來沒有氣喘病史的患者曾前往落後地區旅遊的話，則須懷疑是否在旅遊中遭到犬蛔蟲的感染。

(2) 成蟲：**若腸道寄生成蟲數目不多，則不會有明顯症狀**，但若成蟲數量多或其移行而導致迷入其他腸外器官，則會有以下兩種情形：a.成蟲腸管寄生引起症狀有：腹痛、噁心、嘔吐、下痢、腸穿孔、腹膜炎等，再嚴重一點則可能引發腸阻塞，尤其孩童腸直徑較小，更容易引發；b.成蟲異所寄生處所引發的症狀有：

　　A. 膽管：總膽管阻塞、右上腹疼痛、發炎、膽囊炎、膽管炎、膿瘍。

　　B. 胰管：阻塞、胰臟炎、上腹疼痛、背痛。

　　C. 盲腸：右下腹疼痛。

　　另外，腸內蛔蟲一般處於安靜狀態，不太會迷入腸外之器官，但若人體引發一些刺激（如發燒或使用藥物），則可能造成犬蛔蟲的騷動引起鑽孔既而引發併發症。另有學者指出，若學齡前兒童受到中度感染可能引起乳糖不耐症。

4. 診斷：量測腹圍發現膨大及一般臨床症狀表徵為判斷基準，若能在糞便內檢出蟲卵或經由實驗室檢查（如直接塗抹法、浮游法及沉澱法）在糞便或嘔吐物中檢出蟲體時即可確診，但若**僅受到雄性寄生時則無蟲卵**。

5. 治療及預後：

　(1) 治療：投予驅蟲藥：首選為 Mebendazole (Vermox)，其他藥物尚有 Pyrantel pamoate (Antiminth)及 Albendazole→若出現腸阻塞可使用鼻胃管灌注 Piperazine citrate solution→外科處置→成蟲進入膽道時，可使用膽道內視鏡引流或灌注 Piperazine citrate→治療完成後，可於 1~2 週後再做一次糞便蟲卵檢查。

　(2) 預後：良好，但仍有病例因腸阻塞、穿孔及其他併發症死亡（目前全球每年約 20,000 例死亡）。

(二) 蟯蟲(*Enterobius vermicularis*)

1. 引起的疾病：在夜間肛門及會陰部搔癢症。

2. 分布：為溫帶地區最常見的蟯蟲，在人口稠密地區感染率較高，因此城市比鄉下多見。

3. 型態：
　(1) 蟲卵：兩側不對稱，蟲卵幾小時內就具有感染力，因此會有自體感染(autoinfection)的現象出現。
　(2) 成蟲：頭端有頭翼，食道下端有食道球，又稱針狀蟲(pin worm)。

4. 生活史：人類食入胚卵→小腸孵出幼蟲→盲腸到發育為成蟲→雌蟲爬至直腸，在肛門口產卵。
　(1) 手、衣服等物品汙染了蟲卵→由口吃入。
　(2) 孵出幼蟲→爬回肛門再進入宿主。

5. 臨床症狀：
　(1) 產卵時會有搔癢的現象，導致睡眠不佳。
　(2) 雌蟲產卵後若鑽入生殖系統則可能會引起陰道炎、子宮炎、輸卵管炎。

6. 實驗診斷：**用黏試紙(scotch tape test)或透明膠帶黏取肛門周圍的蟲卵檢查。**

7. 預防與治療：
　(1) 家庭中一人受感染，要進行集體治療，而且受感染者的衣物需分開洗滌。
　(2) 常以 Pyrvinium pamoate、Mebendazole 來治療。

(三) 鞭蟲(*Trichuris trichiura*)

1. 引起的疾病：腹瀉、脫肛。

2. 分布：世界性分布，常見於熱帶與亞熱帶。

3. 型態：蟲體外觀像鞭子，故又稱鞭蟲(whipworm)，蟲體前端細長似鞭條，後端較細似手柄。

4. 生活史：食入胚卵→幼蟲在小腸暫居→幼蟲鑽入腸壁發育一段時間→返回腸腔中，並移行至盲腸發育為成蟲→**經糞便排出卵**→在**土壤**中經 3~5 週發育成胚卵→人類經食入胚卵而感染。

5. 臨床症狀：黏膜受損、出血、腹瀉或脫肛。

6. 診斷：**糞便中的蟲卵**。

7. 治療：以 Mebendazole 為主。

(四) 鉤蟲(Hookworm)

1. 重要的鉤蟲及其宿主：

    (1) 十二指腸鉤蟲(*Ancylostoma duodenale*)：人。

    (2) 美洲鉤蟲(*Necator americanus*)：人。

    (3) 犬鉤蟲(*Ancylostoma caninum*)：狗、貓。

    (4) 錫蘭鉤蟲(*Ancylostoma ceylanium*)：狗、貓。

    (5) 巴西鉤蟲(*Ancylostoma braziliense*)：狗、貓。

2. 引起的疾病：

    (1) 十二指腸鉤蟲及美洲鉤蟲造成貧血。

    (2) 犬鉤蟲、錫蘭鉤蟲、巴西鉤蟲引起皮下幼蟲移行症 (cutaneous larva migrans)。

3. 分布：熱帶及亞熱帶。

4. 型態：蟲卵呈橢圓形，卵殼薄，無色透明，新鮮糞便中的蟲卵含 4~8 個細胞。

    (1) 十二指腸鉤蟲成蟲：口囊有二對牙齒、交尾刺二根平行。

    (2) 美洲鉤蟲成蟲：口囊有一對板齒、交尾刺二根末端相合有倒鉤。

5. 生活史：
   (1) 蟲卵→在**土壤**中 24~48 小時孵出桿狀幼蟲(rhabditiform)→蛻皮兩次，約 7 天後發育成絲狀幼蟲。
   (2) **絲狀幼蟲穿透皮膚**→血液→肺臟→穿過肺泡進入呼吸道→氣管、喉頭→食道→小腸（成蟲）以齒板咬附在宿主的**小腸**，以吸取宿主血液。

6. 臨床症狀：
   (1) **貧血**。
   (2) 肺部點狀出血。
   (3) 爬行疹(creeping eruption)：雖然犬鉤蟲、錫蘭鉤蟲、巴西鉤蟲的幼蟲無法在人體成熟，但幼蟲會鑽入皮下而造成。
   (4) 著地癢(ground itching)：因絲狀幼蟲鑽入人體皮膚所造成。

7. 實驗診斷：檢驗糞便中蟲卵。

8. 預防與治療：**不赤足行走，穿鞋子**；治療以 Combantrin 或 Vermox 為主。

(五) 糞線蟲(*Strongyloides stercoralis*)

1. 引起的疾病：糞線蟲病。

2. 分布：熱帶地區。

3. 型態：蟲卵殼薄，橢圓形，喜好在宿主腸內孵化為桿狀幼蟲，不易於糞便中檢出蟲卵。

4. 生活史：
   (1) 直接週期：**絲狀幼蟲鑽入皮膚**→血流→肺泡→氣管→咽喉→小腸（發育成成蟲）→產卵在腸中孵化為桿狀幼蟲隨糞便排出→絲狀幼蟲。

(2) 間接週期：糞便中桿狀幼蟲在**土壤**中自由生活→成蟲（雄蟲與雌蟲）→雄蟲與雌蟲交配產卵→卵在土壤中孵化出桿狀幼蟲→絲狀幼蟲→在適合的環境下可營自由生活（環境不良時則等待寄生）。

(3) 自體感染：糞便中桿狀幼蟲在宿主腸內直接發育為絲狀幼蟲→穿透腸黏膜→血流→肺泡→氣管→咽喉到小腸再發育為成蟲。

5. 臨床症狀：

(1) 幼蟲會造成肺炎，但程度上都比蛔蟲造成的肺炎輕微。

(2) 幼蟲會在皮下移行，且速度比犬鉤蟲幼蟲快，會引起皮膚病灶。

(3) 免疫力差的病人，易自體感染造成嚴重的虛弱或死亡。

6. 診斷方法：檢驗糞便中的桿狀幼蟲。

7. 預防與治療：狗是保蟲宿主，需注意其衛生狀況；治療以 Pyrvinium pamoate 或 Thiabendazole 為主。

(六) 東方毛線蟲(*Trichostrongylus orientalis*)

1. 特徵：毛線蟲屬，包括許多種，主要寄生於食草動物體內。

2. 分布：全世界及日本、韓國、中國與台灣的台東、花蓮…等。

3. 型態：

(1) 蟲卵：卵殼薄，無色透明，一端較尖細，內含 12~20 個細胞。

(2) 成蟲：和鉤蟲相似，但比鉤蟲成蟲小。

4. 生活史：成蟲於胃下部或十二指腸→產卵並隨糞便排出→在土壤中約 24 小時發育為桿狀幼蟲→3 天後→絲狀幼蟲被宿主食入或由皮膚感染。

5. 臨床症狀：

   (1) 幼蟲直接食入不經過肺臟的移行，並直接黏附在腸黏膜上，吸食血液，在嚴重感染才表現貧血及衰弱的症狀。

   (2) 腹瀉。

6. 診斷：檢驗糞便中的蟲卵。

7. 預防與治療：治療可用 Mebendazole、Thiabendazole、Pyrantel pamoate。

三、組織線蟲(Tissue Nematodes)

1. 血液中寄生：絲蟲(filariae)，如班氏絲蟲、馬來絲蟲、羅阿絲蟲與蟠尾絲蟲。

2. 組織中寄生：如麥地那線蟲、旋毛蟲及廣東住血絲蟲。

(一) 班氏絲蟲(*Wuchereria bancrofti*)：淋巴性絲蟲

1. 引起的疾病：

   (1) 象皮病(elephantiasis)。

   (2) 嗜伊紅性白血球性肺(eosinophilic lung)。

2. 分布：熱帶及亞熱帶、中非洲、南中國與東南亞等地。

3. 型態：血液中的微絲蟲(microfilaria)體外有鞘，又稱血絲蟲。

4. 生活史：蚊子叮咬被感染的人→食入微絲蟲→微絲蟲鑽過昆蟲胃壁而進入體腔→鑽入胸肌中約 10 天左右，幼蟲脫皮成具有感染力的幼蟲進入蚊子吻部→由蚊子叮咬再感染給新宿主→**幼蟲經淋巴管進入淋巴結→發育數年而成熟**。

5. 臨床症狀：

   (1) 大多數班氏血絲蟲為週期性生長，白天時血液循環中的微絲蟲數量非常少，晚上則以大密度出現。

(2) 一般非週期性疾病發生區，媒介蚊在白天叮咬人；而週期性的發生區，蚊子在晚上叮咬人。

(3) 早期會有發燒、淋巴管炎、淋巴腺炎、淋巴水腫，男性患者常併發副睪丸炎或睪丸炎，而慢性期典型症狀則會出現象皮病、陰囊積水或乳糜尿。

6. 診斷：採血最好在晚上 22 點到凌晨 2 點採血檢查，其微絲蟲為白天的 100 倍以上。

7. 預防：撲滅蚊子，預防蚊子叮咬。

8. 治療：海喘散(DEC)或外科手術。

(二) 羅阿絲蟲(Loa loa)：非洲眼蟲(Eye Worm)

1. 引起的疾病：卡拉巴(Calabar)腫脹病。

2. 生活史：成蟲竄走皮下及深部的結締組織時→進入血液循環→在血液中呈日間週期性→被芒蠅叮咬而食入微絲蟲→在芒蠅的胸肌內發育→約 10~12 天成為感染型幼蟲→再叮咬其他宿主。

3. 臨床症狀：皮膚過敏引起腫脹病。

4. 診斷：白天在周邊血液中發現血絲蟲或成蟲竄走經過鼻梁或通過眼球的結締組織時而被注意到。

5. 治療：以外科方法除去皮下移行的成蟲，再以海喘散治療及預防。

(三) 奧氏絲蟲(*Mansonella ozzardi*)

1. 生活史：

(1) 成蟲：成蟲寄生於宿主腸繫膜及內臟脂肪等漿液腔室中。

(2) 傳播途徑：經庫蠓或蚋傳播。

(3) 幼蟲主要在微血管中，但在血管中並不引起炎症變化。

2. 臨床症狀：大都無症狀，或有腹股溝淋巴病變、搔癢、關節炎、關節痛與淋巴腺病變。

3. 診斷：於周邊血液及皮膚切片中找到血絲蟲。

(四) 蟠尾絲蟲(*Onchocerca volvulus*)

1. 引起的疾病：河盲症、懸空性腹股溝或蟠尾絲蟲瘤。

2. 生活史：黑蠅叮咬而使血絲蟲進入宿主的胃→到胸肌發育成感染性幼蟲再到昆蟲口器的吻部→叮咬宿主→感染性幼蟲進入人體的組織→在深部的筋膜層及真皮層發育為幼蟲。

3. 臨床症狀：

   (1) 血絲蟲可以在眼睛、皮膚、淋巴結及許多器官中發現。

   (2) 被感染的皮膚會失去彈性而變成很深的皺紋或萎縮。

   (3) 似卡拉巴腫、真皮內水腫與眼盲，故名為河盲症(river blindness)。

4. 診斷：

   (1) 以皮膚刮除法尋找血絲蟲。

   (2) 於結節找成蟲。

   (3) 給疑似病例服用海喘散(DEC)，若皮膚有血絲蟲會出現搔癢及紅斑。

5. 治療：**治療河盲症以 Ivermecti 為首選藥物，副作用最小**。

(五) 麥地那絲蟲(*Dracunculus medinensis*)

1. 引起的疾病：大腿及陰囊的潰瘍。

2. 生活史：人體皮膚潰爛處的雌體釋出幼蟲→幼蟲在水中游泳→進入水蚤→幼蟲發育為具有感染性的幼蟲→人喝了含水蚤的水→由腸道移行到皮下組織發育成熟。

3. 臨床症狀：潰瘍及過敏反應。

4. 診斷：皮膚病灶處的蟲體，X-光診斷。

(六) 其他組織寄生的線蟲

◆ 旋毛蟲(*Trichinella spiralis*)

1. 引起的疾病：旋毛蟲症(trichinelliasis)。

2. 型態：胎生性寄生蟲，沒有蟲卵。

3. 生活史：豬橫紋肌中的幼蟲被人吃入→3~5 天後在腸中發育為成蟲→產下的幼蟲穿入腸黏膜經血流、淋巴到身體各處→幼蟲最後在橫紋肌中形成囊體。

4. 臨床症狀：胃腸炎、腸黏膜損害、肌肉酸痛、眼部及眼眶水腫。

5. 診斷：**肌肉穿刺法尋找囊內的幼蟲，或免疫診斷法發現**、嗜酸性白血球增加。

6. 預防：不吃未煮熟的豬肉。

7. 治療：以 Prednisone、Thiabendazole、Mebendazole 治療。

◆ 廣東住血線蟲(*Angiostrongylus cantonensis*)

1. 又稱老鼠肺蟲，引起**嗜伊紅性腦膜炎**(eosinophilic meningo encephalitis)。

2. 分布：熱帶及亞熱帶的老鼠感染率較高，東南亞、太平洋地區，**而世界第一個人體病例在台灣發現**，在台灣之花蓮、台東、高屏地區亦有發現。

3. 型態：其雌蟲腸道充滿血成黑褐色，其與白色的子宮纏繞成螺旋狀。

4. 生活史：老鼠吃下幼蟲→幼蟲移行至腦部→肺動脈（成蟲）→產卵→蟲卵在肺中孵化為幼蟲再上行至會厭而被吞入老鼠的消

化道，並隨糞便排出體外→感染第一中間宿主（非洲大蝸牛、螺、蛞蝓）。

(1) 人類吃了含幼蟲中間宿主或保幼宿主。

(2) 老鼠吃下感染。

(3) 蝸牛黏液汙染蔬菜再由人食入。

5. 臨床症狀：**幼蟲**會侵犯人體**中樞神經系統**，引起嗜伊紅性腦膜炎，有頭痛、噁心、嘔吐、嗜睡、發燒等症狀。

6. 診斷：脊髓液中的幼蟲及嗜酸性白血球增加。

7. 預防：不生吃蝸牛、淡水蝦，接觸蝸牛後洗手，蔬菜需洗淨煮熟後才可食用。

8. 治療：Thiabendazole。

表 37-1	醫學上常見致病性的線蟲			
寄生蟲	導致的疾病	感染的方式	寄生的部位	臨床的症狀
蛔蟲	蛔蟲病	食入蟲卵	肺與小腸	咳嗽、肺炎、胃腸道症狀及營養不良
蟯蟲	蟯蟲症	食入蟲卵	小腸、盲腸與大腸	肛門搔癢、會陰部搔癢並影響睡眠
鞭蟲	鞭蟲症	食入蟲卵	小腸黏膜、盲腸與大腸	腹痛、黏液性下痢、腹瀉、脫肛及嗜酸性白血球增多
鉤蟲	鉤蟲症與皮下幼蟲移行症或爬行疹	幼蟲鑽入皮膚	皮膚、肺與小腸	皮膚炎、肺炎、腹痛、貧血或嗜酸性白血球增多
糞線蟲	糞線蟲症	幼蟲鑽入皮膚或自體感染	皮膚、肺與小腸	肺炎、皮膚炎、虛弱、下痢、嗜酸性白血球增多

表 37-1	醫學上常見致病性的線蟲（續）			
寄生蟲	導致的疾病	感染的方式	寄生的部位	臨床的症狀
班氏絲蟲	絲蟲病、象皮病	蚊子叮咬	皮膚及淋巴系統	淋巴腺炎、水腫、發燒、陰囊水腫及乳糜尿
羅阿絲蟲	羅阿絲蟲病及卡拉巴腫脹病	虻蠅叮咬	皮下組織	腫脹症、搔癢、皮膚過敏、蟲移行過眼睛
蟠尾絲蟲	蟠尾絲蟲病或河盲症	黑蠅叮咬	皮膚及皮下深層組織	皮下結節、水腫、皮膚炎、視覺障礙、眼盲
麥地那絲蟲	麥地那絲蟲症	食入水蚤類	腸道、皮下組織	搔癢、水泡、潰瘍及皮膚過敏反應
旋毛蟲	旋毛蟲症	食入豬肉中的幼蟲	橫紋肌及腸黏膜	發燒、腸黏膜損傷、肌痛及眼框水腫
廣東住血線蟲	嗜伊紅性腦膜炎	食入蝸牛或螺類	**中樞神經系統**	頭痛、嘔吐、嗜睡及發燒

37-2　條　蟲

一、條蟲的特徵

1. 條蟲屬於扁形蠕蟲門(Platyhelminthes)。

2. 成蟲蟲體均呈扁平帶狀，顏色為白或黃色，蟲體包括前端的附著器頭節(scolex)及往後一連串的體節(proglottids)。

3. 條蟲成蟲通常寄生在小腸，藉頭節附著在腸黏膜上，頭節在不同種類的條蟲有不同的形狀，特徵可作為診斷的依據。

4. 條蟲沒有消化系統，一切營養均自宿主腸道吸收而得。

5. 條蟲卵通常不具有卵蓋，蟲卵的型態有很大的不同，一般有胚膜包繞著胚幼，具保護作用，胚幼有 6 個長鉤，因此稱為六鉤幼蟲(oncosphere)。

二、擬葉目條蟲－廣節裂頭條蟲
(*Diphyllobothrium latum*)

1. 又稱廣節條蟲(broad tapeworm)、魚肉條蟲(fish tapeworm)。
2. 引起的疾病：維生素 B_{12} 缺乏與惡性貧血。
3. 型態：
   (1) 成蟲：人體最大的條蟲，長達 4~6 公尺，頭節兩側各有一條吸溝。
   (2) 蟲卵：卵圓形前端有卵蓋，後端有增厚的結節狀突起，呈黃棕色。
4. 生活史：成蟲寄生於犬科食肉動物及人體，蟲卵隨糞便排出體外→在水中約 11~15 天孵出溝球蚴(coracidium)→被劍水蚤吞食→尾原蚴(procercoid)→劍水蚤被淡水魚吞入→裂頭蚴(plerocercoid)寄生於魚的肌肉或內臟中→人吃了含裂頭蟲幼的魚而被感染，成蟲則寄生於宿主的小腸。
5. 臨床症狀：大部分病人沒有任何症狀，會阻礙維生素 B_{12} 的吸收，而造成惡性貧血。
6. 診斷：糞便中的蟲卵。
7. 預防：不吃未煮熟的淡水魚，妥善處理人類排泄物。
8. 治療：Niclosamide (Niclocide)與 Praziquantel。

三、圓葉目條蟲

(一) 無鉤條蟲(*Taenia saginata*)

1. 又稱牛肉條蟲(beef tapeworm)。

2. 型態：
   (1) 成蟲：頭節有四個吸盤，但無額嘴(rostellum)，故稱無鉤條蟲。
   (2) 蟲卵：圓形，殼薄，內含六鉤幼蟲。

3. 生活史：
   (1) 傳播途徑：吃了含囊尾幼蟲而未煮熟的牛肉。
   (2) 生活史：成蟲寄生於小腸→蟲卵隨受孕體節排出宿主體外→牛吃了被蟲卵汙染的草而被感染→六鉤幼蟲→循環→肌肉→發育為囊尾幼蟲→人吃了含囊尾幼蟲的牛肉而被感染。

4. 臨床症狀：無明顯症狀。

5. 診斷：體節於糞便中或以蟲節肛圍擦拭法檢查蟲節或蟲卵。

6. 預防：不吃生牛肉。

7. 治療：Niclosamide、Praziquantel。

(二) 有鉤條蟲(*Taenia solium*)

1. 又稱**豬肉條蟲**(pork tapeworm)。

2. 引起的疾病：豬囊尾幼蟲症(cysticerosis)。

3. 分布：世界性分布，盛行於墨西哥、拉丁美洲、斯拉夫系國家。

4. 型態：
   (1) 成蟲：**頭節有 4 個吸盤**外，上有一個額嘴及**兩圈的小鉤**，故稱有鉤條蟲。
   (2) 蟲卵：與無鉤條蟲相似。

5. 生活史：**成蟲寄生於人體小腸**→蟲卵隨受孕體節排出宿主體外
   →豬吃了被蟲卵汙染的草而被感染→六鉤幼蟲→循環→肌肉→
   發育為囊尾幼蟲→人吃了含囊尾幼蟲的豬肉而被感染或人吃了
   蟲卵→囊尾幼蟲→豬囊尾幼蟲症。

6. 臨床症狀：
   (1) 人為終宿主：症狀和無鉤條蟲類似，少有症狀。
   (2) 人為中宿主：**囊尾幼蟲寄生於皮下組織**，以及眼、**腦**、肌
       肉、心、肝、肺等，可引起豬囊尾幼蟲症。

7. 診斷：檢驗糞便中的蟲卵、血清診斷或 X-光診斷鈣化囊蟲。

8. 預防：不生吃豬肉，進食前洗手。

9. 治療：手術去除腔內囊蟲，或以 Praziquantel 治療。

(三) 犬複殖器條蟲(*Dipulidium caninum*)

1. 分布：世界各地。

2. 型態：
   (1) 成蟲：長約 15~70 公分，有 60~175 個體節，頭節大，有 4
       個吸盤，有額嘴及小鉤。
   (2) 幼蟲：六鉤幼蟲→擬囊尾蚴。
   (3) 蟲卵：卵圓形，內含六鉤幼蟲，有卵囊，每一卵囊含有約
       5~30 個蟲卵。

3. 生活史：
   (1) 終宿主：貓、狗（人為偶發性宿主）。
       中間宿主：蚤的幼蟲，狗蝨。
   (2) 人類的感染方式：人類因親近寵物誤食跳蚤而被感染，在小
       腸發育成蟲。

(3) 生活史：終宿主小腸中（成蟲）→受孕體節隨宿主糞便排出
體外→釋出蟲卵→蟲卵被中間宿主吃下→發育為六鉤幼蟲→
擬囊尾幼蟲→人誤食跳蚤而被感染→在小腸中發育成成蟲。

4. 臨床症狀：無明顯症狀。

5. 診斷：糞便中找到體節或卵囊。

6. 預防：去除貓狗身上的蚤類。

7. 治療：Niclosamide、Praziquantel 來治療。

(四) 縮小包膜條蟲(*Hymenolepis diminuta*)

1. 又稱鼠條蟲(rat tapeworm)。

2. 分布：世界性分布。

3. 型態：
   (1) 成蟲：20~50 公分長，頭節有 4 個吸盤，不帶鉤的小額嘴。
   (2) 蟲卵：卵圓形，棕色，卵殼厚，外殼有橫紋，六鉤幼蟲包在
   膜內。

4. 生活史：成蟲寄生於老鼠小腸→蟲卵隨糞便排出體外→中間宿
主吃下蟲卵→孵出六鉤幼蟲→擬囊尾蚴→人類或老鼠誤食含尾
蚴之昆蟲而受感染→在小腸中發育為成蟲。

5. 臨床症狀：無明顯症狀。

6. 診斷：檢驗糞便中的蟲卵。

7. 預防：滅鼠，並注意環境衛生。

8. 治療：Niclosamide、Praziquantel。

(五) 短小包膜條蟲(*Hymenolepis nana*)

1. 又稱侏儒條蟲(dwarf tapeworm)。

2. 分布：世界性分布，尤其中歐及拉丁美洲流行率較高。

3. 型態：

 (1) 成蟲：25~40 mm，比縮小包膜條蟲小很多，約有 200 多個體節，頭節有 4 個吸盤，額嘴短小，有 20~30 個小鉤。

 (2) 蟲卵：圓形，無色透明，具有兩層殼，內有六鉤幼蟲。

4. 生活史：

 (1) 終宿主食入蟲卵→六鉤幼蟲→擬囊尾蚴→頭節→成蟲→蟲卵在腸內孵出六鉤幼蟲造成自體感染。

 (2) 中間宿主吃下蟲卵→六鉤幼蟲→擬囊尾蚴→老鼠或人誤食有尾蚴的昆蟲→小腸中發育為成蟲。

5. 臨床症狀：無明顯症狀。

表 37-2　醫學上常見的致病性條蟲

寄生蟲	導致的疾病	感染方式	寄生部位	臨床的症狀
廣節裂頭條蟲	廣節裂頭條蟲症	**生吃淡水魚、野生動物內臟**	小腸	造成維生素 B_{12} 缺乏及惡性貧血
牛肉條蟲	無明顯症狀	**生吃牛肉**	小腸	無明顯症狀
豬肉條蟲	無明顯症狀	**生吃豬肉**	小腸	無明顯症狀
亞洲條蟲		**生吃野生動物（豬、山羌肉）內臟**	小腸	無明顯症狀
犬複殖器條蟲	無明顯症狀	食入蚤類中的幼蟲	小腸	無明顯症狀
縮小包膜條蟲或鼠條蟲	無明顯症狀	食入昆蟲內的幼蟲	小腸	無明顯症狀
短小包膜條蟲或侏儒條蟲	無明顯症狀	直接食入短小條蟲的蟲卵或自體感染	小腸	下痢、腹痛，但大多無明顯症狀

6. 診斷：檢驗糞便中的蟲卵。

7. 預防與治療方式皆同縮小包膜條蟲。

37-3　吸　蟲

一、吸蟲的特徵

1. 吸蟲綱(trematoda)屬於扁形蠕蟲門，與條蟲、渦蟲同一門。

2. 吸蟲的成蟲寄生在脊椎動物內，大部分雌雄同體（但血吸蟲除外），可行自體受精。

3. 生活史較複雜，可能至少一個或多個中間宿主。

4. 有吸盤或吸溝，但無肛門。

5. 其卵有卵蓋，但血吸蟲例外。

6. 背腹扁平，身體由實質細胞所組成，無真正體腔。

7. 最大的吸蟲為布氏薑片蟲，長 75 毫米，寬 20 毫米，最小為異形吸蟲。

二、肺吸蟲－衛氏肺吸蟲(*Paragonimus westermani*)

1. 引起的疾病：異位寄生、慢性支氣管炎、肺膿瘍。

2. 分布：非洲、東南亞，第一個發現的病例則在台灣。

3. 型態：

    (1) 成蟲：紅棕色，體厚，外形像一顆咖啡豆，在體表附有小棘，有附吸盤與口吸盤。

    (2) 蟲卵：黃棕色，卵蓋邊緣略厚。

4. 生活史：

    (1) 成蟲：寄生於終宿主的肺與支氣管附近。

(2) **傳播途徑**：吃了含有囊蚴的**甲殼動物**。

　　第一中間宿主：錐螺、川螺、自由川螺 (*Semisulcospira libertina*)。

　　第二中間宿主：甲殼動物。

(3) **生活史**：成蟲寄生於肺或支氣管，蟲卵隨痰液被吐出或被宿主又吞下，而由糞便排出 → 毛蚴 → 雷蚴 (radia) → 尾蚴 (cercaria) → 離開第一中間宿主 → 鑽入第二中間宿主 → 囊蚴 (metacercaria) → 人因吃了含有囊蚴的甲殼動物而被感染 → 胃內脫囊 → 腹腔 → 穿過橫膈膜 → 胸腔 → 肺 → 成蟲。

5. 臨床症狀：

(1) 異位寄生：成蟲在終宿主肺中停留一段時間後可能離開肺部，再到腦部形成膿瘍。

(2) 胸痛、發燒、痰增多，痰內含許多蟲卵，會造成慢性支氣管炎、支氣管擴張，其臨床症狀與肺結核類似，常易誤診為肺結核，**且會造成咳血現象**。

6. 診斷：檢驗糞便中蟲卵或 X 光檢查胸部。

7. 預防：不吃未煮熟的毛蟹及淡水蝦。

8. 治療：Praziquantel，當異位寄生時需以外科手術摘除。

三、肝吸蟲

(一) 牛羊肝吸蟲(*Fasciola hepatica*)

1. 引起的疾病：肝硬化。

2. 分布：世界性分布，在法國南部、阿爾及利亞、古巴及其他拉丁美洲國家，主要是畜牧業發達的國家。

3. 型態：
- (1) **成蟲**：大型的吸蟲，長約 3 公分，寬 1.5 公分，前端圓錐狀，蟲體有如肩膀狀的外型，口吸盤與腹吸盤一樣大。
- (2) **蟲卵**：有卵蓋，長 130 μm，寬 63~90 μm，與布氏薑片蟲的蟲卵類似。

4. 生活史：
- (1) **成蟲：位於較大的膽管。**
- (2) **傳播途徑**：人是吃了含囊蚴的水田芥而被感染。
   第一中間宿主：螺螄、錐實螺、小錐實螺。
   第二中間宿主：水生植物。
- (3) 生活史：成蟲寄生於膽管→產下蟲卵由糞便排出→蟲卵在水中發育為毛蚴→鑽入螺螄（第一中間宿主）→胞蚴→雷蚴→尾蚴→離開螺類並附於水生植物上→囊蚴→宿主吃下含囊蚴的水生植物而被感染→十二指腸脫囊→腹腔→肝臟→成蟲寄生於膽管。

5. 臨床症狀：因蟲體很大，雖然輕度感染也可能導致膽道的阻塞、膽管炎、膽結石、黃疸或肝硬化。

6. 診斷：檢驗十二指腸液或糞便中的蟲卵。

7. 預防：避免生吃水生植物，治療牛羊等保蟲宿主。

8. 治療：Praziquantel。

(二) 中華肝吸蟲(*Clonorchis sinensis*)

1. 又名中華肝蛭(Chinese liver fluke)。

2. 引起的疾病：肝硬化，導致肝臟及**胰臟的惡性病變**。

3. 分布：中國、台灣、日本、韓國及越南，**為台灣最常見的肝臟吸蟲**。

4. 形態：

(1) **成蟲**：長 1~2.5 公分，寬 0.3~0.5 公分，蟲體細長，中央部分較寬。

(2) **蟲卵**：有蓋，連接蓋的邊緣具有「肩部」，卵的末端具有一小型突起狀構造，內含毛蚴。

5. 生活史：

(1) **成蟲：膽管內寄生。**

終宿主：人、狗、貓、豬或鼠。

保蟲宿主：貓、狗。

(2) **傳播途徑**：吃了含囊蚴的淡水魚。

第一中間宿主：川蜷，滿洲派螺。

第二中間宿主：鯉科的淡水魚類。

(3) 生活史：蟲卵隨宿主糞便排出體外→蟲卵被第一中間宿主吃入，毛蚴釋出→胞蚴→雷蚴→尾蚴→離開螺類→進入淡水魚的肌肉及皮下形成具感染力的囊蚴→人類吃下含囊蚴的魚肉而被感染→十二指腸脫囊→膽管。

6. 臨床症狀：膽管阻塞、肝硬化、肝腫大、腹水或黃疸。

7. 診斷：檢驗膽汁或糞便中的蟲卵。

8. 預防：**避免吃生的淡水魚**、避免用豬糞養魚。

9. 治療：Praziquantel。

四、腸吸蟲

(一) 布氏薑片蟲(*Fasciolopsis buski*)

1. 引起的疾病：腹痛。

2. 分布：中國、台灣（台南市柳營及新營）、東南亞國家。

3. 型態：

(1) **成蟲**：大型吸蟲，長約 2~7.5 公分，寬 0.8~2 公分，腹吸盤比口吸盤大，為最大的吸蟲。

(2) **蟲卵**：有卵蓋、呈橢圓形，黃棕色，與牛羊肝吸蟲的蟲卵類似。

4. 生活史：

(1) **成蟲：寄生於十二指腸或空腸。**

(2) **傳播途徑**：人吃了含囊蚴的水生植物（菱角、荸薺）而感染。

第一中間宿主：扁蜷、平蜷螺。

第二中間宿主：水生植物（菱角、荸薺）。

(3) 生活史：成蟲寄生於小腸，產卵隨糞便排出→在水中孵出毛蚴→進入第一中間宿主→胞蚴→雷蚴→尾蚴離開第一中間宿主→水生植物上發育成囊蚴→人吃了含囊蚴的水生植物而被感染。

5. 臨床症狀：蟲體吸附於腸壁而造成發炎反應或潰瘍、腸阻塞，而嚴重時可能會導致水腫和腹水的發生。

6. 診斷：糞便中的蟲卵。

7. 預防：避免生食水生植物，如菱角或荸薺。

8. 治療：Praziquantel。

(二) 橫川吸蟲(*Metagonimus yokogawa*)

1. 分布：遠東地區，世界第一個人體病例在台灣發現。

2. 形態：

(1) 成蟲：腹吸盤不位於蟲體中央，而位於右側，比異形吸蟲稍大。

(2) 蟲卵：與異形吸蟲相似。

3. 生活史：

   (1) **成蟲**：寄生於小腸。

     終宿主：吃魚的哺乳類動物。

   (2) **傳播途徑**：吃了含囊蚴的香魚、鯉魚等魚類。

     第一中間宿主：淺水螺類（川蜷、錐蜷）。

     第二中間宿主：香魚或鯉魚。

4. 臨床症狀：下痢、異位寄生。

5. 診斷：檢測糞便中的蟲卵。

6. 預防：不吃未煮熟的魚。

7. 治療：Praziquantel。

五、血吸蟲

(一) 曼森氏血吸蟲(*Schistosoma mansoni*)

1. 分布：整個非洲、阿拉伯半島與南美洲部分地區。

2. 形態：

   (1) **成蟲**：為人類最小的血吸蟲；雄蟲長約 1 公分，雌蟲長約 1.6 公分，雄蟲二側緣向腹面彎曲形成一「抱雌溝」，雌蟲即被合抱於此溝內。

   (2) **蟲卵**：淺黃棕色，呈規則的長卵圓形，有一個粗大的側刺為其特徵。

3. 生活史：

   (1) **成蟲**：寄生於下腸繫膜靜脈。

     終宿主：人類。

   (2) **傳播途徑**：尾蚴鑽入人體。

     第一中間宿主：平卷螺。

(3) **生活史**：成蟲寄生於人類下腸繫膜靜脈→產卵隨糞便排出體外→蟲卵在水中孵出毛蚴→鑽入平卷螺→胞蚴→尾蚴→離開平卷螺→尾蚴鑽入人體→在人體中的尾蚴脫去尾部→幼蟲→循環系統移行至下腸繫膜靜脈內→成蟲。

4. 臨床症狀：腹痛、下痢、肝硬化、產生腹水等。

5. 診斷：檢測糞便中的蟲卵有側刺。

(二) 日本血吸蟲(*Schistosoma japonicum*)

1. 分布：遠東地區，又名東方血吸蟲(Oriental blood fluke)。

2. 形態：

(1) **成蟲**：

A. 雄蟲：7 粒睪丸、排列成串珠狀。

B. 雌蟲：於雄蟲的抱雌溝內，卵巢位於蟲體中間的部位，其病理變化和蟲卵的多少有關，日本血吸蟲為所有血吸蟲中產卵數最多者，故為血吸蟲中致病最嚴重者。

(2) **蟲卵**：橢圓形，淡黃色，具有一小側刺。

3. 生活史：

(1) **成蟲**：寄生於小腸的上腸繫膜靜脈，但下腸繫膜靜脈及下腔靜脈也可能被寄生。

終宿主：人類、哺乳動物。

(2) **傳播途徑**：尾蚴穿入人體。

中間宿主：湖北釘螺(*Oncomelania*)。

(3) **生活史**：成蟲寄生於終宿主的上腸繫膜靜脈內→產卵→隨糞便排出→毛蚴→鑽入湖北釘螺→二代胞蚴→尾蚴→離開湖北釘螺→尾蚴鑽入人體→脫去尾蚴之尾部→循環系統移行至上腸繫膜靜脈內→成蟲。

4. 臨床症狀：蟲卵為主要致病原因，另外亦可能因尾蚴侵入，出現蕁麻疹、皮膚炎。

5. 診斷：腸腔及肝臟的穿刺檢測糞便中的蟲卵。

6. 預防：避免赤足涉水，消滅釘螺。

7. 治療：Praziquantel。

(三) 埃及血吸蟲(*Schistosoma haematobium*)

1. 引起的疾病：血尿、膀胱癌，又稱尿液血吸蟲病。

2. 分布：非洲、中東、尼羅河為最早發生地。

3. 形態：類似其他血吸蟲，蟲卵具有一粗大尾刺。

4. 生活史：

(1) **成蟲**：寄生於膀胱靜脈叢及輸尿管靜脈。

終宿主：人類。

(2) **傳播途徑**：尾蚴穿透皮膚鑽入人體。

中間宿主：螺螄、平卷螺。

保蟲宿主：猴子、狒狒。

5. 臨床症狀：血尿、頻尿、尿道發炎、尿道結石、腎臟病、膀胱癌。

6. 診斷：**檢測尿液中的蟲卵**，利用微孔過濾法由尿中檢出蟲卵。

7. 預防與治療：同其他血吸蟲。

QUESTI?N 題｜庫｜練｜習

1. 下列哪一種土壤性傳播蠕蟲不是經由幼蟲穿過皮膚而感染？(A)十二指腸鉤蟲 (*Ancylostoma duodenale*)　(B)美洲鉤蟲 (*Necator americanus*)　(C)鞭蟲 (*Trichuris trichiura*)　(D)糞小桿線蟲 (*Strongyloides stercoralis*)　　　　　　　　　　（102專高二）

2. 下列哪一種寄生蟲之成蟲可以寄生於人體肺臟而造成咳血現象？(A)衛氏肺吸蟲 (*Paragonimus westermani*)　(B)中華肝吸蟲 (*Clonorchis sinensis*)　(C)牛羊肝吸蟲(*Fasciola hepatica*)　(D)布氏薑片蟲(*Fasciolopsis buski*)　　　　　　　　　（103專高一）

   解析 (B)(C)成蟲寄生位置於膽管；(D)成蟲寄生位置於十二指腸或空腸。

3. 老百姓吃入生的或醃漬含有囊尾幼蟲之淡水魚，可能感染下列哪種人體寄生蟲？(A)中華肝吸蟲(*Clonorchis sinensis*)　(B)衛氏肺吸蟲(*Paragonimus westermani*)　(C)薑片蟲(*Fasciolopsis buski*)　(D)曼森血吸蟲(*Schistosoma mansoni*)　　　　　　　（104專高二）

   解析 (A)傳播途徑為食入含囊蚴的淡水魚；(B)傳播途徑為食入含有囊蚴的甲殼動物；(C)薑片蟲的傳播途徑為食入含囊蚴的水生植物（菱角、荸薺）；(D)通常是接觸含有螺螄釋放之尾動幼蟲的水，尾動幼蟲直接穿入人的皮膚而進入人體的循環系統。

4. 所謂游泳癢(swimmer's itch)是因感染下列哪種寄生蟲所引起的疾病？(A)日本住血吸蟲(*Schistosoma japonicum*)　(B)非人類血吸蟲(C)十二指腸鉤蟲(*Ancylostoma duodenale*)　(D)美洲鉤蟲(*Necator americanus*)　　　　　　　　　　（105專高二）

   解析 (B)游泳癢是由水棲鳥類的血吸蟲所導致，造成人類嚴重皮膚炎。

解答： 1.C 2.A 3.A 4.B

5. 下列有關廣東住血線蟲(*Angiostrongylus cantonensis*)之敘述，何者正確？(A)吃入含感染性幼蟲之陸螺及蛞蝓會造成感染　(B)成蟲寄生於人體腦部造成腦部病變　(C)在糞便中發現蟲卵是確切診斷　(D)台灣還沒有確定病例報告　　　　　　　　（106專高一）

　　解析 (B)幼蟲會侵犯人體中樞神經系統，引起嗜伊紅性腦膜炎；(C)診斷為CSF中的幼蟲及嗜酸性白血球增加；(D)世界第一個人體病例在台灣發現。

6. 下列有關犬蛔蟲(*Toxocara canis*)之敘述，何者正確？(A)人吃入它的蟲卵後，蟲卵會在小腸孵化為成蟲而造成病害　(B)蟲卵進入人體會孵化成幼蟲，可移行到肝臟、肺臟造成病害　(C)可以檢查糞便中蟲卵，作為診斷依據　(D)蟲卵進入人體後，很快就會被排出體外　　　　　　　　　　　　　　（106專高二）

　　解析 (A)幼蟲在體內移行造成病害、成蟲數量過多則會造成被寄生器官的功能阻塞（如寄生於膽管會造成膽管阻塞）；(C)若在糞便中或嘔吐物中發現蟲卵即可確診，但若是只被雄性寄生則不會發現蟲卵；(D)蟲卵進入人體後會停留在人體腸內孵化成幼蟲。

7. 在亞洲和非洲常食用淡水蝦及蟹，可能感染下列哪種寄生蟲？(A)中華肝吸蟲(*Clonorchis sinensis*)　(B)衛氏肺吸蟲(*Paragonimus westermani*)　(C)薑片蟲(*Fasciolopsis buski*)　(D)曼森住血吸蟲(*Schistosoma mansoni*)　　　　　　　　　　　　　（106專高二補）

　　解析 (A)食用淡水魚；(C)食用水生植物；(D)食用平捲螺。

8. 有關有鉤條蟲(*Taenia solium*)之敘述，下列何者錯誤？(A)成蟲寄生於人體小腸，引起腸病變　(B)在台灣曾經發現過病例　(C)它的幼蟲不會在人體生存而造成病害　(D)蟲體頭節有吸盤及二圈小鉤　　　　　　　　　　　　　　　　　（107專高二）

　　解析 有鉤條蟲的囊尾幼蟲可以寄生在皮下組織、眼、腦、心、肝和肺等等，引起豬囊尾幼蟲症，所以本題的選項為(C)。

解答：　　5.A　　6.B　　7.B　　8.C

9. 下列哪一寄生蟲的生活史中不需經血液循環到肺，就能到達寄生部位發育成成蟲？(A)鉤蟲　(B)糞線蟲　(C)日本血吸蟲　(D)蛔蟲　　　　　　　　　　　　　　　　　　　　　　　　　（108專高一）

10. 目前認為下列哪種吸蟲感染與人類膽管癌的發生最有關係？(A)槍狀肝吸蟲　(B)香貓肝吸蟲　(C)貓肝吸蟲　(D)中華肝吸蟲
解析　中華肝吸蟲會引起肝硬化，導致肝臟及胰臟的惡性病變。
　　　　　　　　　　　　　　　　　　　　　　　（108專高二）

11. 下列有關中華肝吸蟲(*Clonorchis sinensis*)之敘述，何者正確？(A)台灣目前已沒有感染病例　(B)主要是吃入受感染未煮熟鯉科淡水魚而感染　(C)目前仍然沒有適當驅蟲藥可治療　(D)感染者一定會在肝臟、膽管引起嚴重病變　　　　（109專高一）
解析　(A)為台灣最常見的肝臟吸蟲；(C)以Praziquantel治療；(D)感染者不一定會出現肝臟、膽管病變。

12. 下列何種藥物治療蟠尾絲蟲(*Onchocerca volvulus*)引起的河川盲(river blindness)為首選藥物，而且病人副作用最小？(A) Tetracycline　(B) Ivermectin　(C) Praziquantel　(D) Mebendazole
　　　　　　　　　　　　　　　　　　　　　　　（110專高一）
解析　治療河川盲的藥物為Diethylcarbamazine (DEC)、Ivermectin。

13. 下列何種寄生蟲病診斷時不需要檢查糞便檢體？(A)蛔蟲病(ascariasis)　(B)鞭蟲病(trichuriasis)　(C)旋毛蟲病(trichinellosis)　(D)腸道毛線蟲病(intestinal capillariasis)　　　　（110專高二）
解析　旋毛蟲病需經由抽血檢驗特定抗體或是觀察組織切片有無包囊做診斷確認。

14. 利用黏試紙(scotch tape test)黏取肛門周邊之蟲卵是用於下列哪一種寄生蟲診斷？(A)蟯蟲 (*Enterobius vermicularis*)　(B)蛔蟲 (*Ascaris lumbricoides*)　(C)鞭蟲 (*Trichuris trichiura*)　(D)鉤蟲 (*Hookworm*)　　　　　　　　　　　　　　　　　　　　（111專高一）
解析　(B)檢驗糞便或痰液中的卵；(C)、(D)檢驗糞便中蟲卵。

解答：　　9.C　　10.D　　11.B　　12.B　　13.C　　14.A

15. 生食野生動物的內臟較易感染下列何種條蟲？(A)亞洲條蟲　(B)豬肉條蟲　(C)牛肉條蟲　(D)廣節裂頭條蟲 （111專高二）

16. 下列哪一種條蟲類寄生蟲囊體幼蟲會侵入腦部造成病害？(A)短小包膜條蟲(*Hymenolepis nana*)　(B)縮小包膜條蟲(*Hymenolepis diminuta*)　(C)有鉤條蟲(*Taenia solium*)　(D)無鉤條蟲(*Taenia saginata*) （112專高二）

解答： 15.A/D　　16.C

題｜庫｜練｜習　　　113 年 第二次專技高考

1. 有關細菌內毒素(endotoxin)，下列敘述何者最不適當？(A)主要成分為蛋白質　(B)位於細菌之細胞壁，於細菌裂解時釋出　(C)可刺激宿主之先天性免疫反應，產生細胞激素　(D)可引起發燒和休克

    解析 內毒素成分為脂多醣體。

2. 對抗病菌後死亡的嗜中性白血球(neutrophil)，會由何種細胞清除，以維持組織恆定？(A)巨噬細胞(macrophage)　(B)肥大細胞(mast cell)　(C)樹突細胞(dendritic cell)　(D)漿細胞(plasma cell)

    解析 巨噬細胞可將吞入微生物的吞噬小泡(phagolysosome)與溶小體融合在一起，再進行消化作用。

3. 下列何種細胞具有抑制CD4與CD8 T細胞活性的功能？(A)T_{H1}細胞　(B)T_{H2}細胞　(C)濾泡輔助T細胞(T_{FH})　(D)調節型T細胞(T_{reg})

    解析 成熟的調節型T細胞(T_{reg})表面辨識標記為$CD4^+CD25^{hi}FoxP3^+$，主要功能在抑制周邊淋巴系統中的其他作用期T細胞，以維持對自體抗原的免疫容忍性(immune tolerance)，防止免疫系統對外來抗原過度反應。

4. 有關結核分枝桿菌(*Mycobacterium tuberculosis*)，下列敘述何者最適當？(A)青黴素為治療第一線藥物　(B)可以造成肺部及腸道感染　(C)分裂非常快速　(D)不能在有氧環境中生存

    解析 (A) 第一線藥物：Isoniazid (INH)、Rifampin、Ethambutol與Pyrazinamide；(C)生長速率緩慢，約18 小時分裂一次；(D)專性好氧菌。

5. 有關病毒的散播，下列敘述何者錯誤？(A)垂直感染是指病毒由母體傳給子代　(B)經由糞口傳染的病毒，以具有外套膜的病毒居多　(C)藉由病媒蚊散播的病毒，必須也能在此蚊子中複製　(D)抑制病毒在族群中散播的最好方式是疫苗接種

解答：　　1.A　　2.A　　3.D　　4.B　　5.B

解析 具有外套膜的病毒對高溫、乾燥、胃酸、膽汁、蛋白酶、有機溶劑（酒精、乙醚）敏感，不具外套膜的病毒能長時間存在環境中，通常經由胃腸道感染人類。

6. 有關梅毒螺旋體(*Treponema pallidum*)，下列敘述何者正確？(A)具有超氧化物岐化酶(superoxide dismutase)，可以在有氧的環境中生存　(B)可以在實驗室中進行體外培養後，以光學顯微鏡進行觀察檢驗　(C)青黴素(penicillin)是治療梅毒螺旋體感染症的常用藥物　(D)接種梅毒疫苗可以預防梅毒螺旋體的感染

解析 (A)梅毒螺旋體是微需氧菌(1~4% O_2)，不具有超氧化物岐化酶；(B)不易染色，以暗視野或螢光染色觀察；(D)目前沒有梅毒疫苗可施打。

7. 有關恙蟎，下列敘述何者正確？(A)發育階段屬於完全變態　(B)稚蟲、成蟲均能吸血　(C)被病原體感染的恙蟎無法擔任媒介傳播疾病　(D)可傳播斑疹傷寒

解析 (A)恙蟎屬於不完全變態昆蟲；(B)恙蟎只有幼蟲為寄生性能吸血；(C)感染立克次體的恙蟎，會經由卵性遺傳而代傳立克次體。

8. 有關猴痘，下列敘述何者最適當？(A)由天花病毒所引起　(B)只會由感染猴痘的猴子傳染給人　(C)接種減弱天花病毒株製成之疫苗(JYNNEOS)可減低得到猴痘的機會　(D)猴痘病毒感染也造成傳染性濕疣(molluscum contagiosum)

解析 (A) M痘由猴痘病毒引起，該病毒與天花病毒同屬正痘病毒屬；(B) M痘是一種由病毒引起的人畜共通傳染病，人與人之間的傳播很少見；(D)病患皮膚上會出現皮疹，多數患者可於幾週內自行康復。

9. 流行性感冒病毒感染後，引起的常見症狀，如發燒、喉嚨痛及關節疼痛的原因不包括下列何者？(A)病毒對呼吸道上皮細胞的破壞　(B)病毒對關節的直接破壞　(C) T細胞引起的免疫反應　(D)干擾素引起的免疫反應

解答：　　6.C　　7.D　　8.C　　9.B

解析 流行性感冒病毒感染後，身體會因發炎反應產生前列腺素 (PGE$_2$)，PGE$_2$對於痛覺接受器產生很強的刺激作用，進而導致疼痛。

10. 下列何者為中華肝吸蟲(*Clonorchis sinensis*)最常見的感染方式？ (A)生食未洗淨的蔬菜　(B)飲用未經煮沸的生水　(C)食用未經煮熟的淡水魚　(D)被蚊子叮咬

解答：　　10.C

MEMO

MEMO

MEMO

MEMO

MEMO

國家圖書館出版品預行編目資料

全方位護理應考 e 寶典：微生物學與免疫學／賴志河,
王政光, 王欣凱, 李英中, 張芸潔, 張琇蘭, 陳佳禧,
陳冠豪, 楊舒如, 蕭欣杰, 洪小芳, 朱旆億, 余秉弘
編著. -- 第十六版. -- 新北市：新文京開發出版
股份有限公司, 2024.09
　　面；　公分
ISBN　978-626-392-045-3（平裝）

1. CST: 微生物學　2. CST: 免疫學

369　　　　　　　　　　　　　　　　　113011145

全方位護理應考 e 寶典－微生物學與免疫學（書號：B271e16）

編　著　者	賴志河　王政光　王欣凱　李英中　張芸潔　張琇蘭
	陳佳禧　陳冠豪　楊舒如　蕭欣杰　洪小芳　朱旆億
	余秉弘

出　版　者　新文京開發出版股份有限公司

地　　　址　新北市中和區中山路二段 362 號 9 樓

電　　　話　(02) 2244-8188（代表號）

Ｆ　Ａ　Ｘ　(02) 2244-8189

郵　　　撥　1958730-2

第十二版　2020 年 3 月 30 日

第十三版　2021 年 3 月 20 日

第十四版　2022 年 9 月 20 日

第十五版　2023 年 9 月 01 日

第十六版　2024 年 9 月 20 日

ISBN　978-626-392-045-3

New Wun Ching Developmental Publishing Co., Ltd.

New Age · New Choice · The Best Selected Educational Publications—NEW WCDP

新文京開發出版股份有限公司

新世紀・新視野・新文京 — 精選教科書・考試用書・專業參考書